名老中医头痛医案选评

彭 伟◎主编

山东科学技术出版社

图书在版编目（CIP）数据

名老中医头痛医案选评 / 彭伟主编. —济南：山东科学技术出版社，2019.7（2021.1 重印）
ISBN 978-7-5331-9743-8

Ⅰ. ①名… Ⅱ. ①彭… Ⅲ. ①头痛–中医治疗法 Ⅳ. ①R277.710.41

中国版本图书馆CIP数据核字（2019）第015957号

名老中医头痛医案选评

MINGLAOZHONGYI TOUTONG YIAN XUANPING

责任编辑：马 祥
装帧设计：孙非羽

主管单位：山东出版传媒股份有限公司
出 版 者：山东科学技术出版社
地址：济南市市中区英雄山路189号
邮编：250002 电话：（0531）82098088
网址：www. lkj. com. cn
电子邮件：sdkj@sdpress.com.cn
发 行 者：山东科学技术出版社
地址：济南市市中区英雄山路189号
邮编：250002 电话：（0531）82098071
印 刷 者：北京时尚印佳彩色印刷有限公司
地址：北京市丰台区杨树庄103号乙
邮编：100070 电话：（010）68812775

规格：16开（710mm×1000mm）
印张：18 字数：305千 印数：1~1000
版次：2021 年 1 月第 1 版 第 2 次印刷
定价：72.00元

编委会

主　编　彭　伟

副主编　张继伟　吴宏赟　李春林　田财军

唐　颖　郑　娟

编　委（按姓氏笔画排列）

刁哲明　王　军　王庆庆　王海燕

王琪珺　乔天慈　李思毅　李娜娜

李浩然　杨　洁　宋晓宾　张　蕙

张思硕　袁　晶　钱东东　蒋喜娟

韩亚宾　韩坤锜　翟　义

前 言

国务院印发《中医药发展战略规划纲要（2016—2030年）》，把中医药发展上升为国家战略，中医药事业进入新的历史发展时期。临床疗效确切是中医药发展的基础。提高中医临床疗效的途径很多，研读名中医医案是快捷、有效的途径。

医案，又称为诊籍，前贤医案历来受到后学者重视。清代余东扶在《古今医案按》中曾说："成案甚多，医之法在是，法之巧亦在是，尽可揣摩。"而名中医医案更是其中的明珠，王燕昌在《王氏医存》中亦云："名医立案，各有心得，流传既久，嘉惠无穷。盖临证多则阅理精，练事深则处方稳，此前贤医案所以可贵也"。

头痛在临床非常常见，既是一种常见病证，也是一种常见病状，常见于青壮年。中医药治疗头痛的经验和技巧散见于各家医案。八法之中，百法备焉。名医详审头痛的诸般变化，法虽有限，但用法之技巧无限，于规则之中审而明之，运用之妙，存乎一心。将各家医案辑录，或引之深之，以补原医案隐晦未名之处，或综之述之，以概括数案相通之处，十分具有临床意义。

有鉴于此，我们编写了《名老中医头痛医案选评》，希望能对提高中医诊疗头痛的水平起到促进作用。本书涉及的医案为现代名中医治疗头痛的医案，选自名中医个人的经验集或医案集，如《裘沛然医论医案集》《刘献琳学术经验辑要》《谢英彪50年医验集》等等，或者出自名中医医案合集，如《中国百年百名中医临床家丛书》《中华名中医治病囊秘》《神经科病·名家医案·妙方解析》《当代名医临证精华·头痛眩晕辑》《内科疾病名家验案评析》《湖湘当代名医医案精华》等等。编者不揣浅陋，或分析医案的用药特点，或拓展医案的引申意义，或医案间纵横比对，期望能为读者阅读医案提供参考，促进临床水平的提高。受限于时间和精力，检索医案的范围仍嫌局限，难免有遗珠之憾，冀望在以后工作学习中继续补充完善。

由于编者水平有限，对医案的评析难免有挂漏之处，恳请广大读者不吝指正。

编　者

2019年5月

目　录

施今墨

郭某，女，25岁。

患者素有头痛症，位于左太阳穴处，痛时颜面苍白，多汗，数小时后痛渐消失，而眩晕、耳鸣、眼花闪发，精神倦怠。

治法：止痛安神，活血通络。

方药：紫石英15g（紫贝齿24g同包，先煎），酒川芎5g，僵蚕5g（炒），苦丁茶3g，蔓荆子5g，茺蔚子6g，黄菊花6g，明天麻5g，双钩藤6g，首乌藤6g，白蒺藜15g，霜桑叶6g，酒当归10g，大生地黄10g（细辛1g同捣），杭白芍10g。2剂。

二诊：前方服后，疼痛时间已较先前短少，而眼花闪发、眩晕耳鸣尚未见效。拟再进前法，增加药力。

方药：紫石英15g（紫贝齿24g同包，先煎），石决明30g，草决明10g，大生地黄10g（细辛1.5g同捣），首乌藤15g，白蒺藜15g，茺蔚子10g（酒炒），僵蚕6g（炒），酒地龙6g，蝉蜕5g，明玳瑁10g，明天麻5g，苦丁茶3g，双钩藤6g，酒川芎5g，霜桑叶6g。2剂。

外用活蝎1枚，皂角子同等分，合捣如泥，贴患处。

三诊：前方服2剂后疼痛大减，故又连服2剂，先后共服4剂矣。每日只有时微痛，眩晕亦减，精神转佳。拟用膏方收功。

方药：紫石英60g，灵磁石60g，石决明90g，首乌藤60g，白蒺藜60g，明天麻30g，明玳瑁30g，酒地龙30g，北细辛15g，大生地黄30g，酒川芎30g，茺蔚子60g，僵蚕30g，双钩藤30g，苦丁茶30g，当归身30g，杭白芍60g，青连翘30g，蔓荆子30g，甘菊花30g。

共入大铜锅内，煮极透烂，取汁去渣收为膏。每日早晚各服一茶匙，白开水冲。

——《中国百年百名中医临床家丛书·施今墨》

【按语】头为诸阳之会，脑之所居。患神经衰弱者，脑力亏损，清阳不及。其痛则时发时止，隐隐作痛；或如头戴重盔，沉烦压痛。此患者素患头痛，痛时颜面苍白、多汗，为肝经病症所见。痛后眩晕、耳鸣、眼花闪发为虚证显露。治法拟为止痛安神，活血通络。

施老用药常用药对，紫石英与紫贝齿为对。紫石英入血分，上能镇心、定惊悸、安魂魄、镇逆气、重以去怯是也，下能益肝、填补下焦、散阴火、止消渴、暖胞宫。紫贝齿亦走血分，既能清肝明目，又能镇静安神，为去怯佳品。二药相互为用，镇静安神、平肝潜阳；合僵蚕、苦丁茶、蔓荆子、茺蔚子、菊花、钩藤、天麻、桑叶、蒺藜等平肝潜阳；川芎、白芍、当归、生地黄等活血养阴。二诊加石决明、决明子药对。石决明为贝壳之类，得水中阴气而生，质体沉降，镇肝逆、平肝热、降肝火、息肝风、止头痛。决明子为决明的成熟种子，其味咸平，其功清肝、明目、利水、通便。《本草正义》："决明子明目，乃滋益肝肾，以镇潜补阴为义，是培本之正治，非如温辛散风、寒凉降热之止为标病立法者可比，最为有利无弊。"石决明以泻为主，决明子以补为要。二药合参，一补一泻，平肝明目、镇肝息风止痛之力益彰。4剂服完改用膏方收功，稳固疗效。综观本案，一为辨证准确，二为善用药对。这均是建立在施老对药性药理极为深刻的理解上，不愧为大家之作。

孔伯华

任某，男，8月17日。

患者旧有偏头风，近又复发，左侧眉骨阵阵作痛，经络为之跳痛，脉细而伏数。

治法：柔肝祛风。

方药：辛夷花二钱，龙胆一钱五分，生石决明八钱（研，先煎），真川芎八分，防风五分，嫩白芷五分，苏薄荷一钱，清半夏三钱，青竹茹五钱，桑寄生五钱，荷叶一个。

【按语】肝体阴而用阳，肝阴不足，则失其柔和凉润。肝为刚脏，肝气升发，涵养肝气功能失职，失其冲和条达，则肝脏无法发挥正常疏泄功能。本案脉细而伏数，即为肝气不疏、郁滞于内所致。肝气郁滞日久易化火而致肝火上炎，肝火灼伤肝阴可致肝阴虚或肝肾阴虚，一方面可使肝火更旺，另一方面阴虚水不涵木、阴不制阳而导致肝阳上亢，阳亢无制又可导致肝风内动。本案辨证用药，治以平肝息风、清肝泻火、柔肝养血之品。

——《中国百年百名中医临床家丛书·孔伯华》

于某，男，7月12日。

患者头痛近3年。因肝热太重，偏左头痛，每劳则更剧，肺胃亦燥，口渴而热，脉弦大。

治法：清抑凉化。

方药：白芷一钱，莲子心二钱，生石决明一两（先煎），地骨皮三钱，川牛膝四钱，辛夷三钱，青竹茹四钱，藕四钱，石膏八钱（先煎），龙胆三钱，赭石三钱，旋覆花四钱（布包），杏仁泥三钱，荷叶一个，藁本三分，桑寄生八钱，磁石粉三钱（辰砂一钱同先煎），紫雪丹五分（分冲）。

——《中国百年百名中医临床家丛书·孔伯华》

【按语】肝热太重，肝气亢逆，疏泄太过，肝火上炎。《素问·生气通天论》："阳气者，烦劳则张。""张"即开，烦劳之后阳气不能回归内守，亢盛于外，所以劳累也会导致头痛加重，日久还会损耗气血阴精，形成恶性循环。使用龙胆、紫雪丹清肝泻火，白芷、辛夷、藁本祛风止痛，生石决明、磁石粉平上亢之肝阳。患者口渴而热，辨证肺胃燥热，燥为阳邪，每从口鼻侵于肺，最易耗伤津液，常表现以“燥胜则干”为特点的诸般症状。在其病机演变过程中，有三种情况：一是燥邪化热化火，如《时病论·卷之六·秋伤于湿大意》谓“若热渴有汗，咽喉作痛，是燥之凉气，已化为火”，可见牙龈肿痛、耳鸣等症；二是燥灼津伤，可见发热、四肢痉挛、口燥咽干、皮肤干燥等症；三是燥伤肺液，炼津聚痰，可见痰少，涩而难出，或咯出如米粒状痰，兼皮毛干焦、口干咽燥等症。应结合临床，并按“燥者濡之”的法则，辨证论治。藕可清热生津，地骨皮甘寒清润，所谓热淫于内，泻以甘寒也。《要药分剂》有云：“丹溪云，地骨皮能治风者，肝肾同治也；肝有热则自生风，与外感之风不同，热退则风自息。夫地骨皮本非入肝之药，丹溪云然者，以肝肾同位而同治，骨皮既能退肾家虚热，则龙火不炽、雷火亦平，自能息肝热所生之风，虽不入肝经，而肝风亦并治也。且骨皮入肾、三焦二经之外，不入肝，更不入肺，即肺中伏火亦能降泄，则不必疑于肝风之不能息也。总之，肾药兼治肝，乙癸同源也。肾药兼治肺，金水相涵也。”

杨某，男，8月26日。

患者近日头部偏左作痛，呛咳痰多，自述较前略轻。唯素体肝旺脾湿，虚阳易动耳。脉见弦滑。

治法：治宜清降。

方药：干枇杷叶三钱（去毛），杏仁泥三钱（去皮尖），珍珠母五钱，麦冬三钱，白蒺藜三钱（去刺），云茯苓块三钱，天花粉三钱，知母二钱，贝母二钱，淡竹叶三钱，盐玄参三钱，橘皮二钱，橘络二钱，白芍四钱，甘草一钱，生梨皮一两。

——《中国百年百名中医临床家丛书·孔伯华》

【按语】肝旺脾湿证的患者，因肝气过盛致阴不制阳则肝阳上亢，肝气过盛而脾胃被克制，肝郁克土，水湿运化失常聚而生痰；木旺侮金，肺失肃降而咳嗽痰多，宜降。脾胃被克制则饮食的消化、转运发生障碍，导致水湿内生。本案选用珍珠母、白蒺藜平上亢之肝阳，选用云茯苓块、橘皮、橘络等燥湿化痰健脾，选用干枇杷叶、杏仁泥、生梨皮、贝母等清肺止咳，木气过盛，火气亦盛，且本案上实下虚，在对肝旺脾虚对证治疗的基础上，加用天花粉、玄参、知母等清热泻火药。

庞某，男，9月3日。

肝阳上犯，夹脾湿郁于经络，右半头痛甚重，鼻为涕塞，脉象弦滑而数大，左关较盛。

治法：滋抑清化并进。

方药：生石决明一两，桑叶三钱，辛夷二钱，竹茹六钱，白芷一钱，龙胆二钱，刺白蒺藜三钱，杭菊花三钱，知母三钱，杏仁泥三钱，桃仁泥一钱半，旋覆花一钱半，赭石一钱半，薄荷一钱，荷叶一张，酒黄芩三钱，紫雪丹四分（分冲）。

——《中国百年百名中医临床家丛书·孔伯华》

【按语】肝阳上亢则左关盛，脉弦数而大，夹湿则脉滑，湿郁化热。竹茹始载《神农本草经》“味甘、性微寒，可清胃热”。《本草经解》：“心者火脏也，十二官之君，诸热之主也；苦平清心，故主诸热……肺司水道，热则肺失清肃之令，而水道不通，水因而蓄焉；黄芩清肺，则化气下及膀胱而水下逐也。”《长沙药解》：“黄芩味苦，气寒，入足少阳胆、足厥阴肝经。清相火而断下利，泻甲木而止上呕，除少阳之痞热，退厥阴之郁蒸。”方中黄芩酒炒，金代张元素云：“病在头……须酒炒之，借酒力上升也。”酒黄芩可上达清窍以退肝经之郁热。土克金，脾湿影响肺宣发肃降，通调水道的功能，加入杏仁泥未病先防，未雨绸缪，杏仁入肺者，《内经》所谓“肺苦气上逆，急食苦以泻之”是也。诸药共用清热化湿，平抑肝阳。

李斯炽

杨某，男，31岁。1965年9月6日初诊。

患者右侧偏头痛八九年，失眠、头晕，腰痛胀，有时饮食不好，脉象弦数而虚，舌尖红，苔微黄。

辨证：肝肾阴虚，肝旺克脾。

治法：滋养肝肾，平肝健脾。

方药：女贞子15g，墨旱莲15g，生地黄9g，首乌藤15g，牡丹皮6g，石决明12g，钩藤9g，白芍9g，谷芽9g，六神曲9g，甘草3g。6剂。

二诊：服上方后，诸症俱减，但头部有时尚有轻微晕痛现象，弦数之脉象亦未全平，舌边微红，中心白苔。再本上法以巩固之。

方药：女贞子15g，墨旱莲15g，生地黄12g，玄参9g，麦冬9g，玉竹12g，钩藤9g，白芍9g，刺蒺藜12g，六神曲12g，麦芽12g，甘草3g。

【原按】本例失眠、头晕，脉弦数而虚，为肝阴不足、肝阳上亢之象；腰痛而胀，是肾阴亏耗。故本例头痛诊断为肝肾阴亏。肝旺则克脾，故出现饮食差、苔微黄等征象。用女贞子、墨旱莲、生地黄、首乌藤、白芍、玄参、麦冬、玉竹等以滋养肝肾，用石决明、钩藤以平肝潜阳，用牡丹皮、刺蒺藜以疏肝气，用谷芽、麦芽、六神曲以健脾胃，由是而诸症得以缓解。

——《中国百年百名中医临床家丛书·李斯炽》

【按语】本案患者关键病机为肝肾阴虚，肝阳上亢。综合患者现病史，主要分四大症状：右侧偏头痛、失眠、头晕及纳差。在肝阳上亢的患者中，头痛、头晕、失眠常相伴出现，均为肝阳上冲、清窍扰神所致，然出现纳差的患者较少。概肝为厥阴风木，脾为太阴湿土，从五行生克制化来看，肝的正常疏泄，可使脾土发挥正常作用，如情志不舒、所欲不遂、忧思恼怒等原因导致肝气过旺、疏泄太过，或肝阴不足、肝阳亢胜则形成了“肝木克脾土”的病理状态。《金匮要略》言：“夫治未病者，见肝之病，知肝传脾，当先实脾。”这句经典条文同时也是“已病防变”重要思想的有力依据。清代医家薛已指出“凡脾之得疾，必先察其肝，盖肝者脾之贼”，叶天士在

《临证指南医案》中指出“肝为起病之源，胃为传病之所”，临床上很多脾胃病或者脾胃受损导致的症状都与肝有关。此案患者出现的饮食不佳的根本原因亦为肝旺克脾，而肝旺的根本原因则是肝肾亏虚，阴不制阳。故医家重用女贞子、墨旱莲、生地黄、首乌藤、白芍等一派滋养肝肾的中药，同时配合钩藤等平肝潜阳，再用牡丹皮等疏散肝气，用麦芽、神曲等和胃健脾，不仅头痛明显缓解，纳差等症状也一并消除，全方平肝敛肝，疏肝行脾，清热除湿，兼顾阴分。整个治疗思路清晰，方法得当，疗效满意。

王某，女，成年。1971年2月15日初诊。

患者时发头痛，有时偏在一侧疼痛，面部时有灼热感，吹风头痛发作更剧。有时想吐，耳鸣，服热性药物则病情加重，舌质红，脉微数。

辨证：肝热为外寒所束。

治法：清肝平肝解表。

方药：菊花9g，蝉蜕6g，薄荷6g，枯黄芩9g，僵蚕9g，钩藤12g，珍珠母9g，白芍9g，防风9g，白芷6g，甘草3g。

服上方4剂后，诸症即缓解，头痛痊愈。半年后，其父亲来诊病时言其病再未复发。

【原按】本例舌红，脉数，面部发热，耳鸣欲呕等症，显系肝热所致。肝胆经脉相为表里，足少阳胆经循耳前后，故其头痛多发在侧面，今遇风则发作更剧，故知肝热为外寒所束。用菊花、蝉蜕、薄荷、枯黄芩、僵蚕、钩藤、珍珠母、白芍以清肝平肝，用防风、白芷以解外束之风寒，内清外透，使火热不郁于头面，则头痛自愈。

——《中国百年百名中医临床家丛书·李斯炽》

【按语】此案患者头痛呈现“吹风”后加重的特点，乃风邪客于肌表之表现；欲吐、耳鸣、面部灼热感乃肝胆经热盛表现。肝经热盛可见高热、头痛、口噤、手足躁动，甚则项背强急、四肢抽搐、角弓反张、舌质红绛，舌苔薄黄或少苔，脉弦细而数。然肝喜调达，肝热久久不去则必有原因，概肌表被风邪所闭，腠理不开，肝热无外达之路，循经上扰清窍，遂发头痛。寒性收引，最易使人体气机收敛，腠理紧闭，脉络拘紧，风寒相合，则见头痛遇风加重。治疗上亦应在清肝热的同时注重疏散风寒，疏解肌表腠理，使热有出路，则头痛方可痊愈。药用白芷、防风疏风散寒解表，配以菊花、蝉蜕、薄荷清肝热等药物，佐以僵蚕、钩藤平肝，诸药配合，疗效肯定。此案类似于中医所讲“寒包火证”，《医学心悟》说：“其人素有郁热，而风寒束之，热在内而寒在外，谚云‘寒包火’也。”由于寒邪束缚了体表，体内原本蓄积的火热不能向体外宣散，就如同被体表的寒邪“包裹”起来，积在体内而呈现身体高热不退的现象，即内有蕴热、外受寒邪所引起的外感病。治疗此类疾病，散表寒与清里热须同时应用。

张汝伟

王某，女，62岁。

患者偏右头痛，3年有余，发时目赤如火，痛不能食，两脉濡细无力，苔中剥，两旁白腻成条。

辨证：此由阳明之湿蒙蔽清阳，少阳之火上炎。

治法：清阳化湿清热。

方药：厚朴花1.5g，石菖蒲3g，菊花、蔓荆子、制女贞子、沙苑子、知母各9g，竹沥、半夏、桑叶各6g，羌活、独活各1.2g，牡蛎24g（先煎）。

二诊：进前方3剂后，痛势较减，脉来仍细濡，苔剥质绛。

病久阴分受损，而阳明之热不能透发，阴既不能涵阳，以致肝阳上逆，拟升清阳而退里热，固肾阴以平肝，用仲景葛根芩连汤加味。

方药：葛根3g，酒炒黄连1.2g，生石膏15g，牡蛎24g，龙齿（先煎）、生地黄、知母、沙苑子、白蒺藜、菊花各9g，丝瓜络4.5g。

三诊：进葛根芩连合玉女煎法后，痛减七八，脉之濡细者，转为左寸关独弦。可见蕴伏之风热，已得松动，仿《内经》从右引左之意，参入泻肝泄风法。

方药：玉泉散12g（包煎），龙胆1.5g（研末分2次吞），葛根3g，辛夷4.5g，菊花、路路通、白蒺藜、龙齿（先煎）、晚蚕沙（包煎）各9g，鲜荷叶1张。

【原按】此症为之审证求因，先从病发之经络部位以为因素，投剂后，虽能稍减而仍未根除，后因诊脉左寸关独弦数，而兼治其肝，本《内经》从左引右、从右引左之旨，而用龙胆吞服之，果然1剂知而2剂愈，未再复发。

——《上海老中医经验选编》

【按语】在中医传统理论中，肝胆相表里，共主疏泄，性喜条达而恶抑郁，且内寄相火；三焦总司人体之气化，为水液代谢和相火游行之通道，故少阳为病常出现相火内郁、上炎、气机疏泄失常以及水液代谢障碍等病理变化。又由于脏腑相连，土木相关，少阳为病又常可波及脾胃。患者舌苔中剥，两旁白腻成条，此湿邪侵犯阳明之伤，胃阴有损，湿滞于脾，阴分受损，而阳明之热不能透发，阴阳气机紊乱，且患者诊脉左寸关独弦数，说明其有少阳之病，其重点在于肝胆，此正是少阳为病常出现相火内郁、上炎、气机疏泄失常等病理变化。而同时肝阳疏泄紊乱，上扰头目，而导致头痛不适，本应从少阳经治起，以肝胆为中心，平肝潜阳清热，同时祛阳明之湿浊，透阳明之热是为治标。

张子琳

郝某，男，36岁，平定县人。1974年4月20日初诊。

患者偏左头痛已3年，伴有心烦，痛剧时失眠。10余天来，头痛加剧，不能进食，二便如常。曾多方治疗不效，服镇痛药等也已失效。脉弦，苔白。

辨证：风邪上犯少阳之经。

方药：拟用散偏汤。川芎24g，生白芍15g，白芥子3g，香附6g，郁李仁3g，柴胡3g，甘草3g，白芷6g。水煎服。

二诊：服上方2剂后，偏头痛减轻，但发作次数多了1次，脉弦。效不更方，上方将川芎改为30g，继续水煎服。

三诊：服上方2剂后，偏头痛完全停止，余症亦均好转，脉象较前缓和。原方继服2剂，以期巩固。

随访：患者服药后约1年，再未发作。近来因劳累等原因，偶有发作，但很轻微，不影响工作。

【原按】张老用药，素称谨慎，本案初诊即用川芎24g，效而未愈，二诊改为30g，则立竿见影。多年痼疾，药到病除，可见本方确有独到之处。方以川芎为君，每剂30g，其性辛温燥烈，为血中气药，上至巅顶，下至血海，行气活血，善治风寒入络引起的血瘀头痛。白芷辛窜善行头面，助川芎祛风止痛。白芥子豁痰利气散结，郁李仁行气化滞，香附理气解郁，芍药、甘草缓急止痛，柴胡引经上行。诸药合用，共奏行气化痰、散结止痛之功效。此外，方中辛温燥烈走窜之品偏多，也是选用白芍、郁李仁柔润收敛以佐制的原因。

——《中国百年百名中医临床家丛书·张子琳》

【按语】此案患者偏侧头痛3年余，剧痛，影响睡眠，近期甚至影响进食，此乃风邪留滞少阳经、频频发作之象。张老辨其舌脉，使用了散偏汤进行治疗。首诊时君药川芎用了24g，虽有效，但不佳，故二诊改川芎用量为30g，收到满意效果。散偏汤出自清代医家陈士铎的《辨证录》，原文曰："一半边头风，或左或右，大约多痛左，百药罔效。此郁气不宣，又加风邪袭少阳经，致半边头痛。时重时轻，大约顺时轻，遇逆重，遇拂抑事更加风寒，则大痛不能出户。久后眼必缩小，十年后必坏目，急须解郁。解郁，解肝胆气也。风入少阳胆，似宜解胆，然胆肝为表里，治胆必须治肝。况郁先伤肝，后伤胆，肝舒胆亦舒。用散偏汤：白芍五钱，川芎一两，郁李仁、柴胡、甘草一钱，白芥子三钱，香附二钱，白芷五分。一剂即止痛，不必多服。川芎止头痛，然同白芍用，尤生肝气以生肝血，肝血生，胆汁亦生，如是胆无干燥，郁李仁、白芷自上助川芎散头风。况柴胡、香附开郁，白芥子消痰，甘草调和滞气，肝胆尽舒，风于何藏，故头痛顿除。后不可多用者，头痛久，不独肝胆虚，脏腑阴阳尽虚，若单治胆肝舒郁，未免销铄其阴。风虽出于骨髓外，或劳或感风，又入于骨髓中。愈后须补气血，善后策也。”虽川芎量大性燥，但有郁李仁、白芍缓其燥性，甘草调和诸药，故短期服用不会产生太大影响，痛止后再施以调气养血之剂，以固疗效。

张梦侬

闵某，男，37岁。1963年11月27日初诊。

患者左偏头痛3年。患者于3年前发生头痛，前额为甚，经久不愈。1年前，又逢左眉棱骨上部撞伤，其痛更剧，若扪按痛处，则牵引头额左半部及肩胛、背脊和膊骨等处，今岁将撞伤处做结节手术后，眉棱骨痛反增剧，医者屡投化痰通络、祛风散瘀之剂不效，常觉目中干涩，每当熟寐则安，寤则头痛随作，绵延不休。脉象弦数，舌色无异。

辨证：为肝阴不足，虚阳妄动。人寐则阳潜于阴，寤则阳出于阴，今目开阳动，虚阳随阳动而亢上，故头痛随作。

中医诊断：左偏头痛。

治法：补肾养肝，滋阴潜阳，养血止痛。

方药：龟甲、制鳖甲各25g，何首乌、白芍、决明子、东阿胶、生地黄、女贞子各15g，苦丁茶、菊花、桑椹、当归、石斛、磁石各10g，珍珠母粉30g。5剂。

二诊：头痛减轻大半，按压痛处，再不牵引其他区域作痛，仍宗上方继续常服，以头额完全不痛为度。

2年后，其妻来云："服上方10剂后，头痛全平而停药，现至今未复发。"

——《中国百年百名中医临床家丛书·张梦侬》

【按语】患者3年前头痛，前额为甚，现主要为眉棱骨痛剧，若按头痛六经辨证属阳明头痛。《冷庐医话·头痛》曰："属阳明者，上连目珠，痛在额前。"《灵枢·厥病》曰："厥头痛，面若肿起而烦心，取之足阳明、太阴。"张介宾注云："足阳明之脉上行于面，其悍气上冲头者，循眼系入络脑，足太阴支者注心中，故以头痛而兼面肿烦心者，当取足之阳明、太阴也。"外感风寒侵犯阳明经脉，经气厥逆，上冲头面，则可见前额、面颊、眉棱骨等处疼痛，经气郁滞则面肿、烦心、胸满、呼吸不利等症状。然而前医根据头痛部位及外伤多瘀，投以化瘀通络、祛风散瘀之品，未见疗效。观患者其他症状，目中干涩、寐安寤痛，绵延不休，乃肝阴不足、肝阳上亢之表现，选用滋补肝肾、滋阴潜阳之治法，疗效满意。故针对头痛来说，脏腑辨证、六经辨证都非常重要，应综合考虑。临证诊疗，切莫刻板随意。

陈某，女，30岁。1965年12月13日初诊。

患者右偏头痛6年，加重已月余。1959年初，患者发生头偏右痛，时而刺痛，时而搐痛，甚则痛处如火燎肤，有热辣难名之感。痛点多在右侧及耳前部，尤以右眉棱骨为甚，近1个月来更剧，经中西医多方治疗，效均不显，特来就诊。诊脉弦数无力，舌红苔薄黄。

辨证：气液偏虚，肝阳妄动，上扰清空。

中医诊断：右偏头痛。

治法：滋阴和阳，益气增液，柔肝降逆，息风止痛。

方药：制何首乌、磁石、制鳖甲、制龟甲各30g，玉竹、生黄芪、沙参、决明子、石决明、女贞子各15g，黑皮豆、石斛、白芍，菊花、苦丁茶各10g。

二诊：头痛减除八九，因原有腰痛、带下及劳则身痛、肢酸宿疾，要求与头痛同治。

方药：巴戟天、白术、补骨脂、续断、白蒺藜、狗脊、桑寄生、贯众各10g，龙骨粉、牡蛎粉、玉竹、黄芪、决明子各15g。3剂。

三诊：头痛已愈，腰肢痛酸亦轻。拟以柔肝滋肾、益阴和阳为法，膏以代煎。

方药：鳖甲、龟甲各100g，决明子、杜仲、何首乌、龙骨、牡蛎、沙参、石决明、玉竹、黄芪各60g，贯众、白术、狗脊、白芍、菊花、续断、白蒺藜、补骨脂各30g。清水熬浓汁去渣，加蜂蜜1000g，烊化收膏。每服1匙，每日2次，空腹时，开水化服。

——《中国百年百名中医临床家丛书·张梦侬》

【按语】患者偏头痛病史6年，迁延不愈，久必伤阴。患者虽痛处如火燎肤，有热辣难名之感，但无火热上灼出现的面红目赤、口苦欲饮、身热烦渴等症状，故其火非实火，乃肝阴受损、阴液不足所致的虚火上炎。脉弦数无力，舌红也均为阴虚阳亢之舌脉表现。《景岳全书·杂证谟》曰："阴虚头痛，即血虚之属也，凡久病者多有之。"由阴虚火动所致。症见头痛而兼心烦内热，面红升火，失眠，舌红，脉弦细数，治宜滋阴降火。医者选用了"滋阴和阳，益气增液，柔肝降逆，息风止痛"之法。药用制何首乌、女贞子、黑豆皮补肾滋阴，磁石、制鳖甲、制龟甲滋阴清热潜阳，沙参、玉竹、石斛、黄芪滋阴增液补气，决明子、石决明、白芍、菊花、苦丁茶平肝阳。整方注重滋阴增液，阴液阴气充足之后，过亢之肝阳得以制约，虚火肝风则随之消灭，症状缓解。二诊时患者诉头痛缓解，又诉原有腰痛、带下及身痛肢酸等宿疾，均为肝肾亏虚之表现，再次印证了首诊诊断正确。三诊则使用了膏方以求固本。膏方，又叫膏剂，以其剂型为名，属于中医里丸、散、膏、丹、酒、露、汤、锭八种剂型之一，膏方主要用于一些慢性病，特别是一些病机复杂的、难以用几味药来针对性治疗的疾病，并且疗程较长。对于此案这种情况，选择膏方治疗是很理想的一种方式。

时逸人

蓝某，女，24岁。

患者左侧偏头痛，口干、消化不良，脉数，便秘。

方药：僵蚕三钱，白芍三钱，川芎一钱，天花粉三钱，菊花三钱，鸡内金一钱，枳壳一钱，牡丹皮钱半，山栀子二钱，番泻叶钱半，外以当归三钱，川芎二钱，羌活二钱，僵蚕二钱，菊花三钱，黄芩二钱，藁本一两，薄荷钱半，连翘三钱，葱白一两。煎汤趁热熏洗头部。

二诊：服药、熏洗后大便通畅，头部作痛大减，自觉轻快，仍口干、消化不良。

方药：前方去番泻叶，加蔓荆子三钱，钩藤三钱，建曲三钱。

【原按】凡身体过劳、情绪波动、消化受扰等皆为本病诱因，案中治以镇静镇痛清热健胃法。

——《时逸人临证医案精选》

【按语】口干、消化不良、便秘为阳明腑实、热盛伤阴，脉数为热盛之象，推测头痛部位以眉棱骨为主。患者青年女性，正气充实，故治疗通腑泄热，并给予息风、养阴、凉血、消食、通腑泄热。《素问·通评虚实论》提出“头痛耳鸣，九窍不利，肠胃之所生也”，将头痛与肠胃功能异常联系起来。但后世医家往往将头痛局限于中焦气虚，如《古今医鉴·头痛》认为，“头痛耳鸣，九窍不利者，肠胃之所生，乃气虚头痛也”，《张氏医通·头痛》也有类似观点：“头痛耳鸣，九窍不利，肠胃之所生，或劳役动作则痛，此气虚火动也，补中益气加川芎、蔓荆子”。而王冰所注“肠胃痞塞，则气不顺序，气不顺序，则上下中外互相胜负，故头痛耳鸣，九窍不利也”，明确指出气机异常是关键。通过本案即可看出，不唯中焦气虚，阳明腑实、气机不畅同样可以导致头痛。因此，临床治疗头痛不应仅考虑疏散外风、平息内风、化痰祛瘀、补益肝肾等治疗，还可以拓展思路从脾胃论治。

另外，本案采用了内服、外洗的治疗策略。早在《金匮要略》中就载有头风摩散，是经皮肤给药，后世外治头痛更多的是用搐鼻、纳鼻等经鼻给药法。目前临床上较少应用外治法，这一点比较可惜，可以深入挖掘药物外治头痛的验方、验案。

邹云翔

王某，男，46岁，干部。1965年7月3日初诊。

患者以偏头痛反复发作27年而入院。

1938年秋末冬初，患者因工作紧张，双足浸泡水中两昼夜，始觉左太阳穴处痛，未予治疗，2个月许头痛自止，每年秋末冬初或工作紧张后发作，持续1～3个月方止。发作间歇期头部不适，似有“很多热棉花塞着”。性情急躁，曾在某市精神病医院和北京某医院脑外科多次检查，诊断为“偏头痛”，使用药物及精神疗法未效。1965年5月，因工作过度紧张以致偏头痛于6月下旬发作，其痛多发于每日上午，发时痛极难受，烦躁、流泪，恶心呕吐，甚至视力模糊，2~3小时痛至汗出方能暂止。脉象沉细无力，苔色薄黄，入院后，曾用疏风散寒、清泄风热、平肝潜阳、化痰理湿、滋肾温阳等药内服，使用针灸、推拿、外治等疗法治疗10天，偏头痛虽略有减轻，但不能控制其发作，脉象转为细而有力。

辨证：病起过劳之后，血虚风火上扰清空，病在厥少。

方药：风药最能燥血，方拟咸寒之羚羊角、犀角（水牛角代）凉血清火息风。

7月14日起，羚羊角粉300mg，犀角粉150mg，每日2次。

连服4天，头痛即停止，于7月19日出院，随访8年，未再复发。

——《邹云翔医案选》

【按语】总览该患者头痛发病和诊治过程，其病机发展可以分为三个阶段：① 寒邪循经上犯。发病起自双足浸泡水中两昼夜。足少阳胆经之脉起自目外眦，循行于头部颞侧，其支者分布于足大趾外侧和足第4趾外侧。秋末冬初双足浸泡于水中两昼夜导致寒邪循经上犯，故头痛发作，并于每年秋末冬初反复发作。② 寒从火化。1965年发作时间为6月下旬，每日上午发作。患者性格急躁，导致寒从火化，郁而化火，灼伤津液，风火上扰，故发作时间为一年之中、一天之中阳气亢盛之时。③ 血虚风火上扰。经过多种治疗后，头痛略有减轻，脉象由沉细无力转为细而有力，虚象渐去，以血虚风火上扰清空为主，又虑风药燥血，以羚羊角粉、犀角粉咸寒凉血清火息风。邹老抓住患者病机关键，药仅两味，使近30年的头痛病不再发作。

胡希恕

叶某，女，43岁。1965年4月7日初诊。

患者左偏头痛反复发作10余年，常于疲劳、睡眠不好时发作。西医诊断为“神经性头痛”，多治无效，服镇痛药或饮浓茶可暂缓其痛，近发作转频，服镇痛药多而出现恶心，伴见头晕、心悸，常失眠，口干思热饮，既往有卵巢、子宫切除史。舌苔白，舌质淡红，脉沉细。

辨证：血虚水盛，郁热上扰，为当归芍药散加生石膏吴茱萸方证。

方药：当归三钱，白芍四钱，川芎三钱，苍术四钱，茯苓四钱，泽泻八钱，炙甘草二钱，吴茱萸三钱，生石膏一两半。

随访：上药服4剂，诸症已。

——《中国百年百名中医临床家丛书·胡希恕》

【按语】患者为一中年女性，头痛发作达10余年，且疼痛发作部位固定，为左侧疼痛，多于疲劳、眠差时发作，说明此病因常年发作迁延不愈，耗伤正气日久，故可推测平日易神倦、乏力、睡眠不佳等症状。近年来，头痛发作频率较高，镇痛药或浓茶能缓一时之痛，未除其根，故气血不断暗耗，遂出现头晕、心悸、失眠等心神失养、气血两虚不荣头窍之症，其口干思热饮当属体内正气不足（子宫、卵巢切除后亦损正气，血不得外泄，亦为瘀），阳气内损，阴寒内生，不能化生津液，津液不得上承于咽喉，故口干喜热饮，其舌淡红苔白，脉沉细皆为佐证。综合诸症及患者既往病史，初步判断此病机为血虚水湿内阻，郁热上扰清窍，深入分析，当是气机逆乱，肝阳无制，上犯清窍，下客胞宫；由于患者为一中年女性，且发作时间较久，应是多年气血暗耗，肝体失养，心神耗伤所致。患者平素未发作头痛时即感头昏乏力，心悸失眠，乃是长期反复发作导致气虚、耗伤心神、心血不足，不能濡养君主之官——心，故有头昏乏力、心悸失眠之症。治疗首当固护气血，养血安神，培补肝肾之源，故选用当归、川芎、白芍等补养肝肾、荣养气血；吴茱萸温养肝体，辅以温化水湿，兼清利头目之品；以苍术、茯苓、泽泻等药健脾化湿，交通枢纽，使气血生化有源；加用石膏清利头目之郁热，石膏性辛寒、走而不守，善清中上二焦郁热，使热既可外散，亦可下清，无所遁形。全方主次分明，各司其职，寒热并用，标本兼治，达到上清下温目的，阳气归位，阴寒水湿蒸化，病必除，可谓思维清晰，用药精当。

王池卿

李某，男，41岁。1976年8月11日初诊。

1966年患者因用脑过度，出现左颞、额部刺痛，其后每日一发，约6小时方缓，遇冷热变易之季，发作尤频。1年来痛甚，近20天频发不休，抱头呻吟，恶心欲吐，冷汗时出，面色苍白，被迫辍工作而就医。脉象沉弦，舌苔薄白，舌质边尖红，脑血流图检查示“双侧颅循环不对称”。

辨证：血虚生热，风火上扰。

治法：养血清热，平肝息风，通络止痛。

方药：当归、白芍、川芎、熟地黄各12g，细辛3g，延胡索15g，鸡血藤、珍珠母、决明子、钩藤各30g。

4剂中药覆盏，白昼痛除，夜间仅痛1小时。服至10剂，头痛若失，屡经季节变易，头痛均未复发，遂改服片剂（处方与上类同），坚持服药2个月，健如常人。复查脑血流图：报告正常。停药观察并随访6年余，头痛始终未再发已告痊愈。

——《王池卿从肝论治偏头痛五法》

【原按】本例偏头痛系常见类型之一，患者罹疾16载，久病则肝血不足，血虚生热，内风旋起，风火循肝胆经上扰清窍，导致清阳不运，窍脉痹阻，易发偏头痛。王老采用自拟经验效方，方中以当归、白芍、川芎、熟地黄滋肝阴、养肝血；以夏枯草、决明子、钩藤、珍珠母清肝热，平肝阳，息肝风；延胡索、鸡血藤入肝以活血、通络、止痛。细辛芳香通窍止痛，川芎乃头痛之要药，芎辛相协，直上巅顶，二药虽辛散，但与补血养阴之四物汤配伍则无耗血损阴之弊。本例之大法屡经临床检验，每每收功，仅就1975年至1981年6月统计，上方共治偏头痛患者（神经科诊断为“偏头痛型血管性头痛”）127例，其中近期有效率为97.6%，远期有效率为95.8%。故此方已定为偏头痛常用方。

【按语】患者中年男性，左侧偏头痛10余年，初起因用脑过度出现左颞、额部针刺样疼痛，后每日均有发作，约6小时后方能缓解，遇换季发作更频，严重时抱头呻吟，恶心欲吐，冷汗时出，面色苍白，严重影响工作生活。患者偏头痛发作以左侧为重，颞部、额部分别为少阳、阳明头痛，正如《万病回春》中所言“偏头痛者，手少阳、阳明经受症；左半边属火、属风、属血虚；右半边属痰、属热也”。患者初起因用脑过度发病，思虑过度耗伤气血，未能及时休养恢复，故病久则肝血亏虚，血虚营亏，阴不制阳，虚热内扰，虚风内生，“邪之所凑，其气必虚”，清阳不运，窍脉痹阻，则发作头痛；又诊其舌脉，脉沉弦，苔薄白，舌边尖红，因此辨证为肝经血虚，风热上扰，治以养血清热、平肝息风、活血止痛。

方药以补血养血基础方四物汤为底，补肝血以治其本。熟地黄甘温滋腻，善能滋补营血；白芍养血敛阴，柔肝和营，与熟地黄合用阴柔补血；更有补血兼活血之当归和血中之气药川芎，祛瘀止痛，补中寓行，补而不滞，同时川芎又为治头痛要药；又《石室秘录》中有言：“头痛至终年累月，其邪深入于脑可知，一二钱之散药，安能上至巅顶，而深入于脑中，必多用细辛、川芎、白芷以大散之也。”考虑患者病久，瘀阻日久，故用辛温走窜之细辛，配以活血行气止痛的延胡索和祛瘀生新、止痹痛的鸡血藤，以增强疗效，川芎细辛虽温燥，但有白芍熟地黄养阴以制约；珍珠母咸寒、钩藤苦平、决明子甘苦微寒，三者合用，平肝阳、清肝热、息肝风，以治其标。

张某，男，39岁。1972年11月25日初诊。

患者左侧偏头痛18年，苦于此疾，曾去上海、北京等地就医，获效不显。后由我院神经科转至中医科。述其左颞剧烈刺痛，面部痉挛，项部自觉有热气上冲，小便深黄刺痛。观其颜面潮红，频频呕吐，并不时闻及呻吟呼痛之声，脉象弦而有力，舌苔白、质红。

辨证：肝热化火，风火上扰。

治法：清泻肝火。

方药：龙胆、黄芩、甘草、木通各9g，夏枯草、决明子、生地黄各30g，钩藤、白芍、车前子、地龙各15g，当归、竹茹各12g。

服药5剂，头痛转为昼轻夜重，思其为久痛入络，瘀热互结，遂于上方中增入行血活瘀之品。方拟：当归、白芍、地龙各15g，生地黄、夏枯草、决明子、生石膏各30g，牡丹皮、桃仁、黄芩各12g，钩藤24g，红花6g，龙胆9g。

再服3剂后，头痛显著减轻，除项部稍拘，面部微赤外，余症均除。再投以养血柔肝，息风和络之法。方进3剂，诸症若失，已可工作。以后调理（兼治肝炎）2个月，停药后随访9年，均未复发。18年之痼疾竟获痊愈。

【原按】本例亦系偏头痛另一常见类型。据临床观察，其发病人数仅次于上型。《内经》云："气有余便是火。"肝以血为体，以气为用，肝郁久易从火化。本型肝热素盛，风从内生，火借风势上窜清窍，发为偏头痛。方中以龙胆、黄芩苦寒直折肝火，夏枯草、决明子、生地黄养肝血，滋肝阴，钩藤平肝息风，随证再加木通、车前子清肝热，引热下行；地龙入络息风；甘草和中调诸药；竹茹清热止呕。

【按语】患者为青年男性，发作性左侧偏头痛18余年，头痛剧烈，呈针刺样疼痛，此为瘀血内阻脑络，不通则痛。《灵枢·经脉》云："足厥阴肝经之脉……入毛中，环阴器，抵小腹……循喉咙之后上入颃颡，连目系，上出额，与督脉会于巅顶。"根据部位辨证，此为肝经郁热，发作时热灼经脉，牵及面部，故见颜面潮红伴肌肉痉挛；浊热循经上扰，是故项部自觉有热气上冲；热邪下犯，因有小便色深黄且刺痛；肝经郁热，横逆犯胃，因此频频呕吐；脉象弦而有力，舌苔白、质红，均为肝经实热表现，因此治疗上以清泻肝火为主，佐以柔肝养阴、清热化痰。

选方为清泻肝胆实火的代表方——龙胆泻肝汤化裁：龙胆苦寒，善入肝经泻其实火，为方中君药；黄芩清热燥湿，尤善清上焦实火，助龙胆泻热，为方中臣药；木通苦寒、车前子甘寒，二者合用，泻热之外又可利水通淋，导湿热从水道而祛，给热邪以出路；当归、生地黄养血滋阴却不恋邪，使邪祛而阴血不伤，二者合用补养肝血，适于肝脏以血为用的生理特性；甘草调和诸药。方中去栀子、泽泻以减轻其寒凉之力，以防伤其正气；加以苦寒之夏枯草、决明子、钩藤平肝阳，息肝风；又加甘微寒之竹茹清热化痰、除烦止呕。

服5剂后疼痛减轻，但转为昼轻夜重，遂加活血化瘀通络之药除其病久之痰瘀。原方去利水通淋之木通、车前，仅留黄芩、龙胆除其余热；加之桃仁、红花活血化瘀，牡丹皮清热凉血、活血散瘀；重用甘寒之生石膏，泻火除烦、生津止渴，防止苦燥药物伤及津液；地龙搜风通络，善治久病顽痰阻络之脑痛。

张某，女，40岁。1978年6月13日初诊。

患者左侧偏头痛20余载，时发时止。痛发多值经期，痛止则如常人，常系吹风诱发，难以坚持工作。1977年6月又因吹风引起左太阳穴处胀痛甚剧、频频呕吐而急诊，以“颅内压增高”收入脑外科病房，经“脑室造影”、脑脊液检查均无异常。拟开颅探查，后因患者拒绝手术而出院。2个月后又至神经科住院，诊断为“血管性头痛”，出院后头痛仍间7天一发，持续剧痛达3天以上，经服西药无效，恐有他变，脑外科再次动员手术，因患者不同意而来求治。就诊时，左颞部剧烈胀痛，食后益甚，频频呕吐痰涎，痛处灼热，面部痉挛，颈部欠柔，双手微颤，眩晕目胀，心烦易怒，饮食不思，夜寐不安，溲黄便干。脉象弦细略数，舌质红，苔薄黄微腻。幼有哮喘史，常与头痛并发。

辨证：肝风夹痰。

治法：养血平肝，搜风化痰，通络止痛。

方药：当归、白芍、川芎、姜半夏、延胡索各12g，夏枯草、钩藤、鸡血藤各21g，竹茹、陈皮各10g，全蝎6g，白附子9g，石决明30g。

服药3剂头痛趋缓，效不更方，连服汤药2.5个月，头痛全部消失，继以片剂巩固2周，遂停药连续观察2年，头痛未发，并喜告医生，多年哮喘之疾也随之而愈。

【原按】肝风夹痰，窜扰脑窍，致窍脉阻痹、清阳不升，此乃本型头痛的病因病机。其投治大法，关键在于“搜风”。用药多选用虫类，以虫蚁善行、搜剔经络风痰之力长，“搜”则邪去殆尽，体内经络之痰得祛，故患者哮喘之疾伴以告愈。

【按语】患者壮年女性，左侧偏头痛发作20余年，且多逢经期发作，时发时止，常因受风诱发，《诸病源候论》中提到“风邪者，谓风气伤于人也。人以身内血气为正，外风气为邪。若其居处失宜，饮食不节，致腑脏内损，血气外虚，则为风邪所伤”，且该患者多于经期发作，经期气血亏虚，是故风邪偏凑，发而为病；肝主疏泄失常，则易郁而化火。就诊时左颞部剧烈胀痛，痛处灼热，甚则眩晕目胀，此为风热之邪犯于肝经，上扰清窍，致使窍脉痹阻，不通则痛；风热挟痰上扰，脾失健运，饮食后痰液停聚更甚，故头痛加重，伴恶心呕吐；热灼肝经，筋脉失于濡养，故见面部痉挛，颈部僵硬欠柔；肝风内动则见双手微颤；肝气郁结，化而为火，则有心烦易怒，溲黄便干；横逆犯脾则见饮食不思；热扰心阴是故夜寐不安；脉象弦细略数。舌质红，苔薄黄、微腻，均符合肝经风热、挟痰上扰的辨证。治疗上以养血平肝，搜风化痰，通络止痛为纲。

当归、白芍、川芎三药合用，去滋腻之熟地黄，此为四物汤补血养血又不恋邪之意；夏枯草、钩藤合用，平肝阳、清肝热、息肝风；姜半夏、陈皮合用，理气化痰又能降逆止呕，更加竹茹取其清热化痰之效；鸡血藤行血补血、舒筋活络而解痉，延胡索入肝理气，活血祛瘀而止痛；石决明咸寒，平肝潜阳又可清利头目，全蝎辛平，搜风化痰亦能通络止痛；"白附子主治心痛血痹，面上百病，行药势"（《本草经集注》），不仅能缓解面部痉挛，还能通痹阻滞经脉，"白附子用于当归、川芎之中，可通枯血之经脉"（《本草新编》）。

邓某，女，59岁。

患者反复发作性头痛30年。近10年发作趋频，诸药无效。遂由某医院转来我科治疗，诊时观其右颞跳痛应指，痛发至少持续半日以上，多间10天一发。发时伴恶心呕吐，痛止健如常人。腰膝酸软，目涩口干、眩晕耳鸣、五心烦热、盗汗失眠、不耐劳烦。脉象弦细，舌质红、少苔。

辨证：肝肾阴虚。

治法：滋肾柔肝。

方药：一贯煎加减。北沙参、麦冬、当归、川芎、延胡索各12g，生地黄、枸杞子、白芍各15g，夏枯草、决明子、钩藤、鸡血藤各24g。

服药10剂头痛消失。上方续服40剂后停药，头痛2年未发。2年后患者因感轻度头昏，要求服药防范，依上法再予6～10剂汤剂，随访至今达7年，头痛始终未发。

【原按】本例患者年逾五旬，阴已衰半，且久病迁延30余年，益致肝之阴血耗伤，故症见腰膝酸软、目涩口干、眩晕耳鸣、五心烦热、盗汗等肝阴不足之征。阴虚阳浮乃发头痛。方取北沙参、麦冬、当归、白芍、生地黄、枸杞子等养肝益阴为主，以决明子、钩藤、夏枯草等平肝潜阳为辅，采用了滋阴养血与平肝同用法，使肝阴得养，液足阳潜，头痛乃可平复。本型偏头痛临床上并不多见，但遇久病或高龄患者，养血滋阴之品，当重用，此为老医生临床经验之一。

【按语】患者老年女性，右侧偏头痛反复发作30余年，多呈跳痛，每头痛发作至少持续半日以上，多间隔10天一发，发作时伴恶心呕吐，痛止如常。患者症见脉象弦细，舌红少苔等一派肝肾阴虚征象；肾精亏虚，精府、髓海失养，故见腰膝酸软、眩晕耳鸣；肾阴亏虚，虚火上乘，则有目涩口干；水火不交则见五心烦热、失眠、不耐劳烦；虚热迫津外泄则有盗汗。辨证为肝肾阴虚之偏头痛，治法以滋肝肾阴为主，选用善治阴虚肝郁的一贯煎加减。

一贯煎去疏肝行气力胜的川楝子，因其肝气郁滞征象不重。生地黄滋养肝阴、涵养肝木，枸杞子肝肾之阴皆可兼顾；当归、白芍补血柔肝、补中有行，肝藏血、主疏泄，此为补肝体而养其用；北沙参、麦冬均入肺胃二经以养其阴，养肺阴以清金制木，养胃阴以培土荣木。《中风斠诠》言该方为涵养肝阴第一良方。方中又加川芎、延胡索活血行气而止头痛；夏枯草、钩藤、决明子合用，平肝阳、息肝风、清头目；鸡血藤行血活血、舒筋活络、止痹痛。患者为老年女性，见肝肾阴虚但肾阴亏虚较重，但考虑其虚热体质虚不受补，是故治疗上侧重于培补肝阴，又因乙癸同源，是故也可通过延长治疗时间达到缓慢滋养肾阴的效果。

王某，女，50岁，干部。1976年3月9日初诊。

患者反复发作偏头痛3年余。初起左太阳穴处跳痛，渐渐漫及头顶，现巅顶冷痛，裹巾戴帽亦不觉温，稍触风寒，头痛立至，多间10~30天一作，剧痛持续3天以上。冬夏二季发作尤频，甚则连痛30余天不休。呕恶吐清涎，不思饮食，手足不温，夜寐不安，脉象沉细，舌苔白微腻。

辨证：寒客厥阴肝经（厥阴头痛）。

治法：温肝祛寒，通络定痛。

方药：淡吴茱萸、生姜各6g，党参9g，当归、白芍、川芎各12g，细辛5g，钩藤24g，延胡索15g，决明子、鸡血藤各30g。

上方连服30剂，后因出差自动停药，1年后随访，云此阶段头痛始终未发。

【原按】虽云头为诸阳经之所会，然阴经中尚独有厥阴肝经循此。《针灸大成》载曰“……厥阴足肝脉所络……夹胃属肝络胆逢。……上贯肠里布胁肋，夹喉颃颡目系同，脉上巅会督脉出，支者还生目系中……”（《针灸聚英》）。故寒客肝经，同样可致头痛发作。对此种病例观王老辨证施治异于他人之处，在于始终按内伤头痛论治，即从内因着眼，采取养血温肝、祛寒通络定痛同用之法，亦暖肝、温肝之法。但本型病例临床较为少见。

【按语】患者中年女性，左侧偏头痛反复发作3年有余，初起发为左侧太阳穴周围跳痛，为少阳头痛，后转至巅顶，发为冷痛，多因受风发作，间隔10天至1个月不等，严重时持续3天以上，冬夏二季发作尤频，甚则连痛30余天不休，此为风寒之邪客于肝经之厥阴头痛。风寒邪气循经上扰，上达巅顶，血行于脉道，得温则行，得寒则凝，是故经脉闭阻、不通则痛，遇寒冷加重，冬夏二季发作更频，夏季虽气温升高，但随着空调的普及，夏季受凉的情况也随之增多。患者痛时裹巾戴帽亦不觉温，此为寒邪久居，非辛温之药不能散解也。《伤寒论》第378条："干呕、吐涎沫、头痛者，吴茱萸汤主之"。呕恶吐清涎，为胃虚停饮、脾失健运，故见食少纳呆；寒邪客于经脉，筋脉手足失于温煦，则四肢不温；头痛反复发作，夜寐不安，影响正常生活；脉象沉细，舌苔白微腻，辨证为风寒湿邪客于厥阴肝经，治疗以温肝祛寒、通络定痛为要。

选方以吴茱萸汤为基础方化裁，温中补虚、降逆止呕。吴茱萸为方中君药，味苦辛、性热，《金镜内台方议》言其能"下三阴之逆气，上可温胃散寒，下可温暖肝肾，又能降逆止呕。辛温之生姜为臣药，与吴茱萸相须为用，温降并行，可降阴寒上逆之气机。党参易人参，平补脾胃之气，寓升于降"。另用四物汤去熟地黄（当归、白芍、川芎）补血养血，补肝体以养肝用；决明子与钩藤合用，有平肝阳、清肝热、息肝风之效；鸡血藤行血补血、舒筋活络而解痉，延胡索入肝理气，活血祛瘀而止痛，二者合用，止痛力强；细辛芳香走窜，善入厥阴肝经、通络止痛，多用于治疗治疗顽固性头痛。

刘鹤一

阎某，男，50岁。

患者头痛隐隐切切，时或增剧，痛作则连及右半脑，畏光，难以睁目，汗出，恶风，骨节酸痛，胸中闷窒，精神疲倦懒言，舌胖有齿痕，脉来大无力。

思前方桂枝加黄芪汤未能获效者，收多于散故也。

治法：散陈寒，扶正气。

方药：麻黄3g，附子6g，细辛1.2g，生黄芪12g，白芍9g，炙甘草4.5g。

上方4剂，诸症显平。原方加熟地黄12g善后。

【原按】刘老治虚寒性偏头痛者，每喜用麻黄附子细辛汤。若脉沉细弱者，尤为宜；若有汗，恶风，脉沉小者，用桂枝附子细辛汤，效均可验；若因肝阳、肝火所致者，则当别论。徐灵胎曰“头风一症，往往本热而标寒……清火之药，固能愈风火轻症。或有寒邪犯脑，或有风寒外束，则温散之法固不可略。外提之法，尤当博考也”之注，实为经验句。

【按语】《伤寒论·辨少阴病脉证并治法》第301条：少阴病，始得之，反发热，脉沉者，麻黄细辛附子汤主之。方以麻黄为君，取其辛温，发汗散寒解表。以附子为臣，取其大辛大热之性，温补阳气，助麻黄鼓邪外出。然麻黄发汗之力较峻，阳虚之人用之恐易损耗阳气，与附子同用则无伤阳之弊，二药相伍，相辅相成，为助阳解表的常用配伍。细辛归肾肺二经，芳香气浓，性善走窜，通彻表里，既能祛风散寒以助麻黄解表，又可鼓动肾中真阳之气以助附子温里散寒，为佐助之用。三药并用，使外感风寒之邪得以表散，在里之阳气得以振奋，则虚阳外感可愈，为治表里俱寒、太少两感之剂。本案患者汗出恶风，脉来大无力，精神疲倦懒言，加用黄芪补气升阳，益卫固表，止汗。李中梓《雷公炮制药性解》：“黄芪味甘，性微温，无毒，入肺、脾二经，内托已溃疮疡，生肌收口，外固表虚盗汗，腠理充盈。黄芪之用，专能补表，肺主皮毛，脾主肌肉，故均入之。已溃疮疡及盗汗，皆表虚也，故咸用之。”方中白芍、甘草相合，为《伤寒论》芍药甘草汤，能酸肝化阴，缓急止痛。吴门医述运柔成刚法：附子配熟地黄，熟地黄反可温肾。凡麻黄附子细辛汤病去十之七八而不能收功者，入一味熟地黄，此即肾气丸法，甚效。故此患者加熟地黄善后。

黄文东

徐某，男，30岁。1971年4月25日初诊。

患者头痛偏左已1年，发作时痛甚剧（脑部检查未发现异常），兼有重压感，血压有时偏高，舌质红，苔薄黄，脉弦。平时多用脑力，夜寐较短，病久不愈，此次连续作痛，已有月余，经服西药可暂时缓解。

辨证：肝阳扰动，痰血瘀阻。

治法：平肝潜阳，活血通络。

方药：天麻一钱半，石决明一两（先煎），钩藤五钱，赤芍、白芍（各）三钱，蔓荆子四钱，桑叶三钱，菊花三钱，桃仁三钱，全蝎粉五分（吞服，另装胶囊）。头痛剧烈时，另精吞羚羊角粉三分，7剂。

5月2日二诊：头痛大减，全蝎改用三分，加北沙参五钱，14剂。

5月16日三诊：头痛已少发作，痛时亦较轻微，但精神较差，饮食如常，睡眠有时不安。舌质红，脉弦。肝阳渐平，气阴未复，再与清养气阴，平肝潜阳之法，以防复发。

方药：北沙参四钱，赤芍、白芍（各）三钱，石决明四钱（先煎），钩藤四钱，麦冬三钱，菊花三钱，桃仁三钱，鸡血藤四钱，首乌藤一两。14剂。

【原按】偏头痛是一种发作性头颅部血管舒缩功能不稳定，加上某些体液物质暂时改变引起的疾病。于（己百）老治唐某，以川芎茶调散祛风散寒，化瘀通络，平肝潜阳，10年顽疾，1个月收功。胡（希恕）老治韩某6年头痛，以小柴胡汤加生石膏，3剂症已；治叶某10年偏头痛，以当归芍药散加生石膏、吴茱萸，4剂症已。邹（云翔）老所治王某，头痛日久，只用两味药便效如桴鼓，贵在辨证，每因用脑过度而诱发头痛，乃因肾虚水不涵木、肝失条达、虚火上犯巅顶而为，故选用羚羊角、犀牛角，其苦泻火，其咸滋水，使木郁得达，头痛4天即止。想来患者欣喜之情，必雀跃欢呼，阖家欢庆，必数拜谢。即便是为医者，亦深叹其功底之深、技艺之高，企踵而不可追矣。头为“诸阳之会”“精明之府”，若肝阳偏亢，循经上扰清窍，则出现头痛。病久则气滞血瘀，故黄文东治徐某以平肝潜阳、活血化瘀，待肝阳渐平，再用菊花、沙参、麦冬等清养气阴。

——《老中医临床经验选编》

【按语】此例偏头痛患者为一青年干部，头痛发作时间较短，但痛势剧烈，已排除器质性病变。观其症状，血压时高、舌质红、苔薄黄、脉弦，显示其体质多有内热，郁热内伏。患者为脑力劳动者，多熬夜，耗伤心神，形成正气亏虚之证，内有耗神，兼有郁热不发，形成正气日亏，邪热日盛局面。参合患者头痛发作剧烈，无器质性病变等症，辨为肝体阴不固、肝阳失制、络脉失养瘀塞经络，治疗当养肝阴、平肝阳、化瘀通络、清头目。方用天麻钩藤合桑叶、菊花、桃仁、全蝎、羚羊角粉加减化裁。白芍养肝体，天麻、钩藤、石决明平肝阳，蔓荆子、桑叶、菊花、钩藤散肝郁，乃是程（门雪）老之心得。其认为，肝阳之升扰于上，如投石类、介类以重镇、潜降，不能完全使之下降者，常须加入辛凉清泄之品，如薄荷、钩藤、桑叶、菊花、蔓荆子之类，使之从上而散，契合《内经》“在上者因而越之”之意，是为“从治”之法；另加入赤芍、桃仁、少量全蝎粉旨在通络祛瘀，疏达头部瘀塞之经络，羚羊粉清利头目之郁热，故投方7剂后头痛即大减，效如桴鼓。黄老用药讲求分量之精当，故减全蝎分量为三分，加养阴之沙参，以期加强肝体之养护。三诊唯有精神较差，睡眠不安，舌质红，脉弦，肝阳渐平，肝阴难复，故调整方剂为养阴活血安神为主，辅以石决明潜阳，去天麻。全局进退得当，步步为营，精当加减活血、潜阳、养阴药物的平衡，使药精而不乱，少而效捷，大家工夫如是！

程门雪

田某，男，54岁。1958年4月7日初诊。

水火不济，引动肝阳上亢，失眠多梦，头痛偏左。舌红中剥，脉细弦数。

治法：滋水济火，平肝潜阳。

方药：珍珠母18g，煅龙齿、首乌藤、大生地黄各12g，天冬、麦冬、细石斛、辰茯神、炒酸枣仁、炒杭菊、钩藤各9g，夜合花6g，炒牡丹皮5g。

【原按】本方用生地黄、天冬滋肾阴，麦冬、石斛养肺胃之阴，均治其本。珍珠母、龙齿平肝潜阳，茯神、酸枣仁、首乌藤、夜合花安神，以治其标。滋阴与安神药相配可以济阳，滋阴与平肝药相配可以涵肝，则为标本同治之配合法。

程老认为：肝阳之升扰于上者，投石类、介类以重镇、潜降，不能完全使之下降，常须加入辛凉清泄之品如薄荷、钩藤、桑叶、菊花、蔓荆子之类，使之从上而散，具有"在上者因而越之"（这个"越"字不作吐字解）之意，是为"从治"之法。肝火既旺，重镇、潜降之外，常须加入清肝药如牡丹皮、山栀子、苦丁茶、龙胆、黄芩之类，清其气火，使之从下而泄，是为"逆治"之法。程老临诊，常闻病者诉述，服药之后或则头目清醒、痛胀轻减，或则烦热消失、炎上悉平，可见标本、主次之兼顾与配合，至为重要。

——《程门雪医案》

【按语】水火者，阴阳之征兆也。心为阳中之阳脏，肝为阴中之阳脏，肾为水脏因居于下而为阴，肺为阳中之阴脏。水火不济，阴虚不能摄纳阳气，不能制约心火、肝火，导致肝阳上亢而发为头痛，阴阳不交、心神不安则发为失眠。头为"诸阳之会""清阳之府"，又为髓海之所在，居于人体最高位，五脏精华之血，六腑清阳之气皆上注于头。肝阳偏亢上扰清窍故头痛。《灵枢·营卫生会》曾提道："卫气……分为昼夜，故气至阳而起，至阴而止……夜半而大会，万民皆卧，命曰合阴……"这揭示了正常的睡眠是阳气入于阴，阴阳和合而得卧，若阴阳失交，阳不入于阴则出现不寐。

“其高者因而越之”出自《素问·阴阳应象大论》，在这里，高指病位较高指病所在上部（高）；越指从上部发越病邪之法。病位较高病证的治法很多，而非特指涌吐之法。张介宾注曰：“越，发扬也，谓升散之，吐涌之。”病位高的病证，即邪在上焦，治疗时，要因势利导，运用升散的方药治之。此案为从上升散之意，应用薄荷、桑叶、菊花、蔓荆子等疏散风热之药使之从上而散，应用山栀子、苦丁茶、龙胆、黄芩等清热泻火药使火热从下而泄。上下皆清，头痛愈也。

邹某，女，老年。

患者偏头痛，目无所见。心悸少眠，大便艰燥，苔薄，脉虚弦。

治法：高年病杂，拟予标本兼顾治之。

方药：大白芍、青葙子、谷精草、钩藤各5g，黑豆衣、浮小麦、桑麻丸各12g，炒杭菊6g，煅石决明24g，抱茯神、炒酸枣仁、柏子仁各9g，炙远志、荷叶各3g。

【原按】本例以高年血虚为主因。血不上养于目病；不养于心则心不宁；不润于大肠则便艰；不涵于肝，则阳亢而偏头痛。病出一源，而见征于上下，但养血之药，缓不济急，程老采取柔肝、养心，轻剂以治本；平肝泄风、安神明目、润约通肠，复方以治标。肠通则肝阳可降，有“釜底抽薪”之义，桑麻丸用于此症，有此两重作用。

——《程门雪医案》

【按语】釜底抽薪的意思是，虽然表面上有着错综复杂的症状，但只是找到病根，将制造出各种症状的病根去除掉，病根一消失，所有症状自然不见。这便是对中医学所讲“釜底抽薪”的含义。此案病根即年高血虚，病机为血虚肝旺，表现为以阴血亏虚为本、肝阳上亢为标的临床症状。白芍养肝血柔肝体，收敛肝阴，平抑肝阳；钩藤性凉，既能清肝热，又能平肝阳可疗肝旺之症，且有轻清疏泄之性，可减轻头痛症状；炒酸枣仁养心阴、益肝血而有安眠之效，为养心安神要药，主治虚烦不得眠，是临床治疗不寐的常用中药之一。诸药共用可使亢盛之阳得以平静，使亏虚之阴血得以充养。

肝血虚，则魂无处以藏，肝藏血，人卧则血归于肝而魂归其宅，心神安宁，睡眠得矣。若肝血不足，不能藏神，神无所依，发为失眠。肝为心之母，母病及子，肝血虚致心血虚，而子盗母气，心血虚又会进一步加重肝血虚。心血虚可表现为失眠多梦、心悸，血虚则魂无处以藏，神无处以依，血虚则濡养作用减弱，肝脏不能发挥正常的疏泄功能，阳气亢逆于上，肝体阴而用阳，肝肾阴虚，阴不制阳，水不涵木，不能摄纳阳气，肝阳偏亢上扰清空，神明被扰，会致头痛、失眠。桑麻丸即《寿世保元》扶桑至宝丹，能补益肝肾、养血明目，主治头晕眼花、视物不清、肌肤甲错、须发早白、久咳不愈、津枯便秘，既能润肠通便降肝阳以治标，又能滋养阴血以治本。

申某，男，成年。1954年3月2日初诊。

患者偏左头痛甚剧，目珠胀，口干燥，脉象浮弦。风热上袭清空故也。

治法：疏风清热。

方药：薄荷叶、炒川芎各2.5g，钩藤、冬桑叶、甘菊花各9g，熟石膏12g，酒黄芩5g，蔓荆子、苦丁茶、藁本、荷叶边各3g。

二诊：偏头痛、目珠胀、口干舌燥均见轻减。昨晚有寒热，肢体酸楚。再拟原方出入治之。

方药：清水豆卷、熟石膏各12g，酒黄芩、黑山栀子各5g，薄荷叶、炒川芎各2.5g，冬桑叶、钩藤、甘菊花各9g，蔓荆子、苦丁茶、藁本、荷叶各3g。

【原按】此证发于春日，是风邪挟热上壅之故。偏头痛而致目珠作胀，可知来势甚猛。风温之邪先伤手太阴，壅于足少阳之经，故见偏头痛（与一般内因头痛属于厥阴肝经者亦不同），程老以疏风和清热法并进，取得了效果。

——《程门雪医案》

【按语】头痛是临床常见症状，可由多种原因导致。风为阳邪，易犯巅顶，随经入脑，阻留于上，与正气相搏则发为头痛，同时可根据疼痛所在部位来分辨其病属何经。方中川芎、黄芩治少阳头痛，藁本祛风止痛，辛温升散，善达巅顶而止头痛，《神农本草经》“主妇人疝瘕，阴中寒，肿痛，腹中急，除风头痛。”且黄芩苦寒清上中二焦之火，川芎养血活血，菊花清利头目、散风清热，《医碥》云：“以高巅之上，唯风可到也，故不论内外邪，汤剂中必加风药以上引之。”蔓荆子体轻而浮、上升而散，疏散风热止头痛。朱丹溪云：“夫用芎带芩者，芎一升而芩便降，头痛非芎不开。”此方细忖乃《丹溪心法》菊花茶调散加减变化之义，方中黄芩均酒炒，金代张元素云：“病在头……须酒炒之，借酒力上升也。”清水豆卷为发表之轻剂，外可透发表邪、内可化除水湿。风温之邪壅于足少阳之经，除应用钩藤平肝之外，常须加入清肝药如苦丁茶、黑山栀子、黄芩之类，清其气火，使火气从下而泄。

潘某，女，成年。1949年3月19日初诊。

患者头痛偏右，甚于子夜，痛甚则呕吐，心悸不安，胃纳不香，苔腻，脉弦。

方药：先拟玉真丸合吴茱萸汤加味。淡吴茱萸、薄荷炭各2.5g，潞党参、陈广皮、制半夏各5g，姜川黄连1g，煅石决明12g，荷叶3g，炒白蒺藜、云茯苓、肾蕨玉真丸（包煎）各9g。

二诊：头痛已减，呕吐亦瘥，夜不安寐，脘中不舒。

方药：再从原方加减之。煅石决明12g，春砂壳、薄荷炭各2.5g，霜桑叶、辰茯神、炒白蒺藜各9g，制半夏、青皮、陈皮各5g，左金丸1.5g（吞服），炙远志、荷叶边、肾厥玉真丸（包煎）各3g。

【原按】潘案是少阴之寒气挟厥阴之肝气，逆犯于上，胃气因而不安，所以兼见呕吐。程老用吴茱萸汤、泻心汤、二陈汤为配合，以和胃降逆，是与肝、胃同治。玉真丸是在半硫丸（半夏、硫黄）的基础上，加石膏、硝石，共四味药组成。硫黄味辛性热有毒，温肾祛寒；半夏温胃而降逆；硝石咸寒与石膏同用，能入肾经，而石类重降，与半、硫相配，可起到寒热颉颃、协同降逆的作用。目前玉真丸已无成药，近人或用医门黑锡丹代之，其组成仅硫黄、黑锡两味。黑锡一名青铅，性味甘寒，降逆镇冲，能解硫黄之毒，质重沉降之力，也不让于石膏、硝石。偏头疼痛而头热足冷，或头痛夜甚以致失眠者，临床常能见到，若多方治疗而无效果，上法可以选用。

——《程门雪医案》

【按语】本案程老辨证为肝胃虚寒、浊阴上逆，是少阴之寒气挟厥阴之肝气逆犯于上而致。程老用吴茱萸汤、泻心汤、二陈汤配合治疗。心气不足，吐血、衄血，泻心汤主之。妇人吐涎沫，医反下之，心下即痞，当先治其吐涎沫，小青龙汤主之；涎沫止，乃治痞，泻心汤主之。泻心汤既能疗本案患者心悸不安，又能疗呕吐。二陈汤标本兼顾，燥湿理气祛已生之痰，燥湿健脾杜生痰之源，祛湿化痰之中佐以理气之品，使气顺则痰消，体现了“治痰先治气”之治疗原则。吴茱萸汤可温中补虚，降逆止呕。许宏《金镜内台方议》卷八“干呕，吐涎沫，头痛，厥阴之寒气上攻也。吐利，手足逆冷者，寒气内甚也；烦躁欲死者，阳气内争也；食谷欲呕者，畏寒不受食也；以此三者之证，共用此方者，以吴茱萸能下三阴之逆气为君。”肾气不足，气逆上行，头痛不可忍，谓之肾厥。其脉举之则弦，按之则坚，玉真丸主之。薄荷炒至微焦存性入药者，则称为薄荷炭，薄荷炒后辛散之力已缓，擅入血分，既可上行头目疗头痛，又可防辛散太过。炒白蒺藜、煅石决明可平肝潜阳息风，治疗肝气上逆。诸药合用，治疗肝胃虚寒，浊阴上逆之偏头痛。

龚去非

张某，女，27岁。1982年8月24日初诊。

患者头痛持续5个月，常偏于一侧，或左或右，伴四肢肌肉走窜疼痛，睡眠不安，胃纳差，西医按神经性头痛用药不效。面色少荣，舌脉正常。

辨证：血虚不养，风邪外袭。

方药：拟四物汤加祛风安神之品。当归、川芎、白芍、熟地黄、柏子仁、何首乌、羌活、防风、半夏、甘草。5剂头痛得愈。

——《中国百年百名中医临床家丛书·龚去非》

【按语】四物汤是补血调经的主方，是从《金匮要略》中的芎归胶艾汤减去阿胶、艾叶、甘草而成。本方之证由营血亏虚、血行不畅、冲任虚损所致。血虚与心、肝两脏关系最为密切。肝藏血，血虚则肝失所养，无以上荣，故头痛；心主血，藏神，血虚则心神失养，故睡眠不安；营血亏虚，则面部、唇舌、爪甲等失于濡养，故色淡无华，面色少荣；血虚则血脉无以充盈，营血虚滞容易导致血瘀。四物汤补养营血为主，辅以调畅血脉。方中熟地黄甘温味厚质润，入肝、肾经，长于滋养阴血、补肾填精，为补血要药，故为君药；当归甘辛温，归肝、心、脾经，为补血良药，兼具活血作用，且为养血调经要药，用为臣药；佐以白芍养血益阴，川芎活血行气。四药配伍，共奏补血调血之功。以熟地黄、白芍阴柔补血之品（血中血药）与辛香之当归、川芎（血中气药）相配，动静相宜，补血而不滞血，行血而不伤血，温而不燥，滋而不腻，成为补血调血之良方。本方在《仙授理伤续断秘方》中治外伤瘀血作痛，宋代《太平惠民和剂局方》用于妇人诸疾。本案患者血虚不荣则发头痛，风邪侵袭，故伴四肢肌肉走窜疼痛，故加入羌活、防风祛风胜湿止痛。李中梓谓："羌活气属清阳，善行气分，羌活理游风。"

宋鹭冰

刘某，女，32岁。1980年2月28日初诊。

患者自述失眠，眼前闪现金光，恶心呕吐，暴烈性头痛，时发时止已3年。经患者检查脑血流图、脑超声波、脑电图，均未发现异常，先后诊断为神经症、闪烁性盲点型偏头痛。曾服西药镇静安眠、止痛解痉，中药清肝明目及针灸等治疗，效果不显，始来求治。现症：失眠多梦，每当惊恐劳累，尤其每当失眠后的次日，先觉头昏眼花，随即眼前出现大小不等的圆形黑影，继而黑影变成弧形闪光，闭目亦见。闪光每次持续5～10分钟，闪光时视物不清，紧接着发生呕恶，头部呈暴烈性重压疼痛，持续2～3小时后自行减轻。头痛的部位与闪光出现的方位有密切关系，即眼的正前方出现闪光则头额、头顶疼痛，眼的左前方出现闪光则右侧头痛，闪光在右前方出现则左侧头痛，其痛势与闪光持续的时间成正比。闪光未出现时，头部呈针刺样闷痛，昏晕时作，部位不定，舌苔白腻，舌质红，脉象弦滑无力。

辨证：阴虚痰饮，阳亢风生。

方药：仿羚角钩藤汤与温胆汤义。法半夏10g，明天麻10g，白芍10g，炒酸枣仁10g，陈皮10g，磁石24g（先煎），生龙骨18g（先煎），生牡蛎18g（先煎），炒枳实10g，羚羊角1.5g（另磨汁兑冲），竹茹10g，甘草3g。

同时另以杞菊地黄丸常服。

二诊：自述服上方8剂后，继服杞菊地黄丸。现失眠多梦、眼前闪光、呕恶、头痛大减。在服药期间曾发病3次，但持续时间较前缩短，程度亦较轻，失眠次日病势亦不及初诊剧烈。现仍有失眠时发，短暂头晕头痛。近日工作紧张，失眠、视物闪光、头痛呕恶时作。舌苔白，根部微黄，脉微细而弱。

治法：养阴清热，化痰潜镇。

方药：《金匮要略》酸枣仁汤化裁。炒酸枣仁12g，茯苓12g，广百合24g，炒知母10g，川芎6g，夏枯草18g，竹茹10g，陈皮10g，生龙骨18g（先煎），生牡蛎18g（先煎），磁石24g（先煎），天麻10g，甘草6g。4～6剂。

8月来信致谢述说：二诊处方服至6剂后，诸症全除，未再复发。

【原按】本例属内伤头痛，乃下元阴亏，肝木化火生风，炼液成痰，上攻清窍，阻闭经络所致。厥阴风火上窜，故视物闪光，头痛暴烈，部位游移；肝胆相连，胆热乘胃，痰浊上逆故呕恶，舌苔白腻，脉象弦滑均为痰热之征。每当惊恐、劳累、失眠后，阴气愈伤，虚阳更无所制，上扰更甚，病遂加重。此证上实下虚，首以羚角钩藤汤合温胆汤化裁，凉肝息风、和胃祛痰以治其标，继用六味地黄丸化裁，滋水涵木、镇肝息风以治其本。二诊时病势已减，因劳累失眠，小有反复，诊其脉象细弱，按营血不足，阴虚阳亢兼胆胃痰热施治，用酸枣仁汤加味，滋阴潜阳、宁心安神，兼清痰热。药后失眠、头痛虽减，然胃中灼热不适，乃胆胃痰热尚盛，故以温胆汤、栀子豉汤合方化裁，祛痰和胃、清热息风，4剂后又守服初诊滋阴潜阳方，终使风痰消祛，下元得充而愈。

——《宋鹭冰60年疑难杂症治验录》

【按语】该患者符合“先兆偏头痛”，发作过程包含偏头痛各个阶段。前驱期头昏眼花，随后出现5~10分钟视觉先兆，之后剧烈头痛。宋老强调人体生病的总体原因即气血郁滞，不能周流全身，而气血郁滞不外乎虚实两个方面：或气血亏虚，因虚而滞；或邪浊阻塞气血运动的道路。《黄帝内经太素》“喜怒不节，则阴气上逆，上逆则下虚，下虚则阳气走之”，形成上实下虚、虚实夹杂的现状。本例一诊实则治其标，平肝清热化痰兼以养阴；二诊实证已去，以酸枣仁汤为主加减，体现缓则治其本的观点。一诊和二诊虽然主方不同，均加用中药合生龙骨、生牡蛎、磁石、天麻等平肝潜阳药以治标，合用杞菊地黄丸以治本。

姜春华

患者，男，48岁。

患者左侧偏头痛，发作频繁，苔薄白，脉弦，诊为血管性头痛，脉弦为肝旺。

治法：解痉止痛。

方药：用芍药甘草汤加味。芍药30g，甘草9g，川芎9g。7剂。

二诊：药后发作次数减少，症状改善，续原方7剂以资巩固。

【原按】此为解痉止痛法。先生说："以白芍药柔肝，辅以川芎，散瘀止痛。宋金元时代多用川芎为主药，以治偏正头痛，如川芎散，川芎茶调散。"先生以川芎伍芍药甘草汤是吸取前人之经验。

——《申江医萃续集·内科名家·姜春华学术经验集》

【按语】芍药甘草汤出自《伤寒论》，原文曰："伤寒，脉浮，自汗出，小便数，心烦，微恶寒，脚挛急，反与桂枝欲攻其表，此误也。得之便厥，咽中干，烦躁吐逆者，作甘草干姜汤与之，以复其阳；若厥愈足温者，更作芍药甘草与之，其脚即伸；若胃气不和谵语者，少与调胃承气汤；若重发汗，复加烧针者，四逆汤主之。"本方主治津液受损，阴血不足，筋脉失濡所致诸证。方中芍药酸寒，养血敛阴，柔肝止痛；甘草甘温，健脾益气，缓急止痛。二药相伍，酸甘化阴，调和肝脾，有柔筋止痛之效。虽原文主治"脚挛急"，但目前临床上多种病症均可运用。中医学认为，不少非器质性急性疼痛症、抽搐痉挛常与肝阴不足、津伤血虚有关。芍药甘草汤为柔肝解痉、和营止痛之良方。此方仅由芍药（白芍）、甘草两味药组成，白芍味酸，养阴柔肝，调和营卫；甘草味甘，缓急止痛，且能补虚。酸甘化阴以养肝，肝得柔养，气急则平，故能解痉止痛。药理研究表明，芍药、甘草中的成分有镇静、镇痛、解热、抗炎、松弛平滑肌的作用。经临床证明，此方对多种急性痛症，尤其是平滑肌痉挛引起之疼痛，均有较佳疗效。

华廷芳

李某，男，67岁。于1954年6月8日初诊。

患者右侧头痛发病4天，目红，不欲食，3天不大便，身痛，脉滑数。

方药：菊花三钱，薄荷一钱半，金银花三钱，连翘三钱，芦根三钱，川芎六钱，生地黄三钱，山楂一钱，神曲一钱，麦芽一钱，莱菔子三钱，厚朴三钱，栀子三钱，黄芩三钱，朴硝三钱（另包后入）。水煎服。

服药后症状减轻，乃以僵蚕、蝉蜕、竹叶、玄参、麦冬、甘草、龙胆、槟榔片、丝瓜络等数剂而愈。

【原按】头痛目红，不大便，属于热痛。老年之人，不尽属虚，亦有火盛阳亢者。故以大承气汤，治其便燥，而且急下其热。金银花、连翘、栀子、黄芩、生地黄以清热凉血；菊花，薄荷，芦根轻清上浮，以治其头痛；山楂、神曲、麦芽、莱菔子顺气消导，以治其不欲食，故诸症痊愈矣。

——《华廷芳学术经验集》

【按语】此案主要表现为头痛，伴随目赤、不欲食、身痛及大便不行，脉滑数。此病机为里热炽盛、阳明脏实，上攻于头。实热内结，胃肠气滞，腑气不通，故大便不通，脘腹痞满，不欲饮食；郁热无以出路，上攻于头目则头痛、目红。针对里热盛的病机，大承气汤自然是首选方剂。硝、黄配合，相须为用，泻下热结之功益峻，合用即能消痞除满，又使胃肠气机通降下行，以泻下通便。四药合用，共奏峻下热结之功。大便通，则邪热有出路，体内郁热自然消除，则诸症缓解。医家在大承气汤的基础上又加用金银花、连翘等清热之品，生地黄、黄芩凉血，菊花、薄荷清利头目，三仙（山楂、神曲、麦芽）健脾消导，使整个治疗更加充分周全。服药后症状较前明显减轻，泻下之剂中病当止，改用养阴生津、祛风潜阳之剂善后，取得痊愈。

周凤梧

程某，女，27岁。1978年3月14日初诊。

患者右侧偏头痛已7年。7年前月经停闭，继则出现头痛。每次发作多在凌晨3时左右，先从右侧颞部开始跳动，疼痛逐渐加重，则头欲紧，触墙壁或以手掐住患部方能忍受，严重影响休息和工作。两眼视力显著下降（右0.2，左1.0）。经山东某医院诊断为神经性头痛，屡服镇静安眠、营养神经等药品治疗，收效不显。近半个月因头痛加重，不能坚持工作和学习，来我院内科就诊。查见患者头部用毛巾包裹，面容痛苦、面色㿠白，舌质淡，苔薄白润，脉沉弦而细。

辨证：血虚头痛。

方药：加味佛手散。当归30g，川芎9g，决明子12g，菊花12g，大枣10枚（擘开）。水煎服，每日1剂。

二诊：患者服上方5剂，头痛显著减轻，但去而不彻，上方加夏枯草12g。继服5剂。

三诊：头痛基本消失，视物较前清晰，再宗前义加重清肝明目之品。

方药：生地黄15g，当归9g，炒白芍9g，川芎6g，决明子9g，沙苑子9g，白蒺藜9g，菊花9g。继服6剂。

四诊：头痛已愈，双目视力已基本恢复正常（右1.2，左1.5）随访头痛未见复发，远期疗效待今后继续观察。

【原按】头居人体最高部位，脏腑经络之气皆上注于头目，故有“头为诸阳之汇”之说。对于头痛的辨证与治疗，临床上要分辨外感和内伤两大类。一般来说，外感多实，内伤有虚有实；外感多用疏散，内伤有补、温、化、潜镇、清降等多种治法。

本例头痛，痛自眉梢上攻，以夜间为甚，兼有面色㿠白、视力减退、舌质色淡、脉象弦细等特点，兼之月经闭止，推断为血虚不能上荣于脑之故，遂予加味佛手散治之。方中主以大量当归养血和血；伍川芎之辛升上达头巅，活血行气以止痛；辅以决明子、菊花、夏枯草以清肝益肾，泻火明目；大枣健脾和胃，益血调营，既能帮助药物之吸收，又能协当归增其养血之效。此方药味虽少，但配伍周到，共奏养血和血、明目止痛之功。因药症相合，故取效较捷。

——《周凤梧学术经验辑要》

【按语】20多岁正值气血充沛，但患者出现了月经停闭，证明其气血亏虚之剧。停经后出现头痛，为清窍失养、不荣则痛所致，每晚凌晨3时左右头痛，而1～3时为肝经所主，肝为藏血之脏，血虚则肝失养，肝气不足则清阳难升，加剧头痛。面色皖白、舌淡、脉沉细均为血虚之象，医家选用了加味佛手散治疗。佛手散本是治妇人胎前产后诸疾，组成为当归及川芎，命名不曰归芎而曰佛手者，谓此方治妇人胎前产后诸疾，如佛手之神妙也。当归、川芎为血分之主药，性温而味甘辛，以温能和血，甘能补血，辛能散血也，古人俱必以当归、君川芎或一倍或再倍者，盖以川芎辛窜，捷于升散，过则伤气，然施之于气郁血凝，无不奏效，故用以佐当归而收血病之功，使瘀祛新生，血各有所归，血既有所归，则血安其部，而诸血病愈矣。另加用决明子、菊花清肝明目。二诊、三诊头痛明显减轻，加重清肝明目之夏枯草、生地黄等药，疗效甚佳。

何世英

张某，女，12岁。1953年5月9日初诊。

患者左侧头部搏动性剧烈疼痛2周。半个月前曾重复感冒发热，热退后出现头痛，其痛如劈，伴有眩晕呕吐，已三昼夜未能入睡。舌苔薄微黄，脉象弦数。

辨证：风热感冒，由表传里，郁热入肝，肝风上扰，发为头风。

治法：清热降逆，平肝息风。

方药：菊花9g，钩藤9g，豨莶草9g，竹茹4～7g，黄芩9g，建曲9g，僵蚕4～7g，天麻6g，赭石12.5g，苏地龙9g。

二诊：服上药不到4小时，头眩头痛均止，也未呕吐，一夜安睡。今晨略有头痛。前方去竹茹，加金银花9g。

三诊：头痛未作，一般情况好，前方去赭石，再服2剂。

——《中国百年百名中医临床家丛书·何世英》

【按语】此案为儿童头痛，小儿犹如草木之萌芽，生机勃勃但却娇嫩易折，阳气蓬勃而非亢盛，阴液滋濡却易耗散。小儿脏腑成而未全，全而未壮，心、肝之气有余，而肺、脾、肾不足。少阳有若春日风木，肝气有余分为生理、病理两个方面。小儿的快速发育需要肝气有余，诚如《育婴秘诀》所云："盖肝之有余者，肝属木，旺于春，春乃少阳之气，万物之所资以发生者也。儿之初生曰芽儿者，谓如草木之芽，受气初生，其气方盛，亦少阳之气，方长而未已，故曰肝有余。有余者，乃阳自然有余也。"但是小儿自身阴阳平衡机制尚未达到稳态，致使肝气容易相对偏盛，而出现各种病症，比如头痛。"巅高之上，唯风可到"，此案虽因外感而起，但时已半月，且表证已除，此风乃内风也，因肝经郁热，扰动肝风所致，故清肝热、息肝风为治法。菊花为清利头目之要药，又能清肝热；钩藤疏肝清热，又能息风止痛；天麻、豨莶草平肝息风；赭石重镇降逆，竹茹、神曲和胃降逆止呕，黄芩清热；僵蚕地龙搜风通络止痛，诸药合用，使肝经畅达、郁热散解，又能息风降逆止呕，切合病机。

——《中国百年百名中医临床家丛书·何世英》

李某，女，30岁。

患者左侧偏头痛5年余，每年均发作多次，每发则断续疼痛1周余，为跳痛，伴视觉的一时性模糊，心烦、易怒，多于月经来潮之前发作，经止则痛愈，恶心呕吐，失眠头眩，口干口苦，舌红苔黄，脉弦。

辨证：肝阳上亢。

方药：生石决明30g，天麻10g，菊花15g，全蝎10g，僵蚕10g，煅磁石30g，陈皮20g，地龙20g，竹茹15g。处方3剂。

服后痛止，续服7剂，后配成丸药，服用1个月，随访未复发。

——《中国百年百名中医临床家丛书·何世英》

【按语】患者青年女性，阵发性左侧偏头痛5年余，头痛发作多与月经周期有关，常随行经而至、随经去而止。肝藏血，体阴而用阳，又主疏泄，因此肝经郁火影响经血的形成与疏泄。肝为刚脏，内藏龙雷之火，而患者平素心烦易怒，则易引动肝内相火，气火上冲，发为头痛头晕；因其痛在一侧，证属少阳，少阳病的提纲证“少阳之为病，口苦，咽干，目眩也”，故有口干口苦等症；肝开窍于目，则表现为木火上炎的头晕目眩症状；肝火旺，则卫气行于阳而不得入于阴，且心神浮越，不得收摄，故见失眠；气机失调，津液运行不畅则聚而为痰，痰湿又阻气机故表现为恶心、呕吐。辨证为偏头痛的肝阳上亢证，治疗上平肝潜阳，镇静安神为主，佐以清热化痰。

天麻平肝阳、定虚风，为方中君药，可治疗肝阳上亢所致的头晕头痛；石决明性味咸寒入肝经，可助天麻平肝潜阳，为方中臣药；菊花善清肝经之热，配伍石决明增强其明目之效；磁石重镇潜阳、偏补肾养肝而纳气归肾，煅制后可减轻其寒凉之性保留其重镇之用，与石决明相配平肝滋肾，助患者收摄心神，用于肝阳上逆之头晕目眩等症；全蝎、僵蚕、地龙三虫同用，搜风通络、止痛力强；陈皮、竹茹同用，二者均有良好化痰之效，前者更善理气，后者清热效佳。

马 骥

王某，24岁，未婚。1987年11月10日初诊。

患者左侧偏头痛，以额角部为甚，发则呕吐，不能纳食，经行后期腰腹作痛。舌淡红无苔，脉细滑。

方药：香附10g，川芎10g，白芷10g（后下），菊花20g（后下），蔓荆子10g，丹参15g，羌活10g，延胡索10g，防风10g，清半夏10g，炙甘草5g，生姜5g（切）。

水煎取汁，早晚分两次温服。3剂。

——《御医传人马骥学术经验集》

【按语】马骥先生自幼随祖父清代宫廷御医马承先侍诊，遍读经书及医书，颇得家传，后为黑龙江省四大名医之一，为龙江医派代表人物之一，临证长于治疗内科杂病及时病。此例患者，痛在左侧头部，偏头部为足少阳胆经循行部位。《灵枢·经脉》指出胆经之循行，“胆足少阳之脉，起于目锐眦，上抵头角，下耳后，循颈行手少阳之前，至肩上却交出手少阳之后，入缺盆；其支者，从耳后入耳中，出走耳前，至目锐眦后；其支者，别锐眦，下大迎，合于手少阳”。故而由左侧之偏头痛，可以推测出胆经有疾。另外，该患者以额角部为甚，发则呕吐，不能纳食，可推断出足阳明胃经及胃气亦发生疾变。经脉通则不痛，痛则不通，不荣亦可引起头痛，可知疼痛有两端，即不通和不荣。该患者年方二十有四，气血旺盛之时，且症状中并未提及虚证之表现，可知该患者之痛实由经脉闭遏不通引起。胃气以息息下降为顺，症见呕吐，为胃气上逆之表现，且平时并无呕吐，每发于左侧偏头痛之候，可知此为足少阳胆经闭遏不通之时，胆气逆乱为邪，横犯足阳明胃经及胃腑。胃之经气及腑气因胆经作乱侵扰而出现胃气上逆及头维部之胃经郁遏不畅，故而出现头角部痛甚、发则呕吐，胃为水谷之海，主纳食，然胃气上逆后，胃之纳食功能异常，故而出现不能纳食之症状。既知疾病作乱之机制，调理之法亦随之而出矣！该患者以胆经经气逆乱、郁滞不畅为主要病机，伴随出现胃府之气及胃经之气逆乱郁滞于上。故而马骥先生处方以疏通胆经为主，药用香附、川芎；兼以和降胃气，药用清半夏、炙甘草、生姜。

方中重用祛风药之白芷、菊花、蔓荆子、羌活、防风，其意有二：其一，借风药走散之力，助正气疏通头部郁滞之胆经、胃经；其二，高巅之上，唯风可到，此头痛之因或有风邪侵袭局部经络所致，故而借风药之力以祛除盘踞之风邪。风邪盘踞，久则血脉亦随之瘀滞不畅，故而方中加入丹参以活血通络；延胡索主一身上下诸痛，故方中加入通经止痛以治其标。诸药合用，以奏疏通胆胃之经，祛除风邪，恢复人体气化之功，待诸乱平复，则疾愈矣！

张某，男，38岁，已婚。1988年7月10日初诊。

患者5年前患神经血管性头痛，经治痊愈。1周前复发，发时左侧额角胀痛，前胸部不适，口苦、心烦欲呕，大便三日未行，溲黄。苔白燥，脉滑弦。

方药：牡丹皮20g，生石膏25g，菊花20g（后下），川牛膝15g，鸡血藤15g，钩藤25g（后下），延胡索15g（捣），赤芍15g，酒大黄10g（后下），桃仁10g，紫丹参20g，芒硝15g（另包，分3次冲服）。

水煎取汁，一日分3次温服。一剂。

——《御医传人马骥学术经验集》

【按语】该患者主要症状为左侧额角胀痛，伴有前胸部不适、口苦、心烦欲呕、大便三日未行、溲黄，苔白燥，脉滑弦。《灵枢·经脉》云："胆足少阳之脉，起于目锐眦，上抵头角下耳后……是动则病口苦，善太息，心胁痛，不能转侧……下颈，合缺盆，以下胸中，贯膈，络肝，属胆，循胁里，出气冲，绕毛际，横入髀厌中；其直者，从缺盆下腋，循胸，过季胁下合髀厌中。"《伤寒论》第96条："伤寒五六日，中风，往来寒热，胸胁苦满、嘿嘿不欲饮食、心烦喜呕，或胸中烦而不呕，或渴，或腹中痛，或胁下痞硬，或心下悸、小便不利，或不渴、身有微热，或咳者，小柴胡汤主之。"由此可知，该患者的"口苦，心烦欲呕"实由邪气侵扰足少阳胆经，胆气逆乱所致。胆府之气禀清宁之气，以下行为顺，胆中所寄胆汁随胆府下行之气正常疏泄，今胆气逆乱，胆汁疏泄失司，上泛于口而见口苦；胆经气机既乱，随之为邪横犯胃府，胃气不得下行，转而上逆，故见欲呕之症状；因邪犯胆经，胆气郁滞化热，热扰心神，故而症见心烦；又因胆经从胸部经过，故而出现前胸部不适；又因胃气上逆，中焦气机失常，腑气失降，糟粕传导下行失常，故而出现大便三日未行；溲黄者，内热之征象；苔白燥者，病尚在气分，且燥为邪热伤津之象。由此分析，故知马骥先生从胆、胃着手治疗该患者，以牡丹皮、菊花、钩藤、赤芍清降胆腑郁热，兼疏通胆经；以酒大黄、芒硝荡涤地道，通泻腑气，以复阳明胃气之常；生石膏清热生津，以除气分邪热；丹参清心除烦，以复神明之常；川牛膝性善下达，可引上逆之气血下行归位；延胡索通行十二正经，功专止痛以疗其标。诸药并用，胆胃二腑恢复清宁，周身邪气得清，则疾愈矣。

裘沛然

黄某，男，68岁。1986年5月28日初诊。

患者偏头痛16年余。患者于1970年开始反复发作偏左头痛，无呕吐，头痛每于睡眠不安而诱发，1980年起发作较频繁，每于夜间发作，3～5天发作1次，经中西医诊治，疗效欠佳。无明显高血压史。初诊无特殊体征，舌苔根部腻，脉弦。

辨证：头痛发作常与痰瘀有关，痰瘀阻络，不通则痛，久病又气血亏虚，气血通行不畅则痛发迁延。

诊断：偏头风（痰瘀阻络，气血亏虚）。

治法：补气活血，化痰祛风。

方药：白附片9g，陈胆南星9g，当归30g，川芎9g，广地龙9g，延胡索15g，白芷12g，丹参15g，细辛6g，山药30g，生黄芪30g，酸枣仁15g。7剂。

头风宁，每日9g。

二诊：服用头风宁已近1个月，头痛次数减少，但痛势如旧，仍服麦角胺咖啡因，昨夜又头痛，舌苔薄脉弦，改拟温经活血、通络祛风、平肝化痰并举。

方药：熟附块9g，当归30g，川芎9g，生白术15g，黄芪30g，山药15g，制半夏15g，白芷12g，细辛9g，蜈蚣1条，全蝎4.5g，龙胆9g。7剂。

三诊：药后头痛一度缓解，未发作，25日头痛又发作，但程度减轻，夜寐欠安，梦境纷纭。舌苔薄，脉弦。治仍宗前法化裁。

方药：熟附块9g，当归30g，川芎9g，黄芪30g，酸枣仁12g，蜈蚣1条，生白术15g，茯苓9g，山药15g，制半夏15g，细辛9g，全蝎4.5g（研末分吞）。14剂。

四诊：上药持续服用至今，1个月来头痛发作2次，证情明显减轻，诉自1980年以来最佳情况。法遵前，方续服，上方改川芎12g，熟附块10g，14剂。

【原按】《内经》云：痛者寒气多也，有寒故痛也。痛证引起的原因很多，但由寒所致者众。人之气血得温则行，得寒则凝，痹而不通，不通则痛。因止痛药物大多性温，如乌头、附子、细辛、木香、延胡索等，亦可资证。

先生治偏头痛每投附子一味，旨在温经散寒以止痛。《金匮要略》有头风摩散，用大附子一枚（炮）与盐等分为散，沐了，以方寸匕，以摩疾上。《千金备急要方》及《外台秘要》头痛头风门均载此方，可治头痛。《三因极一病证方论》也载用附子以姜炙之治"偏正头痛，年久不愈"。《本草正义》曰："附子，本是辛温大热，其性善走，故为通行十二经纯阳之要药。"偏头痛，年久不愈，经脉痹阻，用此通行络脉，邪不能阻，通则不痛。

——《裘沛然医论医案集》

【按语】患者偏头痛逐年加重，迁延不愈达16年，初诊时，患者无特殊体征，舌苔根部腻，脉弦。裘老依据经验认为头痛发作常与痰瘀有关，痰瘀阻络，不通则痛，久病又气血亏虚，气血通行不畅则痛发迁延。治疗上从补气活血、化痰祛风立法，以黄芪、山药、当归、川芎益气养血活血，以胆南星燥湿化痰，以白附片、白芷、细辛祛风通络，以地龙、川芎、延胡索、丹参活血通络，服药月余，头痛次数虽减，然痛势如旧。裘老改治法为温经活血、通络祛风、平肝化痰并举，以熟附块、当归、川芎温经活血；川芎、白芷、细辛、全蝎、蜈蚣祛风通络，且全蝎、蜈蚣二药性善走窜经络，善疗顽疾头痛；黄芪、白术、山药、茯苓、当归益气养血，俾气血充盈，经脉自得气血濡养；半夏、茯苓合用，燥湿化痰，诸药合用，头痛一度缓解，未见发作。后随症加减，疾病向愈。

曾某，男，42岁。2005年8月8日初诊。

患者偏头痛反复发作10余年。头痛时有发作，部位时左、时右或巅顶，发作无定位，病程已达10余年。外院诊断：血管性头痛，给予"麦角胺咖啡因"治疗。每次发作均需口服1～2片，方能暂时缓解，但不能治愈。

平素常因劳累、失眠或进食啤酒而诱发，近年来发作较前频繁。偏头痛每周发作4～5次，疼痛程度较前加剧，甚至达痛不可忍之程度，疼痛时间也不断地延长，每次发作均伴有恶心呕吐、畏光、烦躁等症。

症见精神委顿，睡眠不佳。苔薄白，舌质暗红，舌边有瘀点，脉细涩。

辨证：病由少阴寒凝气逆、瘀阻脉络所致。

治法：活血化瘀，温经通络。

方药：当归20g，川芎12g，生黄芪30g，龙胆9g，生甘草15g，天仙藤15g，桂枝15g，细辛12g，大丹参24g，熟附子12g，大蜈蚣2条，生白术20g，生牡蛎30g（先煎），酸枣仁15g。7剂。

二诊：服药7剂，头痛发作次数即见减少，服药第1周，头痛发作3次，亲友邀宴进食啤酒后亦未见发作。头痛程度已明显减轻，无须再服麦角胺咖啡因，后继用上方略做加减，续服2个月，头痛消失。

【原按】血管性头痛是临床上较为常见病，此病与遗传、过敏、内分泌功能紊乱、精神因素等有关。中医学认为“头为诸阳之会，清阳之府”，五脏六腑之气，皆上注于头，若气血充盈，自无头痛之疾。此例患者病程较长，发作既频繁而疼痛又较重，并屡服西药效果不明显。裘老根据苔脉，认为其病属下焦虚寒，而又寒气上凌；又兼脾气虚则清阳不升，血虚则脑髓失养，以致血行不畅，瘀凝脉络。故选用附子、桂枝温肾通阳；黄芪、甘草、白术以培补脾气；当归、丹参、川芎活血通络；细辛散少阴之寒；蜈蚣搜剔血络，兼有止痛之效；天仙藤为马兜铃之茎，入心、肺、脾、肾四经，有利气活血、祛风化湿之功，裘老常用此药治头痛及咳嗽，疗效颇佳；龙胆有苦泄下降之力，裘老也每配用于头痛，这是裘老治病处方配伍的独到经验，在大剂温经通络活血药中配佐一些苦寒之品，以收取更佳的疗效。

——《裘沛然医论医案集》

【按语】裘老重视辨证论治，从患者的临床表现准确分析证型，患者头痛部位不固定、发作频繁、疼痛程度较重、疼痛时间延长、病程较长，且伴有恶心呕吐、畏光、烦躁，患者平素睡眠不佳、精神委顿，苔薄白，舌质暗红边有瘀点，脉细涩。故辨证为少阴寒凝气逆、瘀阻脉络，并根据证型施治处方。方中熟附子能补命门衰败之火，以生脾土。李中梓《雷公炮制药性解》载：“附子为阳中之阳，其性浮而不沉，其用走而不息。故于经络靡所不入，宜致坠胎祛癥积等证者。辛甘大热，能补命门衰败之火，以生脾土，故仲景四逆汤用以回肾气，理中汤用以补脾，八味丸用以补肾脾。譬如躁悍之将，善用之奏功甚捷；不善用之为害非轻。丹溪以为仲景取其行地黄之滞而不能有补，则古方用黑附一味，可以回阳，不补而能之乎。丹溪之言，于理未当。虽然，彼或鉴误用之弊，有激而发耳。如法制之，毒性尽去，且令下行，若痼冷阳脱，但微炮之。”桂枝辛温发散，温经通阳。《神农本草经》：“味辛，温。主上气咳逆、结气喉痹、吐吸，利关节，补中益气。久服通神，轻身，不老。”与健脾益气之黄芪、甘草、白术同用，温肾健脾。当归、丹参活血通络，行脉络之瘀；川芎味辛上行，能升清阳之气，善治诸经头痛；细辛为少阴头痛引经药，《本草经解》“细辛气温，味辛，无毒。细辛气温，禀天春升之木气，入足厥阴肝经；细辛入肺，温能散寒，所以主之。风为阳邪而伤于上，风气入脑则头痛，脑动风性动也，其主之者，风气通肝，入肝辛散也。”《得配本草》：“天仙藤苦，温。入足太阴经气分。流气活血。治风劳心腹疼痛。”在温经通络活血药中配佐龙胆，以防温热辛散之功太过。天仙藤与龙胆的使用亦是本案亮点。

李某，女，40岁。

患者偏右头痛8年。病始于产后受精神刺激以后渐起头痛，开始2周发作1次，以后发作逐渐频繁，每周发作1次。曾在华山某医院神经科诊疗，拟诊“血管神经性头痛”，平素头痛发作时常服用麦角胺咖啡因。

症见刻下头痛偏以右侧，以胀痛为主，严重时伴有恶心、呕吐、畏光。头痛发作每与天气发热、情绪变化、疲劳、月经来潮有关。一般情况尚好，心肺（－），舌苔薄腻，脉细弦。

辨证：头痛原因复杂，患者患病8年余，且随多种因素而诱发，病机大抵与气虚血瘀、痰阻络脉等有关，王清任云：“元气既虚，必不能达于血管，血管无气，则停留而瘀。”妇人头痛常与经期有关，皆因情绪抑郁，气逆化火而头痛。

诊断：偏头风（气虚血瘀，痰阻络脉）；血管神经性头痛。

治法：补气活血行瘀，化痰通络清肝祛风。

方药：川芎10g，当归20g，桃仁12g，丹参18g，红花6g，大蜈蚣1条，全蝎4.5g，黄芪30g，柴胡15g，半夏12g，细辛9g，龙胆12g。7剂。

二诊：药后头痛稍减轻，但每周发作1次，此次月经来潮前又复发，经期提前，量多，舌苔薄白，脉弦细。《内经》云“痛者寒气多也”“有寒故痛也”，但每多与寒滞经络有关。治仍如前法为主，佐以温经散寒。

方药：黄芪30g，当归30g，白芷12g，细辛10g，大蜈蚣1条，茯苓12g，酸枣仁12g，延胡索15g，制半夏12g，全蝎4.5g，藁本12g，熟附块12g。14剂。

三诊：头痛偶发，程度较轻，大便数日一行，略干，苔薄，脉弦细。

方药：莪术15g，丹参30g，黄芪40g，当归15g，白芍15g，黄芩20g，生蒲黄15g，生槐花15g，生地黄30g，制香附12g，川芎10g，细辛10g，荆芥炭15g。14剂。另头风宁，每日9g。

今年头痛仅有小发，程度轻、时间短，此次就诊是因经后头痛又发作，自述与疲劳有关，大便正常，舌苔薄白，脉弦细。再以和血补气，化痰温经通络止痛。

方药：全蝎4.5g，白芷12g，羌活15g，熟附块12g，当归30g，黄芪30g，茯苓12g，生白术15g，细辛12g，丹参20g，陈皮10g，大蜈蚣1条。14剂。

【原按】偏头痛易反复发作，治疗颇不容易，即使暂时控制，常随多种诱因的影响而再度发作，或因节气变化而发作，或因情绪激动而诱发，或因劳顿而横生，妇人则每随经临而伴随发作，故治疗除药物以外更须避免某些诱发因素。

先生用药经验：① 化痰与行瘀并投，如半夏、陈皮合川芎、桃仁、红花等；② 升降并调常用白芷与龙胆相伍；③ 寒热并施如附子与龙胆为常用；④ 虫类搜风药物如蜈蚣、广地龙、全蝎等，此外酌加黄芪等扶正之品。

——《裘沛然医论医案集》

【按语】女性偏头痛的患病率高于男性4～8倍，约60％患者偏头痛发作与月经周期有关。月经前期和经期偏头痛加重的机制研究报道颇多，有代表性的研究结果是偏头痛发作与月经前雌二醇骤降有密切关系，而与黄体酮下降无明显关系。近几年注意到精神状态、紧张和疲劳等是偏头痛发作的诱发因素“扳机点”，提示消除诱发因素对防治偏头痛的重要性。

本案患者，头痛与月经周期密切相关，头痛发作每与气温升高、情绪变化、疲劳等相关。妇女冲脉不足，推动气血运行乏力，则上不能抵达脑窍；督脉阳气虚衰，推动温煦作用减弱，则畏寒怕风，易于感受外风，风邪易于直扰脑窍。妇人在行经时，大量血气积聚胞宫，消耗阴血，位居中轴的冲脉与任脉一起推动气血下行胞宫，本已亏损的冲脉无力上行气血；受之影响，督脉此时也无力推动阳气上行。若女子素体气血虚弱，本已亏虚的冲、督二脉在行经时更加虚损不能上达脑窍，气血不荣、脑窍失养则头痛；若贼风乘虚而入上犯脑窍，清窍受扰则头痛剧烈。本案患者辨证为气虚血瘀，痰阻络脉。由于患者头痛与月经周期相关，故处方施治针对患者的两个方面：一方面调理女性月经周期，一方面缓解头痛，可谓证症兼治，治标求本。

马光亚

曾某，女，居台北市。1980年11月3日初诊。

患者头痛10余年，部位常在右侧，如遇外感必痛，时而手入冷水洗涤，亦能引起剧痛，形寒畏冷。既往痛作，非立时服镇痛药不能忍受。刻诊，脉象沉紧。

辨证：此乃沉寒病冷，触遇外感，冲逆入高巅之上，寒凝血滞，络道被阻使然。

方药：师拟桂枝加桂汤主之。桂枝10g，酒芍药10g，甘草6.5g，肉桂3g，生姜3片（研粉，2次冲服），大枣5枚。3剂。

服方3剂，未复诊。此后很久，因伤食胃痛请师诊治，告曰：头痛已愈，虽遇外感，亦不发头痛。

【原按】本案头痛为沉寒痼疾已深及里。师宗仲景之法，运筹桂枝加桂汤，桂枝汤能解表寒，增益味厚辛甘大热之肉桂，且服法为研末冲服，方适此证。斯方既不失仲圣之本义，又得以充分施展肉桂下行走里，祛沉寒、降冲逆、导百药、助阳长、消阴翳之用，而奏不治痛而痛自愈之效。

——《中国百年百名中医临床家丛书·马光亚》

【按语】《素问·举痛论》"经脉流行不止，环周不休。寒气入经而稽迟，泣而不行，客于脉外则血少，客于脉中则气不通，故卒然而痛"，《素问·痹论》说"痛者寒气多也，有寒故痛也"，由此可见寒邪是致痛的重要原因。该患者遇外感、遇冷诱发头痛，形寒畏冷、脉象沉紧，一派寒象，故诊断为寒凝血滞，予桂枝加桂汤3剂而愈。桂枝加桂汤出自《伤寒论》，原用于治疗"烧针令其汗，针处被寒，核起而赤者，必发奔豚，气从少腹上冲心者"，病机为阳气虚弱、阴寒上冲。对于所加之"桂"为桂枝还是肉桂，历来颇有争议，《伤寒论本旨》对此做了总结：相传方中或加桂枝，或加肉桂。若平肾邪，宜加肉桂；如解太阳之邪，宜加桂枝也。本案治肾阳不足，而非太阳外邪，故用肉桂而非桂枝。对于寒性头痛，胡（希恕）老认为剧烈头痛或头晕而呕吐，或恶心欲吐，无热象者，用吴茱萸汤治疗俱有捷验。吴茱萸汤主要用肝胃虚寒，浊阴上逆，与桂枝加桂汤不同，临床可详审症状而准确用药。

郭士魁

王某，男，50岁。1977年8月23日初诊。

患者近1周左侧偏头痛，恶心，四肢麻木感，睡眠欠佳，心烦不安，血压不稳定。检查舌质暗红，苔黄腻，脉弦细滑，血压160/100mmHg。

辨证：肝阳头痛。

治法：清肝降逆，活血止痛。

方药：菊花15g，夏枯草12g，黄芩12g，决明子15g，柏子仁9g，菖蒲12g，郁金24g，桑寄生18g，全蝎3g。

二诊：服药头痛缓解，四肢麻木减轻，心烦好转，睡眠进步。舌质暗红，苔薄黄，脉弦细。血压140/90mmHg。宗上方加威灵仙15g，鸡血藤15g。

三诊：服药后，头痛完全缓解，肢体麻木感消失，睡眠可，无自觉不适。舌质暗，舌边暗红，苔薄白，脉弦细，血压130/80mmHg。再服上方6剂巩固疗效。

【原按】本例患者血压高，头痛，舌红，脉弦细，为肝阴虚、肝阳上亢、肝火上炎之证。舌苔黄腻，为炎热壅盛，阻遏清窍。肝热上冲，肝风内动，痰热阻遏脉络，则有肢体麻木，给予清热平肝、活血通络之剂。菊花、黄芩、夏枯草、决明子、全蝎祛风活血平肝降逆，川芎、葛根、威灵仙、鸡血藤活血解肌、舒筋活络，菖蒲、郁金解郁开窍、行气化浊，柏子仁养心安神，桑寄生补肾。

——《中国百年百名中医临床家丛书·郭士魁》

【按语】从此案分析，患者头痛程度与血压高低呈正相关，中医学病名中并没有与高血压病直接对应的病名，但自古对“高血压”的症状有很多描述，如眩晕、头痛、肝风等。当代证候学研究表明，肝阳上亢证是高血压病最常见的类型，其病机本质为肝阳亢于上，肾阴亏于下。病因多为长期五志过极，气机郁滞，日久化火，阴不制阳，肝阳上亢；或肾阴素亏，肝失所养，肝阴不足，致肝肾阴虚，肝阳失潜，肝阳上亢。此例患者属于肝阳上亢证型，还合并痰热与血瘀。首诊时遵循清肝降逆、息风止痛原则，药用菊花、夏枯草、黄芩、决明子等平肝、清肝之药，配合全蝎息风止痛，菖蒲、郁金清热豁痰，桑寄生滋补肝肾以固摄下元。服药之后头痛、血压均有好转，但仍有症状，加用活血之品以求祛其瘀血。三诊症状基本消失，头痛痊愈，但舌象仍有血瘀之象，概其瘀血日久，仅凭几剂汤药恐难除根。患者头痛虽愈，但高血压恐为终身疾病，日后还需定期监测血压，如有必要可服用降压药控制。临床中，因血压升高导致头痛的现象十分常见，故治疗时需要分清标本，根据患者血压升高的不同病机，使用对应治法，以求稳定血压，不仅能治疗高血压导致的各种症状，也能延缓高血压所致并发症的出现。

张海峰

成某，男，44岁。

患者头顶右侧有一处至前额疼痛不已，历时2年余。经西医检查，原因未明。现头跳痛，按压风池穴则稍缓，听力减退，耳内湿润，夜寐时感颈部僵硬，四肢乏力，饮食正常，二便调，舌暗红苔薄黄腻，脉弦细。

辨证：肝肾不足，肝风旁走。

治法：补益肝肾，息风通络。

方药：蜈蚣1条，全蝎6g，川芎9g，菊花9g，牡丹皮9g，赤芍15g，天麻15g，当归6g，刺蒺藜12g，风僵蚕15g。5剂。

二诊：头痛明显减轻，听力有所提高，耳内潮湿感亦减，四肢较前有力，苔薄黄，脉弦细。

方药：川芎9g，菊花9g，牡丹皮9g，赤芍15g，天麻15g，当归6g，刺蒺藜12g，风僵蚕15g，枸杞子15g，制何首乌24g。5剂。

三诊：头痛偶作，唯噪声大时感头痛。精神欠佳，苔薄黄，脉细较前有力。

方药：川芎9g，菊花9g，牡丹皮9g，赤芍15g，当归6g，刺蒺藜12g，风僵蚕15g，枸杞子15g，制何首乌24g，珍珠母30g，山慈菇9g。10剂。

【原按】患者巅顶跳痛明显是肝风上扰所致。肾开窍于耳，肝肾不足，则听力渐退，舌暗红为血行不畅，苔薄黄腻可见痰热，脉弦细为肝阴不足。故先以平肝为主，蜈蚣、全蝎搜风通络，川芎、当归、牡丹皮、赤芍和血凉肝，天麻、刺蒺藜平肝息风，菊花清肝，风僵蚕化痰通络祛风。二诊时头痛减轻，为伏风见散、络脉见通之象，遂加制何首乌、枸杞子滋养肝肾之阴血。后加山慈菇者，源于该药甘、微辛，寒，归肝、胃经，有散结止痛之功。全方相伍，以收全功。由此可见，先生治头痛非常注重肝的功能。

——《中国现代百名中医临床家丛书·张海峰》

【按语】《灵枢·经脉》曰："肝足厥阴之脉，起于大指丛毛之际，……上贯膈，布胁肋，循喉咙之后，上入颃颡，连目系，上出额，与督脉会于巅；其支者，从目系下颊里，环唇内……"患者巅顶疼痛，此为肝经所循行，病位在肝。痛性为跳痛，按压风池穴则稍缓，为肝风扰动。四肢乏力，听力减退，舌暗红苔薄黄腻，脉弦细，肾开窍于耳，耳不聪往往责之于肾。故本病症为肝肾亏虚，肝风扰动。

治宜选用补益肝肾，息风通络之法。方中天麻、刺蒺藜平肝息风，菊花、牡丹皮、赤芍清肝凉血，当归、川芎养血活血，加蜈蚣、全蝎通络息风。二诊头痛减轻，说明经络已通，但肝肾亏虚的本虚仍在，故易蜈蚣、全蝎为枸杞子、制何首乌，补养肝肾以治其本。三诊加珍珠母、山慈菇，滋肝阴，清肝火以止痛。

纵观整个疗程，三次处方未经大变，均以平肝息风为主，针对不同的症状处以加减。初诊时因患者痛已2年，经络闭塞，故在平肝息风基础上加以通络；二诊经络初通，转而针对肝肾不足的本证治疗；三诊病情和缓，在补肝肾，平肝风的基础上加以散结止痛。

俞慎初

汪某，女，41岁。1989年11月2日诊。

患者头痛多年，或痛在左侧，或痛在右侧，时轻时重，反复发作，经多年医治鲜有疗效。伴有胸闷心烦，性情急躁，口干纳减，夜寐欠佳。脉弦细数，舌质淡红苔薄白。

辨证：肝经风火头痛。

治法：平肝祛风，佐以清热。

方药：川芎5g，白芷6g，羌活5g，柴胡6g，钩藤10g，甘菊花6g，蔓荆子10g，麦冬10g，百合12g，黄芩5g，防风6g，细辛2g，葛根6g，甘草3g，首乌藤12g。水煎服。5剂。

复诊：药后头痛已减，余症亦瘥，但食量未增，按前方加减。

方药：川芎5g，白芷6g，羌活5g，柴胡6g，钩藤10g，甘菊花6g，蔓荆子10g，麦冬10g，百合12g，细辛1.5g，防风5g，首乌藤12g，麦芽、谷芽各15g，甘草3g。

患者又连服10剂后，诸症均愈。

随访半年，头痛未再复发。

——《中国现代百名中医临床家丛书·俞慎初》

【按语】患者头痛或左或右，时轻时重，伴有胸闷心烦，性情急躁，脉弦细数，初诊时，辨证为肝经风火头痛，治疗以平肝祛风为主，辅以清热。方中川芎善于祛风止头痛，尤善于治少阳、厥阴经头痛。羌活善治太阳经头痛，白芷善治阳明经头痛，细辛散寒止痛，并长于治疗少阴经头痛。防风、葛根、蔓荆子等亦为祛风止痛之品，合前药，功主祛风止痛。菊花清利头目，可去头面部风热邪气，且有清肝平肝之功，与钩藤、黄芩合用，于此方中，功主清肝平肝。加用麦冬、百合、首乌藤养心清热，宁心安神，交通阴阳亦助睡眠。二诊时头痛已减，余症亦瘥，然食量未增，遂于初诊方中，加用谷麦芽等消食和胃之品，继服10剂，诸症均愈。随访半年，头痛亦未再复发。

王某，男，44岁。1990年10月15日初诊。

患者头痛4年余，常于情绪不佳时发作，时缓时剧，疼痛严重时掣及齿、耳。近2天因家务操劳心烦，头痛又发生，伴有头晕腰酸，胸闷不舒，口干寐差。诊其脉弦数，舌质暗红苔薄白。

辨证：肝经风火上扰清窍。

治法：平肝祛风。

方药：川芎6g，羌活5g，白芷6g，麦冬10g，黄芩5g，防风6g，蔓荆子10g，甘菊花6g，天麻10g，细辛2g，钩藤12g，僵蚕6g，葛根10g，柴胡6g，川郁金9g，甘草3g。水煎服。

二诊：上方服5剂后，头痛明显减轻，但夜寐欠佳，大便干结。脉弦数，舌暗红苔薄白。

方药：川芎6g，羌活5g，白芷6g，麦冬10g，黄芩5g，蔓荆子10g，甘菊花6g，天麻10g，钩藤12g，僵蚕6g，葛根10g，柴胡6g，首乌藤12g，合欢皮12g，干瓜蒌15g。

又服10剂后，头痛消失，诸症亦瘥。

——《中国现代百名中医临床家丛书·俞慎初》

【按语】肝为刚脏，肝为风木之脏。肝体阴而用阳，柔和凉润功能减退时，肝气失于涵养，阳气不能摄纳，肝脏疏泄功能无法正常发挥作用，阳气亢逆于上，肝阳偏亢，阳亢易生风，肝经风火上扰清窍，故出现头痛、头晕、口干寐差，本质上阴虚不能摄纳阳气，水不涵木，才会出现肝经风火上扰的表象。《素问·生气通天论》曰“阳气者，烦劳则张”，现代社会压力较大，事情繁杂，晚上阳气应该内收隐存于阴血之中，才能阴阳平衡，营卫调和。“张”即开，烦劳之后阳气不能回归内守，亢盛于外，不能入阴，故本案患者常于情绪不佳时发作，家务操劳成为本次头痛发作的诱因。

川芎、羌活、白芷、防风、蔓荆子在临床上常用止头痛药，天麻、钩藤、甘菊花、僵蚕平抑肝阳、息风止痉；黄芩可以清肝火；柴胡、川郁金均入肝经，调达肝气，维持肝脏的正常疏泄功能 。李中梓《雷公炮制药性解》：“麦冬味甘，性平，入肺、心二经。麦门冬阳中微阴，夫阳乃肺药，微阴则去肺中伏火。伏火去，则肺金安而能生水，水盛则能清心而安神矣。”二诊后夜寐欠佳，大便干结，故在上方基础上加用首乌藤、合欢皮等安神药。瓜蒌可利气宽胸以疗胸闷不舒，且能治疗便秘。诸药标本兼顾，既能平亢盛之肝阳，亦能滋补阴津，共疗头痛。

陈某，女，33岁。1992年5月19日初诊。

患者头痛反复发作七八年。头痛或左或右，而以右侧居多，时呈针刺样疼痛，剧痛时每延及巅顶及颈项部。每月发作2～3次，近10天来发作频繁，经服氯氮䓬、罗痛定、烟酸等药疗效未著。平时月经超前，常持续10余天，经色暗红，加有血块，量少。舌质淡红苔薄白，脉弦细。血压120/80mmHg。

辨证：肝郁气郁，郁火上扰。

治法：疏肝理气，平肝清热。

方药：毛柴胡6g，赤芍、白芍各10g，绿枳实6g，粉甘草3g，川芎5g，香白芷5g，北细辛2g，北藁本5g，薄荷叶6g，粉葛根6g，明天麻10g，甘菊花6g。水煎服，5剂。

二诊：药后头痛减轻，口干，夜寐欠佳。仍按前法。

方药：毛柴胡6g，杭白芍10g，绿枳壳6g，粉甘草3g，川芎5g，香白芷5g，北细辛2g，北藁本5g，麦冬15g（朱砂拌），双钩藤10g，明天麻10g，甘菊花6g。水煎服。5剂。

三诊：服上方后头痛明显减轻，夜寐欠佳。舌质淡红苔薄白，脉弦细。

方药：毛柴胡6g，杭白芍10g，绿枳壳6g，粉甘草3g，川芎5g，香白芷5g，麦冬15g（朱砂拌），钩藤10g，明天麻10g，甘菊花6g，首乌藤15g，合欢皮12g。水煎服。

上方再服4剂后，头痛已愈，余症均瘥。

【原按】《张氏医通》曰“偏头风者，其平素先有痰湿，加以风邪袭之，久而郁热为主，总属少阳厥阴二经”，指出头痛与风邪郁久化火有关，且病多在肝胆二经。俞教授治本病遵前贤之旨，以平肝祛风清热法，用明代龚廷贤的清上蠲痛汤加减而获效。

——《中国现代百名中医临床家丛书·俞慎初》

【按语】本证为年轻女性，证属肝郁化火证。多因情志不遂，或突然遭受精神刺激等情绪原因，导致肝失疏泄，气机郁滞，日久化火，肝火炽盛，循经上攻清窍，气血壅滞脉络，故出现头痛，时呈针刺样疼痛。肝郁气滞化火，血行不畅，气血失和，冲任失调，火迫血行，故月经超前，月经期延长，经色暗红夹有血块。叶天士的《临证指南医案》曰“女子以肝为先天”，强调肝在女子生理、病理中的重要作用。《黄帝内经》曰：“妇人之生，有余于气，不足于血，以其数脱血也。”所谓有余于气，主要指女子最易为情志所伤，而致肝气郁滞，肝郁气滞日久易化火。女子病理特点，一为情志病，二为血病，而此二病与肝的关系，较之他脏更为密切，更为直接。

本案用清上蠲痛汤加减以平肝阳，疏肝气，清肝火，养肝血。既疗头痛，又调月经。清上蠲痛汤源自明代龚廷贤《寿世保元》，为一切头痛主方，不论左右、偏正、新久，皆效。《寿世保元》："头痛者，有虚、有火、有痰厥、有偏、有正。其偏于左边头痛者，用小柴胡汤加川芎、当归、防风、羌活。其偏右边头痛者，用补中益气汤加白芷、独活、蔓荆子、酒炙黄芩。"本案用方根据患者女性月经期症状，加枳实、赤芍白芍以加强疏肝解郁、活血养血之功。二诊头痛明显减轻，仍有夜寐欠佳，故加用麦冬（朱砂拌），此麦冬的炮制方法源自《幼幼集成》朱砂拌炒。取净麦冬，喷清水少许，微润，加朱砂细粉，拌匀，取出晾干。朱砂拌麦冬能增强宁心定惊作用。三诊加用首乌藤、合欢皮更增安神解郁之功。

陈某，男，38岁。1992年5月28日初诊。

患者偏头痛3年余，反复不已，时痛在左侧，时痛在右侧，常于情绪不佳时发作。伴有头晕腰酸，胸闷不舒，口干，入夜难寐。舌边稍红苔薄白，脉弦数。

辨证：肝经风火头痛。

治法：平肝祛风佐以清热法。

方药：川芎6g，羌活6g，白芷6g，麦冬12g（朱砂拌），甘菊花6g，黄芩5g，防风5g，当归5g，蔓荆子10g，五味子5g，细辛1.5g，钩藤10g，粉葛根10g，柴胡6g，甘草3g。服5剂。

二诊：药后头痛明显减轻，但夜寐欠佳，口干，脉弦数，舌边红苔薄白。仍守前法。

方药：川芎6g，羌活6g，白芷6g，麦冬12g（朱砂拌），甘菊花6g，黄芩5g，蔓荆子10g，酸枣仁12g，五味子5g，钩藤10g，粉葛根10g，柴胡6g，首乌藤12g，合欢皮12g。又服10剂后，头痛消失，夜寐改善。

【原按】清上蠲痛汤是明代龚廷贤《寿世保元》中所载治头痛药方，原方辛散药物居多数。俞教授为了增强其平肝祛风的治疗作用，去掉原方性味辛热温燥的干姜、苍术等物，加入柴胡、葛根、钩藤，组成治疗肝经风火头痛的新方——加减清上蠲痛汤。此方集中了治少阳、阳明、太阳经头痛的川芎、羌活、白芷，配以祛风散邪的防风、细辛、独活、葛根，又用菊花、钩藤、蔓荆子、黄芩清热平肝、清利头目，柴胡疏肝解郁，麦冬养阴生津，甘草和中。全方具有清热、平肝、祛风、解郁的综合作用。故用于治疗肝经郁火或风邪久滞化火慢性头痛，确有较好的效果。

本法适用于肝经风火之头痛证。头痛治肝者，临床多用于肝火上炎和水不涵木、肝阳偏亢之头痛。然而对头痛日久，风邪留滞化火、时时发作的偏正头痛，或七情内伤，肝郁化火复感受风邪，致风火上扰清窍的头痛，俞教授常运用平肝祛风法治疗而取效。此类头痛多病程长而病势缓，时发时止，经久不愈。头痛偏一侧或两侧，每于忧思烦恼或受风、感寒、天气变化时头痛发作，伴有口苦口干、心烦寐差，脉弦数。治宜平肝祛风法，方用加减清上蠲痛汤，药物组成有川芎、白芷、羌活、独活、麦冬、黄芩、防风、蔓荆子、细辛、甘菊花、钩藤、葛根、柴胡、甘草。如兼痰浊内蕴者去麦冬加半夏、陈皮；肝火偏盛加夏枯草、龙胆、山栀子、牡丹皮等；如久痛入络，痛如针刺者，酌加赤芍、桃仁、红花等。

——《中国百年百名中医临床家丛书·俞慎初》

【按语】《证治准绳·头痛》云："医书多分为头痛、头风二门，然一病也，但有新旧去留之分耳。浅而近者为头痛，其痛卒然而至，易于散解速安也；深而远者为头风，其痛作止不常，愈后遇触复发也。"此患者患病3年余，反复不已，当属"头风"范畴。反复发作多在情绪不佳时，发时伴有头晕腰酸、胸闷不舒、口干、入夜难寐，此为怒伤肝气，病久入络之证，因肝经风热之病日久，入里化热故入夜难寐，阻碍气机故胸闷不舒，耗伤气血故头晕腰酸。本病发病急骤，转化迅速，体现了风性善行数变的特点，治法拟定平肝祛风佐以清热法。方取龚廷贤《寿世保元》中所载清上蠲痛汤，为防辛燥过热助火邪之弊，去掉原方性味辛热温燥的干姜、苍术等物，加入柴胡、葛根、钩藤，以增强平肝祛风之效。本方特点为风药为主，用防风、蔓荆子、细辛以疏风；配以引经药的运用，白芷入阳明经，川芎入少阳经，羌活入太阳经；菊花、钩藤、蔓荆子、黄芩清热平肝、清利头目；柴胡疏肝解郁；麦冬养阴生津；甘草调和诸药。全方清肝平肝，祛风解郁，收效良好。

杨继荪

患者，女，40岁。

患者反复右侧偏头痛5年，均发于冬、春季节。病起于东北高寒地区，痛甚时伴有呕吐，无反酸，不欲饮。头痛发作时经服多种止痛药，略有缓解，未尽愈。来诊时适值隆冬，头戴棉帽，畏风怕冷，四肢冰凉，舌质淡，脉细而涩。

辨证：杨氏综合患者的发病情况与临床病症，认为是寒邪侵袭，渐至血凝而痛。寒主痛，瘀亦可致痛，此乃寒瘀相结。

治法：其病因病机与反应体表之舌、脉及诸症状均相符合，即予温运散寒，活血解痉之剂。并考虑患者病起已五载，体质偏虚，所幸脾胃无损、胃纳尚好，有条件予温通补虚并进。

方药：制全蝎6g，蜈蚣5g，葛根30g，延胡索30g，川桂枝12g，川芎18g，吴茱萸4g，党参15g，生姜5片，细辛3g，王不留行12g，毛冬青15g，生黄芪15g，防风9g，羌活12g，白芷9g。以上药加减持续服药2个月而愈。后来杭探望杨氏致谢，病已10余年来未复发。

【原按】杨氏根据临床所见，认为偏头痛以偏热型为多。杨氏以基本方加味，制成“头痛灵合剂”，经20多年的长期临床应用和观察，治疗偏热型偏头痛，疗效明显，对于相对较少见得偏寒型偏头痛，他仍予汤剂治疗。

——《中国百年百名中医临床家丛书·杨继荪》

【按语】杨氏治疗偏头痛善分清主次，审证求因，本案辨证为寒滞肝脉，血瘀而痛。寒滞肝脉多由外感寒邪客于厥阴或素体阳虚复感外寒，以致肝气不畅、络脉痹阻而成。本案患者寒邪侵袭、寒滞肝脉是总体病机，故应用吴茱萸汤解决主要矛盾，本方证乃肝胃虚寒、浊阴上逆所致。肝胃虚寒，胃失和降，浊阴上逆，故食后泛泛欲吐；厥阴之脉夹胃属肝，上行与督脉会于头顶部，胃中浊阴循肝经上扰于头，故巅顶头痛；肝胃虚寒，阳虚失温，故畏寒肢冷，四肢冰凉；脾胃同居中焦，胃病及脾，均为虚寒之象。治宜温中补虚，降逆止呕。方中吴茱萸味辛苦而性热，归肝、脾、胃、肾经，既能温胃暖肝以祛寒，又善和胃降逆以止呕，一药而两擅其功，是为君药；重用生姜温胃散寒，降逆止呕，用为臣药。吴茱萸与生姜相配，温降之力甚强。

党参甘温，益气健脾，为佐药。四药配伍，温中与降逆并施，寓补益于温降之中，共奏温中补虚、降逆止呕之功。浊阴阻滞，寒凝气机不利，血液运行不畅，故脉细而涩。吴茱萸汤抓住了本病的主要病机，同时加入一众治疗头痛的常用药，标本兼治。

陆某，女，41岁。1992年3月18日初诊。

患者左侧颞部反复胀痛10余年。患者10多年前因产后受风寒，出现左侧颈部胀痛，每与经行不畅有关，痛甚则恶心欲吐，肢末不温，脉象细弱。2年后做人流再次受风寒，此次头痛发作频繁程度无明显疗效，而请杨氏诊治。

症见左侧颞部胀痛，近日频繁发，痛甚则恶心，痛与月经周期有关，经行前头痛。舌质淡，苔薄白，舌下瘀筋显露，脉细。

辨证：病从产后及人流后两次受风寒而起，并加剧。病与风、寒相关。风性向上，易侵犯头部，其性主动，使筋脉痉挛；寒主收引，性凝滞主痛，病久入络，血瘀气滞，血脉痹阻，不通则痛加剧。

中医诊断：偏头痛（瘀血头痛），西医诊断：血管神经性头痛。

治法：活血息风，解痉镇降。

方药：川芎15g，蜈蚣3条，制全蝎6g，丹参30g，制延胡索30g，制僵蚕12g，刺蒺藜12g，葛根15g，赤芍12g，红花9g，白芷9g，川黄连3g，吴茱萸2g，姜半夏12g，赭石15g。7剂。

二诊：此届经来，颞部未明显痛胀，亦无恶心，苔薄白。原法出入。上方去红花、白芷、葛根，加蔓荆子9g、白菊9g、炒陈皮9g，易赤芍为炒白芍12g。7剂。

上方加减服药1个月余，再次月经行时已不头痛，连续3个月，经来前未痛。

【原按】本例偏头痛虽因风寒入络而起，但久病血瘀。风动阳升，血脉痹阻不通而痛，肝阳动扰清空，肝气横犯脾胃致恶心呕吐。杨氏以活血息风、解痉镇降之法治之，连续3个月经行未头痛，后以益气阴、养血脉缓图培本。

——《中国百年百名中医临床家丛书·杨继荪》

【按语】患者虽因感风寒起病，但根本病因在气血不畅。《医宗金鉴》中论述："痛在经前，气血凝。"患者病程长，气血不畅，脉痹血阻。肝喜畅而恶郁，气机不利，经血不能按时满溢，壅滞之经气循肝经而上，遂发为此病。《素问·至真要大论》言："疏其血气，令其条达，而致和平。"故常用活血理气、调经止痛之法。此外，本病属经行头痛的范畴，治疗此类疾病时要把握经行前后的生理状态。女子经行前期气充而血流急，阴血下行，血海满盈，冲任气血较为旺盛；行经期，血海由充盈而逐渐至满溢，胞宫泄而不藏，经血由胞宫而下；行经后期，经血下泄，全身阴血相对不足，血室已闭，经血藏而不泄，阴血渐复，冲任气血较为平和，形成阴阳气血消长周期性变化。肝在经期的作用最为重要，肝脏功能失调，引发血虚、血瘀等气血失和为经行头痛发生的重要病机，治疗上也应以调肝为主线，根据兼证加减用药。结合本案，责之瘀血阻络，血痹不通，肝阳亢奋，肝风扰动。故治疗上以活血息风为大法，配合疏肝、降逆、解痉之药，在头痛缓解之后，又加入养血益气之品固本防止复发。

万友生

刘某，男，57岁。1991年7月25日初诊。

患者偏左头痛2年。初起1年发2次，今年每月发1次，此次已发半月，头痛连目，目珠欲脱，泪多，恶闻响声，闻声则头痛欲裂，一般为昏痛，偶有刺痛，伴恶心、失眠，口渴喜冷饮，饮食、二便正常，舌红瘦苔薄，脉细弦略数。

方药：投以自制芍甘芎芷汤合杞菊地黄汤加减。赤芍、白芍各30g，生甘草15g，川芎15g，白芷30g，枸杞子15g，菊花15g，熟地黄30g，山茱萸10g，山药30g，云茯苓15g，制何首乌30g，桑椹30g，首乌藤30g，合欢皮30g。

二诊：服上方至今，头痛未发作，寐安。近日小便急胀不适，守上方去首乌藤、合欢皮，加木通10g、泽泻10g再进。

三诊：服上方至今，仅9月6日发作头痛1次，持续仅半天（以前头痛往往持续1周），程度比以前减轻，不发作时左头目有昏胀感。小便已不急胀，仍口渴喜冷饮，舌深红苔薄白，脉已不弦，但仍细而略数。守上初诊方改生甘草为炙甘草，加泽泻10g、牡丹皮5g再进。

患者同乡因病前来就诊时面告：患者自服上方至今，头痛未发作，病已痊愈。

——《中国百年百名中医临床家丛书·万友生》

【按语】本案患者应用自制芍甘芎芷汤合杞菊地黄汤治疗偏头痛。方中白芍、甘草相合，此为《伤寒论》芍药甘草汤，有酸肝化阴、缓急止痛之功；患者偶有刺痛，主血滞不行，故赤白芍均用，《本草经解》“赤者入心与小肠，心主血，小肠主变化，所以行而不留，主破血也”。川芎味辛上行，能升清阳之气，善治诸经头痛；白芷祛风，通九窍，止头痛，为阳明头痛引经药。此方可奏祛风通络，活血止痛之功。

《素问·阴阳应象大论》说：“年四十而阴气自半也，起居衰矣。”本案患者57岁，目珠欲脱，泪多，口渴，舌红瘦薄，脉细弦略数，表现为肝肾阴虚之证。肝开窍于目，肝血上注于目则能视，即眼睛的功能与肝密切相关；在五行理论中，肝属木，肾属水，水能生木，肾与肝是一对母子关系，即肝为肾之子，肾为肝之母，母脏病变会影响到子脏；又肝主藏血，肾主藏精，精血互生，因此肝与肾密切相关。枸杞子甘平质润，入肺、肝、肾经，补肾益精，养肝明目；菊花辛、苦、甘，微寒，善清利头目，宣散肝经之热，平肝明目。杞菊地黄汤诸药配伍组合共同发挥滋阴、养肝、明目的作用，对肝肾阴虚同时伴有明显的头晕视物昏花等头眼部疾病，尤为有效。两方相合标本兼治，虚实兼顾。二诊出现小便急胀之症，加用木通、泽泻，源于《太平圣惠方》卷七十五中泽泻散。《本草经集注》："泽泻味甘、咸，寒，无毒。主治风寒湿痹，乳难，消水，养五脏，益气力，肥健。补虚损五劳，除五脏痞满，起阴气，止泄精、消渴、淋沥，逐膀胱三焦停水。久服耳目聪明，不饥，延年，轻身，面生光，能行水上。" 黄元御《玉楸药解》："木通味辛，气平，入足太阳膀胱经。通经利水，渗湿清热。"两药利小便，消急胀。

由症状描述可知患者此次发作病势严重，且持续时间较长。万友生先生以芍甘芎芷汤合杞菊地黄汤加减治疗，可推测治疗着手点在于滋养肾水、涵养肝木，兼发散肝经郁火。加入桑椹、首乌藤、合欢皮滋养心血、交通阴阳，以助眠安神。二诊时，患者睡眠改善，因症见小便急胀不适，故而加入木通、泽泻等利水渗湿之品，恢复膀胱气化，故而三诊时"小便已不急胀"。患者每次就诊时，万老皆守方加减，总以"滋养肾水，涵养肝木，兼发散肝经郁火"为主，故而头痛顽疾，渐至痊愈。

熊某，女，37岁。1971年11月23日初诊。

患者右侧偏头痛而昏晕抽掣，头顶发胀，怕光，午后颧红，夜寐多梦。

方药：投以自制芍甘芎芷汤加味。白芍30g，生甘草15g，川芎15g，白芷15g，女贞子15g，墨旱莲15g。

连服3剂，头胀痛即减轻，但停药复如故。

守上方加枸杞子、菊花各10g，五味子5g。

再进10剂，右侧偏头痛全止，头顶胀减十之七八，午后已不颧红，但仍头昏寐差又进10剂，头痛未再发，头顶胀亦清除，头晕已止。

仍守上方出入以善后。

——《中国百年百名中医临床家丛书·万友生》

【按语】观万友生先生脉案，处方虽小，然效力明显。初诊方药仅6味，二诊方药仅9味，然服用后产生桴鼓之效，此必先生明察病机，精通理法，熟知药味，而后方有如斯奇效。《灵枢·经脉》："胆足少阳之脉，起于目锐眦，上抵头角，下耳后，循颈行手少阳之前，至肩上却交出手少阳之后，入缺盆；其支者，从耳后入耳中，出走耳前，至目锐眦后；其支者，别锐眦，下大迎，合于手少阳。”“肝足厥阴之脉，起于大趾丛毛之际，上循足跗上廉……上入颃颡，连目系，上出额，与督脉会于巅。”由《内经》经旨可知，足少阳胆经循行经过偏头部；足厥阴肝经循行经过巅顶部，结合患者右侧偏头痛伴昏晕抽掣、头顶发胀，可知病在肝胆二经，脉气郁滞且有风动之象。肝开窍于目，肝气郁滞化生火热，火热之气循肝经上扰于目，内火扰动目窍神机。张景岳先生云“天之大宝只此一丸红日”，可知太阳、阳光具有阳热之气，目窍内火热为邪已盛，故恶外阳相加，防加重火热之势矣。肾水不足，阴虚则热，故见午后颧红，肾水亏虚，无以上济心火，热扰心神，故见夜寐多梦。脉症合参，证属肾水亏虚，肝阳上亢，伴肝胆二经经气郁滞。故治以滋水涵木，疏通经气。方以女贞子、墨旱莲、枸杞子、五味子滋养肾水，兼制肝阳之亢；白芍、甘草酸甘化阴，柔肝利胆；川芎、白芷辛散温通，畅达肝胆二经之郁滞；菊花微寒，归肺、肝二经，可疏风清热，平肝明目，治疗头痛、眩晕等。《本草纲目》：“菊花，昔人谓其能除风热，益肝补肾，盖不知其尤多能益金、水二脏也，补水所以制火，益金所以平木，木平则风息，火降则热除，用治诸风头目，其旨深微。”万友生先生用药契合病机，故而投之辄效，守方加减，以至痊愈。

刘某，男，34岁。1992年2月26日初诊。

患者偏头痛10余年，时作时止。发时右头顶掣痛，或头右角连右目掣痛，甚则呕吐不食，服镇痛药可暂缓解，近2年加剧，每周发作1次，每于吸烟、饮酒、喝茶及紧张、疲劳时多发，香菇和鸡等食入即发。发作时伴血压下降、心跳减慢、面色苍白、四肢无力，平素大便结，眠食小便正常，舌红苔薄黄，脉弦细小。

方药：投以自制芍甘芎芷汤加味。赤芍、白芍各30g，甘草15g，川芎10g，白芷15g，桑叶15g。5剂。

二诊：服上方后，头痛如故（本周一下午4时痛作，至周二下午7时痛止，痛时不思饮食，饮食下咽即吐）。

方药：守上汤方加减。赤芍、白芍各30g，甘草10g，川芎15g，白芷30g，藁本10g，天麻10g，法半夏15g，陈皮15g，云茯苓30g。再进7剂，每剂2煎混合分3次（早、中、晚）服。并另给止痉散方：蜈蚣30g，全蝎30g，共研细末，每服3g，每日3次（早、中、晚），随药送吞。

三诊：头痛减轻（不仅程度减轻，而且持续时间缩短）。但前3剂时有头顶及唇周发木的反应，后无。现头顶闷，活动时连项有牵拉感。舌苔晨起黄厚，进食后变薄黄，脉细。守上汤方再进7剂，散方照原再进。

四诊：头痛、呕吐不食基本解除，仅有不牵涉眼球的轻微疼痛，约二三天1次，时间短，休息即缓解，仍头昏。自云服止痉散后唇周及头痛部位有麻木不仁感。口腻，大便日一行，不成形，眠食小便正常。守上汤方再进7剂，散方照原再进，但减量为每服1.5g，并用生甘草30g煎汤送吞。

——《中国百年百名中医临床家丛书·万友生》

【按语】本案患者病程10年余，属于内伤头痛。偏头痛内伤病因多由于肝气郁结、化火伤阴，或脾虚失运、痰浊阻滞、清阳不升，或精血不足、脑失所养，而致筋脉拘急、脉络不通而头痛，且常由情绪、饮食、疲劳等诱因而诱发。本案患者头痛部位及头痛性质为右头顶掣痛，或头右角连右目掣痛，选用自制芍甘芎芷汤治疗，方用白芍、甘草相合，为《伤寒论》芍药甘草汤，能酸肝化阴，缓急止痛。刘渡舟言："芍药甘草两药投，筋挛俱寂足趾抽，苦甘化阴利血脉，滋阴柔肝效立疗。"川芎味辛上行，能升清阳之气，善治诸经头痛；白芷祛风，通九窍，止头痛，为阳明头痛引经药，诸药共奏祛风通络止痛之功。本案患者偏头痛10余年，且近来加剧，属于顽固性头痛，二诊加蜈蚣、全蝎等虫类药加强通络化瘀作用而止痛，二药相配对顽固性疼痛有良好的通络止痛功效；藁本为厥阴头痛引经药，对于头顶部或连目系头痛尤为适合。《本草经解》言："天麻同半夏、黄芩、前胡、陈皮、白茯苓。治痰厥头痛。"患者二诊痛时不思饮食，食入即吐，为痰浊头痛，为脾失健运、痰浊中阻、上蒙清窍所致，当治以健脾燥湿、化痰降逆。半夏、陈皮和中化痰，茯苓健脾化湿，天麻平肝息风止痛，诸药相伍，相得益彰。三诊、四诊出现头顶及唇周麻木症状，《内经》言："今夫麻木之证，正经谓其不痛不仁，病久入深，荣卫之行涩，经络时疏，故不痛，皮肤不荣，故不仁，如绳扎缚，初解之状。"本案四诊减止痉散用量，恐虫类药长期用药小毒伤身；生甘草30g煎汤送吞，取其通经脉，利血气，解毒之功。陶弘景《本草经集注》言："甘草味甘，平，无毒……通经脉，利血气，解百药毒，为九土之精，安和七十二种石，一千二百种草。久服轻身，延年。"

徐某，女，45岁。1992年10月26日初诊。

患者左侧偏头痛6年，每月发作4～5次，每次持续2~3天，伴呕吐。此次又发，5天不已，连左侧眉棱骨亦痛，呕吐痰涎，纳差乏味，脘中嘈杂、灼热，神疲欲寐而不得寐，寐亦多噩梦，腰腿痛，面色晦暗，带多色白，舌苔薄白，脉沉涩。

方药：方用自制芍甘芎芷汤合六君子汤加味。赤芍15g，甘草10g，川芎10g，白芷30g，葛根50g，天麻15g，党参30g，白术30g，茯苓30g，黄芪50g，当归10g，桃仁5g，红花5g，法半夏15g，陈皮15g，生姜3片，大枣5枚。

二诊：服上方1剂，左侧偏头痛即止，腰腿痛大减，白带减少。昨日劳累过度，头痛又小发作，微恶心，纳差，口干但欲漱水不欲咽，胃中灼热嘈杂，夜难安寐。

方药：守上方加百合、首乌藤、合欢皮各30g，再进5剂而愈。

——《中国百年百名中医临床家丛书·万友生》

【按语】本案患者左侧偏头痛，选用芍甘芎芷汤祛风通络止痛以治标。患者呕吐痰涎，纳差乏味，神疲欲寐，带多色白，根据舌脉佐证，辨证为脾气虚弱、痰湿上犯，方用六君子汤燥湿化痰，补脾益气以治本。两方合用以求标本兼治。方中川芎气味辛温，入于肝经，能上达巅顶，为血中之气药，有上行头目，下行血脉之功效，其上行头目善祛风邪，通经脉而止头痛，为治头痛之要药，下行血脉可疗腰腿痛；白芷辛温归肺、胃经，性善上行而散肺窍，善搜脑风，与川芎配伍能直达病所，对阳明经之风邪疼痛最宜；赤芍主入肝经，能养血敛阴，平肝潜阳，柔肝止痛，与补中益气的甘草相伍，共奏缓急止痛之功。《本草经解》言：黄芪气微温，禀天春升少阳之气，入足少阳胆经、手少阳三焦经，味甘无毒，禀地和平之土味，入足太阴脾经，气味俱升，阳也。”人参、白术皆为补脾益气之要药，与黄芪相伍，其补脾益气之功益著；引用生姜、大枣，调和脾胃，以资化源；当归味甘辛苦性温，入肝心脾经，既能补血，又能活血止痛；桃仁、红花活血化瘀，瘀血祛则脑窍通，通则不痛，清阳升，头痛自止；天麻息风止痛；陈皮、半夏燥湿化痰健脾。诸药合用，标本同治，疗效满意。二诊症状明显减轻，说明辨证施方准确，故上方不变，然患者夜难安寐，故加用安神之药。清初中医名家张志聪在其医著《侣山堂类辩》中对百合有过生动而形象的描述“庭前植百合、紫苏数茎，见百合花昼开夜合，紫苏叶朝挺暮垂，因悟草木之性，感天地阴阳之气而为开阖也；汝春生夏长，秋成冬殒，四时之开阖也；昼开夜合，朝出暮入，一日之开阖也。”百合味甘、苦，性微寒而润，有养阴润肺、清心安神之功效；合欢皮味甘、平，归心、肝经，可安神解郁，活血消肿。言首乌藤苦涩微甘，养肝肾，止虚汗，安身催眠。此三药均为治疗不寐之良药，合用效益佳。

朱良春

吴某，女，36岁，工人。

患者右侧偏头痛已历3年，经常发作，作则剧痛呕吐、疲不能兴。经外院诊断为血管神经性头痛。服中西药物，均未能根治。

刻诊面色少华，疲乏殊甚，右侧头痛，时时泛呕。苔薄腻，质微红。

辨证：肝肾不足，风阳上扰。

治法：息风阳，益肝肾。

方药：钩蝎散10包，每服1包，每日2次，另以石斛、枸杞子各10g泡茶送服。

药后头痛即趋缓解，次日痛定，以后每日1包，服完后再以杞菊地黄丸巩固之。

——《中国百年百名中医临床家丛书·朱良春》

【按语】朱老经过40余年的临床经验总结，认为偏头痛均与肝阳偏亢、肝风上扰有关。对于顽固性头痛患者，自拟“钩蝎散”治疗。方中全蝎味辛性平，归肝经，可息风止痉、解毒散结、通络止痛，用于顽固性偏正头痛、风湿痹痛等证。全蝎有良好的通络止痛功效，单味研末吞服即能奏效，为主药。陈士铎《本草新编》曰：“钩藤，味甘、苦，气微寒，无毒。入肝经。此物去风甚速，有风症者，必宜用之。然尤能盗气，虚者勿投。或问钩藤为手少阴、足厥阴要药。少阴主火，厥阴主风，风火相搏，故寒热惊痫之症生。但风火之生，多因于肾水之不足，以致木燥火炎，于补阴药中少用钩藤，则风火易散。倘全不补阴，纯用钩藤以祛风散火，则风不能息，而火且愈炽矣。”故用钩藤时加用石斛养胃生津，滋阴除热。患者头痛日久，素体肝肾不足，故加枸杞子补肝肾、益精血、明目。诸药合用，药少力宏。

吴一纯

刘某，女，54岁。1991年10月3日初诊。

患者右侧偏头痛1个月余。患者因1个月前阴雨天后出现右侧头昏胀痛，伴双目干涩，视物不清，听力减退，腰膝酸软，大便干结，以后每逢阴雨天或烦劳加重。舌质暗，苔薄黄腻而润，脉弦细紧。

辨证：肝肾阴虚，感受风寒湿邪，邪阻少阳经脉，不通则痛。

治法：疏风祛寒湿以止痛，佐以滋补肝肾。

方药：川芎6g，荆芥10g，防风10g，细辛2g，白芷10g，薄荷10g（后下），甘草3g，羌活10g，延胡索15g，白菊花15g，枸杞子15g。6剂，水煎服，每日1剂。

二诊：药进6剂，头痛缓解。刻下头晕健忘，脑内鸣响如蝉叫，夜晚为甚，伴见腰膝酸软，双目干涩，口苦咽干，心烦易怒，纳食尚可，二便调畅。虽头痛消失，仍为之征，治以滋补肝肾为主，上方加女贞子30g，白蒺藜12g，并配以杞菊地黄丸，每次9g，每日2次。

三诊：诸症缓解，嘱常服杞菊地黄丸。服药1年后随访，诸症彻底消失而痊愈。

【原按】患者以偏头痛1个月为主诉就诊，以川芎茶调散为主方化裁治疗，药证合拍，临床效果明显。吴教授治头痛多以此方为基础方加减化裁。临证加减主要根据患者体质、外邪的轻重及患病的部位。如肝肾阴虚则宜加菊花、枸杞子、生地黄、何首乌、墨旱莲、吴茱萸等滋补肝肾之阴；肝阳上亢之头痛治以平肝潜阳，多加用天麻、钩藤、石决明等；风邪重者加防风、薄荷、荆芥等；寒邪重者加羌活、独活、细辛、白芷等；湿邪重者加用薏苡仁、土茯苓、苍术、茯苓、蚕沙等；热邪重者加薄荷、生石膏、蔓荆子、谷精草、白菊花、石决明等；痰浊重者加半夏、白术、茯苓、陈皮、生姜等；若痰郁化热显著可酌加竹茹、枳实、黄芩等。邪在少阳者，加用川芎、柴胡；邪在太阳者，加用藁本、羌活；邪在阳明者，加用白芷、生石膏；邪在少阴者，加用独活、细辛。兼胃滞者加用大剂量的麦芽、神曲、山楂、槟榔；兼痰滞者加用莱菔子、白芥子；兼瘀血者加用丹参、赤芍、红花、桃仁，甚者加用全蝎、蜈蚣、僵蚕、露蜂房、酒大黄。

——《吴一纯杂病精要》

【按语】患者为一典型偏头痛者，时间较短，发作1个月余，因天气变化引起，可知病情不深，发作以头昏胀痛为主，伴有目涩干、视物不清，可知肝阳上亢，肝阴亏虚；听力减退、腰膝酸软，据“肾开窍于耳”“腰为肾之府”可知患者肾精亏虚；大便干结不通，可知气火逆于上而不得下行。以上症状每逢阴雨天加重，当知患者体质为寒湿体质，内湿与外湿遥相感应，外湿（阴雨天气）可以引动内湿，遂发为偏头痛。处方以川芎茶调散为主方加减，并佐以枸杞子、菊花加强清肝明目之效，三阳经络皆通畅，自然头部豁然开朗，此治法为提纲挈领，抓主要矛盾之法，先去其标，再治其本，乃是中医讲求“标本先后”之理。二诊时头痛减轻，但肝肾阴虚之症不减，成为主要矛盾，当下治疗思路当为“治病求本”，故在川芎茶调散基础上加入养阴补肝肾之女贞子、白蒺藜合杞菊地黄丸。三诊诸症缓解，仅以杞菊地黄丸以善后。综观全方可知吴老纵观全局，从标本先后入手，先治偏头痛之标，再加重肝肾阴亏的“本”的调理，最后标去，以治本为主，以丸剂缓缓持久取效，进退得法，主次分明，中医界之国手是也！

丁光迪

张某，男，46岁，中学教师。

患者头偏左痛三四年。初发时每年三四次，因其母亲亦有此病，认为遗传，不甚介意。近年发作频繁，影响工作。每次发作大都先见耳鸣、脑中轰然，随之左半头面掣痛，血管跳动，不能伏枕，或时头额欲得紧缚，或加捶击才似稍舒。目眶胀痛，目珠如欲脱出，牙齿亦作痛。烦躁不寐，大便艰行。每发一次，剧痛四五天，甚时十天左右方减（幼时有中耳炎，但五官科、神经科检查，无特殊病灶发现。曾拟诊血管神经性头痛）。针刺服药，西药镇痛，暂时缓解，但病发如故。诊时病势正旺，头痛昏晕，不能站起。不欲多言，意烦暴躁，或闻噪声，头痛更剧。大便三日未解。舌质赤，有火气，两手脉弦。

辨证：属于风火头痛。内火化风，上扰清空，气火逆升，筋脉偏急，形成偏头痛。

治法：治当“上者下之”，泻火缓急法。

方药：方从当归龙荟合牛膝芍甘加味。当归龙荟丸20g（另煎），川牛膝15g，怀牛膝30g，赤芍15g，生白芍15g，炙甘草5g，制乳香10g，川芎5g，柴胡5g，决明子20g，牡丹皮15g，黄芩15g，干地龙15g。3剂。

二诊：药后见效，得大便三四次。疲乏欲睡，微微汗出，醒时头痛几平。很欣慰，从未有过如此爽快取效。

转方用养血清肝方法，旋即痛止。

【原按】偏头痛临床较多见，一般治疗以水制火、以苦泄热、以通止痛。但以柔克刚、以甘缓急，又为一个重要方法，尤其火郁发之，佐以宣通壅塞（余尝用乳香、川芎、柴胡、藁本等药）。与上述用药配伍，每能取得捷效。这是从五脏之间的整体考虑，调整生克制化关系，纠偏致平，较之见痛治痛，实为全面。例如此证，风火相煽，上壅头目，而风是从火所出，治火还是急则治标。若伍用柔肝缓急，以柔克刚，使阴阳相离而趋于阴平阳秘，才是治病求本了。至于息风解痉，已为其次，因为火祛急缓，阴阳相和，风亦无所附而自息。这种机制和方法，余常用于临床，取得较好疗效。

——《中国百年百名中医临床家丛书·丁光迪》

【按语】《素问·风论》曰“风气循风府而上，则为脑风”,《素问·至真要大论》曰“诸逆冲上，皆属于火”。此案头痛的病理因素为风、火。丁老在治疗时又探讨了风与火的关系。在临床中，风与火的关系十分密切，俗语“煽风点火”即可充分体现，火得风则焰旋是也，而内风的产生也火有关。所以在风火上扰的治疗过程中，既要祛风或息风，又要清热降火，但以哪种治法为主则要具体分析。如外风郁痹经络，郁而化火则应祛风为主，风祛经络同则火自熄灭；若因火热导致的内风，则应清火，火祛风即平。结合本案，应属“因火生风”，故清其火则风自灭，故方中主药使用了成方“当归龙荟丸”。当归龙荟丸主治肝火内壅，胃气不化，胁腹痛胀，大便闭结，脉数大者。方中当归养血荣肝胆，大黄泄热通大肠，龙胆清肝火、泻湿热，芦荟清胃火除积热，栀子清利三焦，青黛清解郁热，黄柏清下焦湿热，黄芩清上焦燥火，木香调诸气之逆，当归和诸血之滞，白蜜为丸以润其燥，竹叶汤下以清其热。大便一通，则火热自降，而肝胆肃清，胃气自化，安有胁腹痛胀之患，洵为通闭泻热之专方，另用牛膝引火下行，白芍甘草缓急止痛，柴胡、川芎等舒畅气机，疗效甚佳。

章某，女，56岁，大学教师。1974年10月8日初诊。

患者偏头痛已20余年，频频发作，近年更甚。头痛以左侧为剧，大发作时，右侧亦觉痛。痛如锥刺，太阳穴筋脉跳动，夜分痛甚，局部不能触摸，不能着枕。烦躁失眠，眼冒火星。恶心呕吐，大便秘结。每次发作，持续2～3天或4～5天，甚至10多天才缓解向愈，困乏不堪。血压不高，但身体逐渐不能支持。经绝已7年（经各种检查，已排除五官和眼科疾病，医院诊断为血管神经性头痛）。经多方治疗，有时似能缓解，但终究还是发作。转就中医诊治。舌嫩而暗，苔薄黄腻；脉细而弦。性情急躁，声高气粗，面有火气，但有时又见气怯神疲，目前发病颇重。

辨证：据证分析，病属风火头痛。既有风阳上逆，肝火犯胃的症状，又有久痛入络，经络梗阻的变化，所以头痛如锥刺，筋脉跳动，恶心呕吐。大便秘结，相因而致，脉细弦而舌暗，苔黄腻，更证实了这一点。至于脉细而舌嫩，又气怯神疲，这是气阴早已暗伤，形成虚实错杂的病情。如此年久反复的疾病，一般多是“发时治标，平时治本”，应有计划、有步骤地处理。

治法：急则治标多缓解头痛为先，法为清肝息风、和胃降逆，参以凉血散瘀。

方药：方用柴胡清肝散出入。柴胡10g，夏枯草15g，川芎15g，醋制香附10g，钩藤15g（后入），制全蝎3g，牡蛎30g（先煎），怀牛膝24g，泽泻10g，牡丹皮10g，赤芍10g，白芍15g，姜半夏10g，川黄连3g，炙甘草5g。3剂。

10月11日二诊：药后头痛显著减轻，但仍两太阳穴作胀，夜分更甚。恶心呕吐已止，并得大便。这是风阳见减，肝胃气和，病有转机。但营络未和，所以两额作胀。宜加强活血散瘀，疏通脉络。前方去柴胡、香附，加桃仁泥10g、红花10g。5剂。

10月16日三诊：头痛已除，头胀亦轻，并得小寐。但感头昏疲乏，胃不欲纳。黄腻苔已化为薄白苔，脉弦亦和，转为细软。盖属标证渐去，而气阴之虚又见突出。药随病转，再为醒胃顾阴。前方再去全蝎、半夏，减川芎10g，加女贞子10g，墨旱莲10g，川石斛15g，炒谷芽10g。5剂。

10月21日四诊：头痛、头昏均止，精神亦振，大便通调，胃欲纳食。舌苔薄白，脉细软略数。邪祛正气渐复，善后调理，着重治本。养阴柔肝，参以和络。

方药：方从杞菊地黄丸出入，熬清膏缓调。甘枸杞子50g，甘菊花50g，炒生地黄50g，女贞子50g，炒山药50g，牡丹皮50g，泽泻50g，怀牛膝50g，赤芍50g，白芍50g，炙甘草25g，川芎25g，桃仁泥50g，红花50g，北沙参50g，川石斛50g，野黑豆50g（杵），谷芽50g，麦芽50g。熬清膏常服，以后又接服一料。

此例观察2年多，基本稳定，无大发作。中间偶有头痛，不甚，仍用第一次处方，一二剂即平。

【原按】血管神经性头痛属于中医学风火头痛的范畴，在临床上比较常见，以女性为多。一般所见，是由气、火、风痰，侵犯经脉，经脉之气壅塞，“不通则痛”，故猝然而痛，病位在于肝胃，治以降气、清火、息风、化痰，其旨亦在疏通经脉之气，缓急舒筋，“通则不痛”。这是一个总的病机治则。至于本案，尚有“久痛入络”、脉络梗阻的变化，应加顾及。

临床所见，气火有余的病情，大多为“阴不藏阳”所致。风阳屡屡上逆，阴虚亦日甚一日，虚实错杂的病情，又是此病的一个特点，而且至关重要。因此，论其治法，首先要辨明标本缓急，从长计议，有步骤地处理。此案先标后本，急者治其标，先缓其痛；获得疗效后，再杜其根，养阴固本，终竟全功。

发时治标，用柴胡清肝散，合以凉血活血、散热通络，由气分兼及血分，即叶天士的“辛润通络”方法。这是治疗的重要一步，所谓散其壅，杀其势，力争扭转局面。所以药取柴胡、夏枯草，归经清肝；川芎、香附，散肝止痛，合以牛膝、赤芍，泄肝降逆。这种配伍，亦有升降相因，以疏风火之壅的作用。其中川芎、牛膝二味，一升一降，尤其确效，前者能治“中风人脑头痛”(《神农本草经》)，后者能“除脑中痛”(《名医别录》)，成为此病的常用有效药。这是此方的主要方面。辅以芍药、甘草，取其缓急；钩藤、全蝎、牡蛎，息风潜阳，以遏其僭逆之势；牡丹皮、泽泻，是清肝的重复用药；半夏、川黄连，和胃降逆。合而成方，是符合病情的，所以能够取得疗效。

缓时治本，亦很重要，不仅可以巩固疗效，更期望于能够杜根。养阴敛阳，活血通络，具有很好的调补肝肾、濡润经络作用，杞菊地黄加味，属于大经大法。但另有一个方面不能忽略，即调理脾胃。因为发时的气、火、风、痰均能侮脾犯胃，耗气伤阴；后期的顾阴固本，亦需要气血生化之源的旺盛，才能营卫有继。而且此病气多火多，偏于升逆，在扶脾养胃中，亦要注意到这两点，所以在膏方中特意安排这一组药，收到良好效果，特为拈出。

——《中国百年百名中医临床家丛书·丁光迪》

【按语】处方如布阵，用药如用兵。此案为一有20余年病史的偏头痛患者，病史长，症状多，病机复杂，如同一场僵持不下的持久战，故在治疗过程中，需要分清虚实，明其标本，通过数次战役，才能彻底击垮“敌军”。初诊时患者疼痛剧烈，甚至不能触摸，烦躁声高，发作频繁，此为风火头痛的表现，但观其舌脉亦有久病瘀滞的表现，然敌军气势汹汹，兵临城下，必选一强力之师挫其锐气。医家选用了柴胡清肝散，以清肝息风止痛、和胃降逆凉血为原则。方中有柴胡、川芎、全蝎等止痛佳药，配合香附、钩藤平肝，又以牡丹皮、赤芍等凉血祛瘀之品配合，成功缓解了剧烈疼痛。二诊时虽有头痛，但以营络不和的胀痛为主，体现了体内隐藏的血瘀之象，敌军暴露了中军，医家调兵遣将，换用了专于活血祛瘀的药对桃仁和红花来追击。三诊时头痛、头胀已基本消失，敌军彻底败退，患者脉象由标实证的弦脉转为虚证的细软脉，头昏疲乏、饮食不佳证明连年征战加上之前的决胜战役，我军腹地也深受影响，若此时仍强力进攻，粮草供给恐难以为继，故及时调整战略，以顾护脾胃为原则，休养生息，撤减全蝎、半夏、川芎等燥性猛药，保护阴气，同时加用二至（女贞子、墨旱莲）、石斛、谷芽来养阴健脾，同时保留部分部队来防敌军反扑。四诊时疼痛完全缓解，且本虚之象亦有所缓解，敌军已彻底投降，军队主要任务已发生根本性改变，发展巩固成为第一要务，故选用养阴和络的杞菊地黄丸及膏方来固本，长久地稳固城防，让敌军再也不敢来犯。此案充分证明，临证时切勿慌乱，冷静分析，循序渐进，将复杂的病机逐步分解，再进行相应的处方用药，才能获得良好疗效。另外也充分证明了中医所强调的“正气”的重要性，“正气存内，邪不可干”，只有抓住了“护正”的根本，才能彻底治愈一些久病顽疾。

鄂某，女，36岁，纺织厂工人。

患者月经前偏头痛已经二三年。患者自述是一次人工流产后致病。每逢经前四五天发作，头左半部胀痛欲裂，甚时引及右半部，满头胀闷如塞，孔窍不利，两目亦模糊，影响睡眠；寐差，头痛严重。食欲差，并恶心欲吐。必待经行通畅以后，其痛才渐缓解，头额亦渐清楚。月经每次超前4~5天，经行不畅，前2天量很少，3天以后才增多，但1~2天后又淋漓不净，须延至6~7天才净。经色暗，有血块，色紫带黑。但无乳胀，腹痛亦较轻，唯觉腰酸明显。如此头痛频发，经水淋漓，循环而至，几无宁日。而形体丰肥，无其他疾病，戴环亦正常。两手脉细，按之微涩；舌稍胖，苔薄腻。

辨证：分析病情，属于气滞血涩，肝失条达，为经前偏头痛的特殊证候。

治法：治拟条肝和络，升降气机。

方药：方用清空膏出入。柴胡7g，川芎10g，防风10g，羌活10g，炙甘草7g，酒炒黄芩10g，吴茱萸4g，姜半夏10g，茯苓10g，泽泻15g，川牛膝15g，怀牛膝30g，当归10g，赤芍15g，牡丹皮10g。

服法：月经前6~7天开始服药，连服7剂，停药。下月再如此服用。第一个月药效平平，无任何改变。第二个月曾加用石菖蒲一味，见明显效果，偏头痛减轻大半。第三个月药后，头痛竟不发作，月经亦顺调。此后其病竟未复发。

【原按】李东垣清空膏（羌、防、柴、芎、茶、连、芩）本治“风湿热头痛”，上壅损目，及脑痛不止，其药能升清阳，泻阴火。此病风壅头目为甚，气滞血涩，是由冲脉之气上逆，而胞宫下行之血受阻，不通而痛，而且痛在经前，这就是此病的特点。所以药示原方中去黄连、茶叶之苦涩，而加用泄厥阴、和阳明、平冲逆诸味，为针对之治，使能气血和、升降利，则其痛亦自止。

又，此例加菖蒲一味，而药见显效，这是取其“通九窍，明耳目”的功用。因为当时风壅头目，胀闷如塞，甚至头痛欲裂，不通已极，用此通之，并为诸药开道，竟然获得显效，这亦是一种巧思。

——《中国百年百名中医临床家丛书·丁光迪》

【按语】整体观是中医诊疗过程中重要的原则与思想，它认为人体内脏和体表各组织及器官之间的关系是不可分割的，同时还认为环境的变化对人体生理和病理有着重大的影响。因此，强调人体内部的统一性，也重视人体和外界环境的统一性。中医学在临证上有两个突出点：其一，不仅着眼于疾病的局部症状而忽视其他部分所受到的影响，不因重视某一发病因素而忽视因此引起的其他因素；其二，认识到病和患者是不可分开来看的，每一个病都应从两面着想，一是病邪，一是正气，即患者的抵抗力和恢复能力。因而一面要去除病邪和改善病况；另一面要调理患者的生理功能，增强其自然的抵抗力，帮助其恢复健康。此案最主要的症状为头痛，但起病诱因均与妇科病相关。故治疗上不可忽视调冲任的重要性，只有在调冲任、活气血的基础上，配合止痛药，才能彻底治愈头痛顽疾。方用清空膏加减，加用牛膝、当归、赤芍、牡丹皮等妇科常用药来配合治疗，重在和气血、畅气机，效果甚佳。另外，二诊时加用菖蒲一药获得奇效，菖蒲辛、苦而温，芳香而散，能补肝益心、开心孔、利九窍，丁老利用其药性起到类似“引经药”的作用，为诸药铺路开道，开拓了思路，值得借鉴。

王云铭

患者，女，31岁。2004年3月10日初诊。

患者经行头痛1年余。末次月经3月3日，周期30天，持续2天，量少，经色暗褐色，经期腹不痛、腰膝酸软，经前白带不多，乳房经常胀痛。2002年10月孕40天刮宫流产，流产后患感冒遗留经行头痛，曾经西医及针灸治疗，均未获效。平时头昏沉，视物偶有重影，每逢经期前头痛即发作，左侧头剧痛，头痛发作时痛连眉棱骨伴干呕恶心、恶风畏寒、睡眠多梦。血压正常。舌暗淡，苔薄黄，脉弦细。

中医诊断：经行头痛。

辨证：冲督亏虚，瘀阻风扰。

治法：滋补冲督，祛风通络。

方药：枸杞子30g，山茱萸20g，鹿角胶15g，桂枝6g，白芷9g，天麻9g，菊花9g，蔓荆子9g，藁本9g，川芎9g，丹参15g，羌活9g，防风9g，白蒺藜6g。

3剂，水煎服，每日1剂，早晚各服1次。服完3剂汤药后，服杞菊地黄丸9g，防风通圣丸3g，每日2次，共6天。

二诊：行经头痛明显减轻，视物无重影，未再有恶心呕吐现象，睡眠比以前有较大改善，偶感后头部痛。舌脉如前，守法据方加减续理。治疗4次后，头痛病未再复发。

【原按】患者流产后冲督任脉亏虚、阴血虚损，感冒时外邪之风乘虚而入，发为头痛。每当行经之时冲督任脉亏虚加剧，头痛则发生。头痛剧烈、干呕恶心、恶风畏寒、舌淡暗、脉弦细，乃属冲督亏虚、风邪上犯、阳亢瘀阻。用枸杞子、山茱萸、鹿角胶滋补冲任，桂枝、白芷、川芎通行督脉阳气，天麻、菊花、白蒺藜平肝，蔓荆子、藁本、羌活、防风等祛风，川芎、丹参活血。汤药后以杞菊地黄丸、防风通圣丸口服巩固疗效。

——《王云铭治疗经行头痛经验》

【按语】患者为青年女性，初起因流产后感冒，每逢经期发作头痛，发于左侧，痛及眉棱。《血证论·胎气》里有关月经的形成中提道："故行经也，必天癸之水至于胞中，而后冲任之血应之，亦至胞中，于是月事乃下。”患者流产后冲任不盈、气血亏虚，适逢风邪犯表、侵入胞宫，此后每当经水将行之时，冲任之气血不足以充盈胞宫，故见腰膝酸软；风邪上犯头目，则发作头痛。又《诸病源候论·风头眩候》有云“风头眩者，由血气虚，风邪入脑，而引目系故也。五脏六腑之精气，皆上注于目……目系急故成眩也”，因此，风邪由脑连及目系则发为目眩。气为血之帅，血为气之母，血行不畅，瘀阻内生则见经水量少色暗；气机升降失常，肝气郁滞则见经前乳房胀痛、脉弦细；气机不利，津液聚而为痰则见头部昏沉；气血虚弱，卫表不固则见恶风畏寒，心阴失养则见睡眠多梦。

枸杞子、山茱萸，补肝肾、益精血，更用鹿角胶补冲任气血，主治虚羸腰痛。明代李中梓云“人有三奇，精、气、神，生之本也……鹿得天地之阳气最全，善通督脉，足于精者，故能多淫而寿”，而鹿之精气全在于角，角本下连督脉，督脉为周身骨节之主，肾主骨，故又能补肾。角之中皆贯以血，冲为血海，故又能补冲脉，冲督盛而肾气强，则其效自现。川芎、白芷主治风邪头痛，又因其痛及眉棱骨，白芷可入阳明经祛风止痛；桂枝、防风量少可解在表之风邪，因其卫表不固，是故无汗出而不用麻黄；蔓荆子、藁本，二者常相须为用，祛除风热头痛；天麻、菊花、白蒺藜，三者皆入肝经，息肝风、清肝热又能明目；半夏燥湿化痰、降逆止呕，丹参凉血活血、又防温药伤阴。后常用杞菊地黄丸滋补肝肾之阴，防风通圣丸解在表风热之邪。

妇人以血为用，经带胎产无一不耗血伤血。因此在经后、产后应尤为注重气血调护：注意避风避寒，饮食清淡、情绪平稳和作息规律等健康的生活方式对妇科疾病的预防都起到非常重要的作用。此外，随着生活水平的提高，许多女性会自行服用各种补品，其中多为温热之品，并不适用于所有女性体质，应在医生指导下根据个人情况适当服用。

董建华

殷某，男，32岁。1976年7月10日初诊。

患者3年前开始头痛，以左侧为甚，初起轻微，痛呈阵发，近来头痛发作频繁，尤以春夏为剧。此次发作已2个月余，痛势不减，痛甚头皮抽掣，且伴恶心，饮食乏味，口苦，二便正常。舌质红，苔根黄腻，脉弦细。

西医检查：颅神经及眼底正常，无运动感觉障碍，反射正常，无锥体束征。颅脑超声波检查比例（1格＝2cm），右侧颞部检查，中线波3.8格，出波7格。左侧颞部检查，中线波3.8格，出波7格。结论：中线波未见明显偏移。诊断血管性头痛。屡服中西药物疗效不显。

辨证：瘀血头痛。

治法：通窍活血化瘀。

方药：通窍活血汤化裁。当归10g，赤芍6g，川芎10g，桃仁6g，红花6g，生姜10g（切碎），葱白6g（切碎），麝香0.15g，黄酒250g。

每剂煎至一酒杯，麝香绢布包入药汁再煎二三沸取出（可用3次，即0.15g麝香可作3剂药用）。每日服药1剂，服3剂，停3天。上药服12剂后，头痛诸症均除，随访5年余，迄今未发。

【原按】本案患者头痛已历时3载，并曾屡用中西药物治疗，其效皆不显，可谓病情顽固，清代名医王清任指出，凡头痛用他方久治无效者，用通窍活血汤有效。今患者虽无瘀血外症可察，但董氏仍宗其说，投以通窍活血汤治之，亦即宗“久痛入络”之理。本方以当归、赤芍、川芎、桃仁、红花活血消瘀，以葱白、生姜辛温通阳，再入麝香、黄酒辛温透窍、通络行瘀，并引药上行直达巅顶。虽然只诊治一次，服药仅12剂，但3年之顽疾，从此告愈。董氏对此指出，运用通窍活血汤化裁治疗血管性头痛，均有良好疗效。但在应用本方时，麝香、黄酒为重要之品，因黄酒温通，麝香辛窜，可引药直达病所，并能助活血消瘀温通经络，故而收效甚捷。

——《中国名老中医药专家学术经验集·董建华》

【按语】久病入络，痼病必瘀。叶天士指出：“初病气结在经，久则血伤入络。”因为经脉主气，脉络主血，气无形而血有形，初病气机阻滞，日久气滞血瘀，必致瘀积，由无形而成有形。凡是久病劳伤、久淋、久痹、久痛必定入络，而久痛入络更为突出。活血祛瘀、清利头目诸窍的典型方剂当属王清任的通窍活血汤，董老亦选用此方。《素问·阴阳应象大论》曰："血实者宜决之"。方中桃仁、红花能活血通经，祛除瘀滞，是一切血瘀症通用的基本药物，也是王清任在各活血化瘀方中的必用药。赤芍能通顺血脉，行血中之瘀滞，与桃仁、红花配合用于瘀滞重者最为相宜，重在辅佐活血，使血活而瘀自破除，另外赤芍味苦微寒，借以缓和方中其他药物的辛温之性。《素问·至真要大论》曰："疏其血气，令其条达，而致和平。"疏血气之药莫若川芎，川芎辛温香窜，功能行气活血，仍血中之气药，与桃仁、红花、赤芍配伍使用，加强行血散瘀的作用，与麝香合用，可以增强通窍之力，所以朱丹溪认为它有"通阴阳气血"之功。方中麝香也是重要药物，性味辛温馨香，能开诸窍、通经络，兼以活血散瘀，尤其与桃仁、红花、赤芍、川芎等相配，更能增强活血化瘀作用，所以王清任特别强调指出，方中麝香最为要紧。葱姜辛散，能通达上下表里之血脉，为通阳活血之品。临床治疗中，因麝香极为珍贵，不易获得，常用其他药物，如白芷、菖蒲、郁金、九香虫等代替，但疗效确不如麝香。酒是辛散之品，善通血脉，汪昂说："用为响导，可通行一身之表，行药至极高之分。"所以王清任于每一剂药中至少用黄酒半斤煎煮，并强调宁多勿少，其目的就在于用它的行散作用，以充分发挥通窍活血药物的功效。

袁某，66岁，男。1988年3月4日初诊。

患者左侧头痛，以巅顶为甚，反复发作半年余，心烦口苦，胁胀不舒，面色灰暗，舌暗红、苔薄黄，脉弦细小涩。

辨证：气血失调，热扰于上。

治法：调和气血，清热潜阳。

方药：柴胡10g，白芍10g，川芎10g，地龙10g，香附10g，川楝子10g，延胡索6g，菊花10g，生石决明20g（先煎），钩藤10g，生龙骨、牡蛎各10g（先煎）。6剂。

药后头痛减缓、胁胀稍缓，余症仍故。守法于药味加减调配，又治月余，头痛大愈。

【原按】本例偏头痛系气血失调引起。其人症居左侧，左为阳，右为阴，气血阴阳失调，而以气失调为主者，乃见左侧疼痛为甚。其人巅顶痛、胁胀不舒、脉弦、知气不调者，乃肝气不调也；面灰暗、舌暗、脉细小涩、知血不调者，乃血虚血瘀也；心烦口苦、苔薄黄，知有热也，气机不舒，血行不畅，血虚阳亢，阳热扰上；左为阳，两阳相合，同气相求，损伤脑络，乃发头痛，部位居左。方中柴胡、白芍、川芎、地龙、香附、川楝子、延胡索调理气血，行肝郁、散血滞，白芍又可补血虚；菊花、生石决明、钩藤、生龙骨、牡蛎清肝热、潜降阳，钩藤又可息风以防热极动风。

——《董建华老年病医案》

【按语】此案为气血失调所致头痛。气血失调具体表现为气滞血瘀。此乃肝气郁结，阻滞气机，气机不畅，无力推动血脉运行，久则血瘀生成，瘀血阻滞新血生成，久则出现血虚表现，血为阴液，阴液不足不能制阳，虚阳上亢发为头痛。虽病机错杂，但根本还是在肝。因肝既主气之疏泄，又能调血行血，故治疗因肝为本，重在疏肝理气，兼以活血养血，佐清肝热、潜肝阳之品。方中使用柴胡、川芎、香附等疏肝理气佳品来解肝郁，延胡索既能疏肝，又能活血，配地龙活血化瘀；白芍养肝；菊花、钩藤清热利头目；龙骨、牡蛎、石决明重镇潜阳，疗效甚佳。故在治疗气血不调头痛时，从肝论治十分重要，使肝脏的生理功能恢复正常，则衍生出的各种症状会随之痊愈。

熊魁梧

周某，女，38岁，教师。

患者右侧偏头痛已5年，从齿连及项，时作时止，身体逐渐消瘦，面色㿠白，唇舌淡白，精神疲乏，头昏眼花，伴有纳差，口干口苦，乳房胀痛。大便时干时稀，苔薄白，脉缓弱。

治法：和营养血，清热止痛。

方药：当归12g，生地黄15g，川芎9g，白芍12g，牡丹皮9g，山栀子9g，桑叶9g，菊花9g，骨碎补9g，白蒺藜9g，橘皮9g，甘草6g。

以上方加减，连服20剂，头痛消失。

【原按】此乃血虚夹风热头痛，故以四物汤加清热祛风之品而收工。血虚头痛多呈隐痛，往往缠绵难愈，遇劳则甚，其治疗切忌辛散燥烈，当以四物汤为基本方，地黄以生地黄较宜，芍药以白芍较好，切不可把虚证当实证，药不杂投，方能药到病除。

——《当代名医临证精华·头痛眩晕专辑》

【按语】患者偏头痛5年，时作时止，并未言及剧烈头痛，且伴有身体逐渐消瘦、面色㿠白、唇舌淡白、精神疲乏、头昏眼花、纳差、脉缓弱等一派虚象。熊老脉症合参，认为患者为血虚夹风热头痛，拟用和营养血、清热止痛法治疗，以当归、生地黄、白芍、川芎、牡丹皮等养血和营，山栀子、桑叶、菊花等清热，白蒺藜、橘皮疏肝理气、调和气血，治疗乳房胀痛。大便时干时稀者何？此土木失和，肝脾不调之象，是方养血柔肝，兼以疏肝理气，肝木气化复常，脾土自不受其扰，故而大便时干时稀之症亦可消失。故而治疗以本方加减，服药20剂，疾病痊愈。四物汤为养血和血的基础方，以生地黄、当归、白芍滋养阴血的同时，加用川芎行气活血，四药合用，补血不滞血，行血不伤血。

孙一民

许某，女，35岁，工人。1977年6月11日初诊。

患者头痛如劈，有热胀感，已卧床5天。患者1966年行阑尾手术后不久，大便曾一度干结不畅，随后头部左侧突然发生剧烈疼痛。10多年来，间断发作过数次。每次疼痛持续1~2天，经用安眠止痛药后，疼痛可暂时缓解。1977年5月患者又发生左侧偏头痛，大便干结，曾多次灌肠未能缓解，住某医院治疗用镇静安眠止痛药无效，于6月11日来我院就诊。

症见头面部瘀肿发胖，眼发呆。耳、鼻、眼及脑电图均未发现异常，苔白腻，脉沉弦。根据患者每次头痛剧烈时，都伴有大便干结，大便经常干结则秽浊之气上于清窍，而引起头痛。

治法：拟用清脑通便法。

方药：紫贝齿（先煎）、菊花、钩藤各12g，生石决明（先煎）、瓜蒌各30g，连翘15g，首乌藤18g，玄明粉（冲服）、紫石英（先煎）、山栀子、白薇、生地黄、白芍、大黄（后下）各9g。3剂。

二诊：服上方3剂后，大便通，头痛减，其他诸证均有好转。遂将上方去玄明粉，加夏枯草12g、牡丹皮9g，再服3剂。

三诊：又服上方3剂后，头痛大减，面部神色复，头部瘀肿消。苔微黄，脉弦。仍宗前法加减。

方药：生石决明30g（先煎），夏枯草、白蒺藜、首乌藤、紫贝齿（先煎）各15g，赤芍、桑叶、牡丹皮、山栀子、郁金、白芍各9g，菊花、紫石英（先煎）、钩藤、麦冬、生地黄各12g，紫苏梗、桔梗各6g，连翘18g。3剂。

患者服上药后，头痛止，精神爽。苔薄白，脉缓。经随访已基本痊愈。

【原按】本例偏头痛，认为是由于大便经常干结不畅，以致浊气不降，秽浊之气上冲所引起。所以头痛是现象，是标，大便干结不畅是实质，是头痛的根本原因，在治疗时若头痛治头，只以镇静止痛药治疗，这只能是治标，虽可取得暂时缓解，但不能根治，疗效不巩固，所以患者久经治疗不愈。因此在治疗时必须采取治病既求其本，又治其标的办法，标本兼治，用“清脑”“通便”两法治疗。清脑用紫贝齿、生石决明、菊花、连翘、白薇、夏枯草等；通便用玄明粉、大黄、瓜蒌。这样使患者腑气通、大便畅、秽浊降、头脑清，头痛的原因解决了，虽未用止痛药，头痛也可以治愈。

——《临证医案医方（修订版）》

【按语】本案中患者因阑尾手术后大肠传导糟粕功能失常，出现大便秘结，使得浊气不能下泄，机体不能清气上升、浊气下降，气机失调，进而浊气上越，且头为诸阳之会、精明之府，下焦浊气上扰，故而头痛剧烈，且患者苔白腻，脉沉弦更表明病位在里在下，且有湿浊之邪。本案中医者采取釜底抽薪策略，用玄明粉、大黄、瓜蒌等中药通便，降浊气，排糟粕，使下焦浊邪得以排除，这正是六腑以通为用的中医原则，且同时清脑治标，紫贝齿、生石决明、菊花、连翘、白薇、夏枯草等轻清之品清脑中浊气，使脑重回“清阳之府”的状态，此乃标本同治。

陈某，男，49岁，干部。1976年10月25日初诊。

患者头痛3天、左侧较重。患者于22日下午开始头痛如裂，左侧为重，面目红赤，眼胀流泪，口苦咽干，项强，痛甚时则周身汗出，烦躁暴怒，四肢抽搐，睡眠不宁，小便黄。曾服镇痛药和针灸治疗，只能暂时缓解疼痛。苔黄腻，脉弦。

辨证：肝阳上亢，热扰清窍。

治法：平肝潜阳，清热通络止痛。

方药：首乌藤、白蒺藜各15g，僵蚕、钩藤、白芍、连翘、川芎、桑叶、蔓荆子、菊花、夏枯草各9g，珍珠母30g（先煎），滑石12g，云茯苓10g，甘草3g。3剂。

二诊：头痛、目胀减轻，疼痛有时窜走，项强，口苦咽干，舌脉同前。服药已见效，治守原意。原方加葛根9g继服。

三诊：服上药3剂，头痛明显减轻，目已不胀，项强愈。口苦，大便干，小便黄。药症相符，病去大半，治从原意出入。原方去白芍，加瓜蒌24g、佩兰9g、荷叶6g。共服药9剂，头痛已愈，诸症均无。

【原按】头为诸阳之会，凡五脏精华之血，六腑清阳之气皆上会于此。六淫外袭，上犯巅顶，或为寒遏络脉，或为热扰清空或为湿蔽清阳，均能导致头痛。但一般感受外邪，多必夹风，内伤诸疾，如气血虚弱，脉络失养，肾水不足、肝阳上升，或伤诸疾，如气血虚弱、脉络失养，肾水不足、肝阳上升，或情志不和、木郁化火，或瘀血、痰饮等，均能致气血阻滞而逆乱，或不足以上荣，因而发生头痛。在治疗时外感头痛以疏风为主，内伤头痛则以平肝、滋阴、补气、祛瘀、化痰等法为主。本例患者属肝阳头痛而夹湿，故方中以桑叶、菊花、蔓荆子、荷叶、连翘、白蒺藜疏风清热平肝、升发清阳，钩藤、僵蚕、珍珠母清热平肝、息风解痉，葛根退热，缓解肌肉痉挛，治项强特效，首乌藤安神，养血通络；川芎活血，通络止痛，瓜蒌清热润便。《内经》云"诸风掉眩，皆属于肝"，故方用一派平息肝阳，重镇潜阳药而获疗效。

——《孙一民医案》

【按语】《素问·灵兰秘典论》曰"肝者，将军之官，谋虑出焉"，表明肝主疏泄，泛指肝气具有疏通、条达、升发、畅泄等综合生理功能。古人以木气的冲和条达之象来类比肝的疏泄功能，故在五行中将其归属于木，肝为将军之官，在五志中为怒。在《素问·六节脏象论》中载："肝者，罢极之本，魂之居也"，更表明了肝的疏泄阳气、浊气的功能。肝主疏泄的功能主要表现在调节精神情志，促进消化吸收，以及维持气血、津液的运行三方面。头为诸阳之会，精明之腑，六腑清阳之气皆上会于此，而肝又有疏泄阳气的作用。本案中患者面目红赤、眼胀流泪，口苦咽干，项强、烦躁暴怒、四肢抽搐，睡眠不宁，小便黄，而苔黄腻，脉弦。此体征与舌象、脉象均表明患者肝阳上亢且有湿浊之邪，其本质病位定位在肝，乃肝阳过盛，扰乱肝脏疏泄阳气的作用，进而上扰头目，使头痛剧烈且面目红赤。方药采用以桑叶、菊花、蔓荆子、连翘等疏风清热平肝阳，钩藤、僵蚕、珍珠母平肝潜阳，息风解痉，瓜蒌、茯苓泻上焦之痰热浊邪。患者项强加用葛根，夜间眠差加用首乌藤。以平肝潜阳为本，同时泻上焦湿浊热邪为标，标本同治获得较好的疗效。

任某，男，38岁，干部。1978年6月5日初诊。

患者右侧偏头痛月余，隔日一发，每日2~3次，每次发病一般在30分钟至1小时。发作时头目有胀感，睡眠不宁，恶心呕吐，大便稀。严重时右额角血管怒张，头痛欲裂，不能入睡，或自睡中痛醒，疼痛时间最长可达6小时。用脑过度，或情绪波动往往为诱发因素。5月24日赴郑州诊治，某医院西医诊断为血管神经性头痛，给麦角胺、普洛卡因等治疗，舌质淡有齿痕，舌苔白腻黄，脉沉细微数。

辨证：乃肝阳偏亢，血郁于上为病。

治法：凉肝息风，活血止痛。

方药：羚羊角1.5g（先煎），首乌藤、生石决明（先煎）各30g，桑叶、川芎、地龙、菊花、僵蚕各9g，白蒺藜、夏枯草、双钩藤、赤芍各15g，当归、牛膝各12g，连翘24g。3剂。

6月13日二诊：上方服6剂后，近3天来头痛未发作，饮食睡眠精神均有好转，头仍木，血管怒张，昨天已停西药。舌苔薄白，脉细。

治守原法，原方加生地黄12g，3剂。

【原按】根据临床辨证，常施于以下几种治法：① 养血清热；② 凉肝息风；③ 涤痰祛风等法。本例以凉肝息风为主，兼以活血。我们认为凉肝药物有一部分可以清脑，息风药有一部分可以舒展神经，活血药可以改善血液循环，皆能达到止痛之目的。方中以羚羊角、石决明、桑叶、菊花、白蒺藜、夏枯草、连翘、双钩藤、僵蚕凉肝平肝息风，赤芍、川芎、当归、地龙、首乌藤养血活血止痛，牛膝引热下行。服药9剂，诸症基本痊愈。

——《孙一民医案》

【按语】患者头痛发作时头目有胀感，严重时右额角血管怒张，头痛欲裂。舌质淡有齿痕，舌苔白腻黄，脉沉细微数。本案患者辨证为肝阳偏亢，血郁于上，以羚角钩藤汤为底方加减治疗。羚角钩藤汤为凉肝息风之良方。羚羊角咸寒入肝，清热凉肝息风；钩藤甘寒入肝，清热平肝，息风解痉。两者合用，相得益彰，清热平肝、息风止痉之功益著，共为君药。桑叶、菊花辛凉疏泄，清热平肝，助君凉肝息风之效，共用臣药。由于患者血郁于上，故选用牛膝、当归活血化瘀，且引血下行。赤芍凉血祛瘀而散肿消痈，并能止痛，泻肝火。夏枯草可清肝胆郁热。石决明、白蒺藜、连翘平肝息风，地龙咸寒可清热息风，可宣散络脉瘀热。由于肝阳上亢形成的本质原因为肝肾阴虚，故加用首乌藤滋养肝肾，从本质上杜绝肝阳上亢，遵循“壮水之主，以制阳光”。《饮片新参》：“苦涩微甘，养肝肾，止虚汗，安神催眠。”但火旺生风，风火相煽，风助火势，最易劫伤阴液。故二诊时加用生地黄，凉血滋阴，与君药相配，标本兼顾，可增强息风解痉之效。本案治法以清热凉肝息风为主，兼以活血化瘀，凉血滋阴。

阎某，女，40岁，工人。1976年7月9日初诊。

患者左侧偏头痛，局部有热感，甚则影响工作与睡眠。咳吐黏痰，恶心，逆气频作，手心热，思冷饮，小便黄。苔白腻少津，脉弦数。

辨证：肝阳上扰，胃气不和。

治法：平肝清脑，调气和胃。

方药：珍珠母30g（先煎），紫贝齿（先煎）、夏枯草各12g，麦冬18g，玄参24g，扁豆花、竹茹、广陈皮、藿香、建曲、菊花、旋覆花（布包）各9g，连翘、赭石各15g（布包），浮海石12g。3剂。

二诊：头痛渐缓，逆气除，其余各症均有减轻。仍以平肝清脑为主，佐以调中。

方药：珍珠母（先煎）、玄参各30g，紫贝齿（先煎）、连翘、首乌藤各15g，麦冬18g，白蒺藜、夏枯草各12g，桑叶、菊花、钩藤、藿香、扁豆花、竹茹、广陈皮各9g。3剂。水煎服。

【原按】头痛多与肝胆疾病有关。本案起病较急，属肝阳上亢，故治疗以平肝清脑为主。方中珍珠母、紫贝齿、菊花、连翘平肝清脑，首乌藤、钩藤镇静通络止痛，桑叶、白蒺藜散风热，止头痛，麦冬、玄参育阴清热，扁豆花、竹茹、陈皮、藿香、建曲和中清化，旋覆花、赭石降逆祛痰，浮海石清化痰热。

——《孙一民医案》

【按语】本案患者肝阳上亢，故头痛局部有热感，且逆气频作，脉弦数。阴虚胃热则恶心，咳吐黏痰，手心热，思冷饮，小便黄。痰热上扰故咳吐黏痰，恶心，苔白腻少津，脉弦数。故辨证为肝阳上亢，阴虚胃热，痰热上扰。选方用药当兼顾之，并有所侧重。《海药本草》中珍珠母味咸性寒，归肝、心经，平肝潜阳，清肝明目。王一仁《饮片新参》"紫贝齿，形色：酱红色，上有白花点，光洁悦目。性味：甘寒。功能：清心，平肝安神，治惊惕不眠。"珍珠母、紫贝齿都为贝壳类药物，均可平肝潜阳；钩藤息风止痉，清热平肝；桑叶、菊花、连翘疏泄肝热，清脑调神。《本草经解》"白蒺藜气温，禀天春和之木气，入足厥阴肝经；味苦无毒，得地南方之火味，入手少阴心经；气升味降，秉火气而生阳也。白蒺藜一名旱草，秉火气而生，形如火而有刺，久服心火独明，火能生土，则饮食倍而肌肉长，肝木条畅，肝开窍于目，故目明。……木火通明，元阳舒畅，所以身轻也。"麦冬、玄参养阴清热，与平肝潜阳药相配，标本兼顾，可增强息风解痉之效。胃气受伤，升降运化失常，则津液不得转输而为痰，痰浊阻于中焦，气机不畅。脾胃虚弱，痰气交阻，胃气上逆则恶心，逆气频作。选用旋覆花、赭石两药，以质轻沉降之花与重坠沉降之石为伍，意取降逆之势。扁豆花、竹茹、陈皮、藿香、建曲醒脾和胃，与旋覆花、赭石相配，共奏降逆化痰、益气和胃之功，使逆气得降，痰浊得消，中虚得复。诸药相伍，其效速也。

颜正华

金某，女，29岁。2000年4月20日初诊。

患者头痛间断发作1年，加重3天。1年前，患者因生气出现左侧头痛，西医治疗无效后转入某中医院治疗，服药后症状略有缓解，但频繁复发，每生气时加重。3天前，因工作紧张焦躁而致头痛复发，并较前加剧，口服西药止痛亦无法缓解。现左侧头痛，伴失眠。口干喜饮，纳差，胃部不适，嗳气频，大便干，日一行，小便黄。末次月经4月7日，经色、量可，无痛经。舌红，苔薄白，脉弦细。

辨证：肝气郁结，肝阳上逆。

治法：疏肝理气，平抑肝阳。

方药：川芎10g，白蒺藜12g，防风10g，紫苏梗10g，香附10g，陈皮10g，炒枳壳10g，旋覆花10g（包），煅瓦楞子30g（打碎，先煎），炒白芍18g，当归10g，全瓜蒌30g，佛手6g。7剂。水煎服，每日1剂。

二诊：药后症状有所改善。现偏头痛明显减轻，仍失眠，口干欲饮，晨起恶心，呃逆。舌红，苔薄白，脉弦细。上方加减。

方药：白蒺藜12g，蔓荆子12g，香附10g，陈皮10g，枳壳6g，旋覆花10g（包），煅瓦楞子30g（打碎，先煎），炒白芍18g，丹参15g，绿萼梅6g，甘草5g，益母草30g。7剂。水煎服，每日1剂。

药后头痛感基本消失，大便日一行，胃痛明显缓解，晨起恶心、呃逆感消失。

【原按】本案患者因发怒和工作紧张而致左侧头痛，且脉弦并伴胃脘气滞不舒症状，实乃肝气郁结、横犯中焦、肝阳上逆之证。颜正华教授以疏肝理气、平抑肝阳为基本治疗原则。方中治头痛之要药川芎为君，并配伍理气和胃之白蒺藜、紫苏梗、香附、陈皮，炒枳壳、佛手等，行气止痛。考虑患者有明显胃部不适症状，故酌加旋覆花、煅瓦楞子等降逆和胃之品；大便干燥，酌加当归、全瓜蒌润肠通便。二诊时，偏头痛症状明显减轻，大便干燥已解，但恶心、呃逆感明显，故去川芎、防风、当归、全瓜蒌、佛手，加蔓荆子、丹参、绿萼梅、甘草、益母草。药后症状基本消失，几近痊愈。

——《中国百年百名中医临床家丛书·颜正华》

【按语】此案可属“情志致病”范畴。情志致病是中医学基础理论中的重要组成部分，历代医家对此进行了深入的探讨，并形成了一套完整的、独特的七情内伤致病学说及病理机制。简单来说，情志疾病一可导致气机升降失调，《素问·举痛论》说：“怒则气上，喜则气缓，悲则气消，恐则气下，惊则气乱，思则气结。”此例患者因发怒起病，且每因生气加重，概因肝气上逆冲头导致。二可导致脏腑功能紊乱，《素问·阴阳应象大论》所云：“怒伤肝，喜伤心，思伤脾，忧伤肺，恐伤肾。”肝喜条达，主藏血，大怒气上，血随气涌，可见呕血卒厥、郁怒不解，肝气不疏，导致满闷胁痛，气滞化火，肝阳上亢，可致头痛眩晕、目赤肿痛。三可破坏阴阳平衡。《素问·疏五过大论》说：“暴怒伤阴，暴喜伤阳，厥气上行，满脉去形。”患者暴怒可伤肝阴，则肝阳不能被制约，上亢导致头痛。四可导致伤正邪侵。长期强烈的不良情志反应易损伤人体正气，正气虚则不能抵御外邪的侵入而诱发疾病。如《灵枢·寿夭刚柔》云：“忧恐愤怒伤气，气伤脏，乃病脏”。孙思邈也说“怒甚偏伤气……气弱病相萦”。中医学的情志学说不仅为中医基础理论的重要组成部分，亦为临床治疗、养生保健创立了新领域，更为现代心身医学的发展奠定了理论基础。

颜德馨

宋某，女，32岁。

患者头痛7载，无法工作，经治无效，转诊来沪。先经五官科会诊，拟为血管性头痛；神经科会诊，拟为偏头痛。头颅摄片（–），议以中药治疗。

症见头痛，痛彻头巅，日轻暮甚，甚则彻夜不寐，月经正常，脉细缓，舌苔薄腻。

辨证：头为诸阳之会，唯风可到，贼风久潜，久病入络为瘀。

治法：从“治风先血，血行风自灭”例立法。

方药：川芎15g，羌活9g，当归9g，生地黄12g，赤芍12g，桃仁12g，红花9g。7剂。

二诊：药后痛减，夜间仍剧，脉细数，舌苔薄腻。邪仍窃据清阳，当加味搜剔。

方药：上方加全蝎粉、蜈蚣粉各1.5g，和匀另吞。

服药7剂后即痊愈，随访经年未作。

——《颜德馨医案医话集》

【按语】血瘀头痛一般表现为痛如针刺刀割，痛有定处，拒按，常在夜间加剧。该患者无面色黧黑、肌肤甲错、口唇爪甲紫暗或皮下紫斑，月经无血块，无舌质紫暗、脉象细涩等典型的瘀血表现。颜老抓住头痛病程较长、痛势剧烈、痛处固定、日轻暮重的辨证要点，以瘀血入手治疗，拟方桃红四物汤加羌活。桃红四物汤活血养血，羌活“功能条达肢体，通畅血脉，攻彻邪气”（《本草汇言》），“与芎䓖同用，治太阳、厥阴头痛”（《本经逢原》）。二诊时头痛减轻，脉象由缓转数，加用全蝎、蜈蚣搜剔风瘀邪气。

《医林改错》血府逐瘀汤条下所列主治疾病首条即为头痛，“头痛有外感，必有发热，恶寒之表症，发散可愈；有积热，必舌干、口渴，用承气可愈；有气虚，必似痛不痛，用参耆可愈。查患头痛者，无表症，无里症，无气虚、痰饮等症，忽犯忽好，百方下放，用此方一剂而愈”，提示在无外感、气虚、痰饮、肝旺之象，难以辨证时，应考虑到瘀血头痛可能，运用血府逐瘀汤治疗。

刘，女，42岁。

患者头痛已18年，每于劳累或气候变化时则剧，经事前后易于诱发，经色不鲜，量不畅，腹痛，中西医多处医治无效。

症见头痛有年，经期辄作，伴有经来量少，腹痛，脉沉涩，舌紫苔薄。

辨证：气滞血瘀，冲任不调，内风旋扰清空。

方药：桃红四物汤加味主之。生地黄12g，赤芍9g，川芎18g，红花9g，桃仁9g，羌活12g，当归6g。5剂。

二诊：药后适值经潮，量较畅，色亦较鲜，腹痛减轻。头痛小安，脉沉涩未起，舌紫苔薄。潜瘀初化，风邪未除，再取搜剔，以肃余氛。

方药：同上方加蜂房9g，乌梢蛇9g，石楠叶9g，全蝎粉、蜈蚣粉各1.5g，和匀另吞。5剂。

三诊：头痛宿疾，10剂而安，脉涩而起，舌紫亦淡，以丸化煎，希竟全功。

方药：① 益母八珍丸9g，每晚吞服1次。② 川芎茶调散4.5g，每晨吞服1次。

随访经年，病已霍然。

【原按】王清任在血府逐瘀汤项下注解云："查患者头痛者，无表证，无里证，无气虚痰饮等证，忽犯忽好，百方不效，用此方一剂而愈。"王氏所云，即排除了其他病因之瘀血性头痛，可用此方治愈，核之临床，确有功效。《证治汇补》云："瘀血相搏，皆能为痛。"瘀滞窍络，清不升而浊不降，即出现头痛，古人早有发明。近年来用治顽固性头痛，多有应手。本案病程最长，脉涩乃瘀浊与风邪内潜之象，故重投川芎、羌活散风化瘀，初剂小安，脉沉如故，加蜂房、乌梢蛇与全蝎、蜈蚣以搜剔宿氛，脉证皆见缓解，从而获效。全蝎、蜈蚣治头痛颇效，吞服尤佳。石楠叶、蜂房与乌梢蛇皆为治疗头痛之有效药味，如再不效，可考虑再加细辛、草乌，多验，近年治此，有将川芎用至30~40g者，亦有验案。

——《中华名中医治病囊秘·颜德馨卷》

【按语】与经期相关的头痛多与肝经气血失调有关。古人有"女子以肝为先天"之说，任主胞胎，冲为血海，冲任又隶属肝肾。肝之功能主要表现为调节全身气血流畅、情绪变动、冲任协调、血海盈亏、月经潮落。女子情志为病者尤多。本病与肝有关。肝气不疏，气血逆乱，瘀阻冲任，病滞于下，气逆于上，脑府血络痹阻，故见于经行之际头痛剧作。法宜养肝、疏肝、平肝，活血通经、平冲降逆，以求脑府血脉自调。方中重用川芎，取血中气药，上达巅顶，下通血海，以行气和血止痛为主，佐生地黄滋阴养血，以补肝体。白芍酸敛又可制约重用川芎之辛散燥烈之弊，桃仁、赤芍活血祛瘀，通达冲任，古人有“虫以动其瘀，通以去其闭”之言，故用蜈蚣粉、全蝎粉、乌梢蛇祛瘀通络、解痉止痛。综合此方，能补血活血以养肝，理气解郁以疏肝，通络解痉以止痛。

经行之后头痛者，多为肝郁气滞，气血亏虚，经血下后，血海空虚，清窍失养所致。益母八珍丸由八珍汤加益母草等中药组成，具有补气养血、祛瘀调经的功效，中医学认为头为诸阳之汇，气虚则清阳不升，血虚则清窍失养。气血虚少则脉络空虚，气虚则血流缓慢而易于停滞形成瘀血，瘀血可致血液流通的速度减慢及血流量的减少，使脑窍充养不足，故而发为头痛。气血不足须补之。方中人参、白术组成补气之要药，当归、川芎、熟地黄、赤芍组成补血之要药。气为血之帅，血为气之母，气血充足则清阳上升，清窍得到濡养。另外川芎茶调散中川芎辛温散通，入肝胆经，为血中之气药，能引诸药上行头目，直达病所，和其他药物配伍，可治疗各种类型的头痛，是历代中医治疗头痛的第一要药。益母草具有补血活血、祛瘀生新的功效，可使脑窍脉络通畅，而气血充足。通过益母八珍丸和川芎茶调散的丸剂缓缓图之，以疗宿疾。

于已百

唐某，女，35岁。1997年7月17日初诊。

患者自述头痛反复发作10余年，多次住院检查治疗，诊为血管神经性头痛。曾先后服用多种中西药物，疗效不显。近来头痛发作频繁，每月1～2次。平素头痛头晕，倦怠乏力，性情急躁，胁肋胀满，夜卧不安，口苦便干。受风感寒、精神情志刺激、劳累失眠时症情即会加重，痛苦难言。刻诊头胀昏闷、右颞侧搏动性疼痛，伴颈项僵硬、恶心欲呕、急躁易怒、口苦便干，舌红苔薄白，脉沉弦。

辨证：证属肝失疏泄，郁而化火，肝阳上亢，外感风寒，邪郁窍阻。

治法：疏风散寒，平肝潜阳，化瘀通络。

方药：方用川芎茶调散（汤）加味治之。荆芥10g，防风10g，羌活12g，白芷12g，细辛10g，川芎12g，炙甘草10g，菊花12g，蔓荆子12g，茺蔚子12g，延胡索12g，全蝎6g，蜈蚣2条，枳实10g。水煎，二次分服。

服4剂后，头痛减半，颈项僵硬、口苦便干缓解。效不更方，再进7剂，诸症基本消失。因胃纳欠佳，原方去全蝎、蜈蚣，加陈皮10g、砂仁6g、僵蚕10g，并改汤为丸（丸重9g，每次1丸，每日3次，饭后服），继续治疗。服丸药1个月，诸证皆消。随访半年未发。

【原按】血管神经性头痛是各种头痛中最为常见的一种，常见于偏头痛、三叉神经痛、高血压性头痛、颈椎性头痛、神经性头痛、外伤性头痛等，由于都具有病程较长、反复发作的特点，因此常常将其归于一类。

中医学认为头为诸阳之会，又为髓海之所在，五脏精华之血、六腑诸阳之气皆上注于头。脏腑安康，气血调畅，脑海清灵，则神清气爽，不发头痛。外感六淫邪气，或脏腑气血不和，都可累及头部而发生头痛。于氏认为，由于血管神经性头痛多见于情志郁闷或性情急躁之人，且以女性患者居多，多因肝失疏泄，郁久化火，阴虚阳亢而发病，同时，因本病病程较长，病久入络，血液瘀阻，且高巅之上，唯风可到，故亦常有瘀血、邪风阻窍的病理变化。据此临床实际，于氏治疗血管神经性头痛即立疏肝解郁、平肝潜阳、祛风活血之法，选方则以川芎茶调散为主加减化裁，川芎茶调散主治风邪头痛，于氏以本方为主，散邪作用力强的薄荷，加菊花、蔓荆子与茺蔚子疏肝解郁、平肝潜阳，菊花配炙甘草尚能养阴血、补肝脏，如《本草纲目拾遗》曰菊花“入血分，养血润容”，《用药法象》载：甘草“养阴血”。加全蝎、蜈蚣或僵蚕搜刮经络，散瘀止痛；延胡索并原方之川芎，疏肝行气、活血散瘀，川芎载药上行、直达穹隆，与通腑降气的枳实合用，又可调理气机、和畅气血。诸药合用，共奏疏肝养血、平肝潜阳、祛风散邪、活血通络之功，所以血管神经性头痛服之有效。

本方常见加减：风寒头痛，去茺蔚子、全蝎、蜈蚣，加僵蚕。风热头痛，去全蝎、蜈蚣、细辛，加桑叶、柴胡。寒厥头痛，去茺蔚子，加吴茱萸、半夏。肝阳头痛，去细辛，加天麻、钩藤。血瘀头痛，加桃仁、红花。

——《中国百年百名中医临床家丛书·于己百》

【按语】患者年仅35岁，然头痛已10余年，虽经多次治疗，疗效不显著，后病势逐渐加重，疼痛加剧，每月发作1～2次。于老经脉症分析后，认为患者头痛证属肝失疏泄，郁而化火，肝阳上亢，外感风寒，邪郁窍阻。因肝失疏泄，郁而化火，故而出现性情急躁易怒，胸胁胀满，口苦便干，脉沉弦；肝阳上亢，外感风寒，邪郁窍阻故而出现头胀昏闷、右颞侧搏动性疼痛等症状。治疗上以疏风散寒、平肝潜阳、化瘀通络立法，方选川芎茶调散加减。以川芎、防风、白芷、羌活、细辛等疏散外寒，且有辛散开郁、畅通经络的作用，加用菊花、全蝎、蜈蚣等平肝潜阳息风，且全蝎、蜈蚣为血肉有情之品，性善走窜经络，通络止痛。药证相符，故而服4剂后，头痛减半，颈项僵硬、口苦便干缓解。效不更方，继用7剂，症状基本消失。因胃纳欠佳，原方去全蝎、蜈蚣，加陈皮、砂仁、僵蚕，改汤为丸，继续治疗，服丸药1个月，顽疾痊愈。

吴静芳

胡某，男，33岁。

自1973年起，患者左侧额部头痛颇重，每年发作3～4次，发时头痛颇重，每日2~3次，时间持续1小时左右，疼痛发时，面色苍白，汗出淋漓，饮食二便无异常。舌质红、苔薄白，脉象细弦数。

辨证：风热久蕴，内郁已久。

治法：疏风清热。

方药：薄荷叶6g，川芎30g，细辛3g，香白芷6g，菊花10g，珍珠母30g。

上方服用3剂之后，头痛已止，几年来未再发。

——《吴静芳内科心法》

【按语】本案病因病机为外感风邪，侵袭于经络，上犯巅顶，清阳之气受阻，气血不畅，阻遏络道，而致头痛。病位在头。“高巅之上，唯风可到”“伤于风者，上先受之”，风邪上犯阻遏清阳，脑府不荣，又风为百病之长，六淫之首，易夹寒、夹热、夹湿、夹瘀，引起脉络绌急或失养而出现头痛。《素问·风论》有“脑风”“首风”之名，“风气循风府而上，则为脑风”“新沐中风，则为首风”“首风之状，头面多汗，恶风”，此乃外在风邪犯于头脑而致。《医学入门》言“风邪一入，头即痛焉。是以头痛之症，风痛居多”。

患者有多年偏头痛病史，每年发作3～4次，初得之时为风邪作祟，经年不愈脉络瘀阻，逐渐化热，患者舌质偏红，脉象细数均为佐证。治疗取疏风清热为法，方取清轻药物外透风邪，加用菊花清热，珍珠母平肝潜阳。全方药只六味，药量偏轻，质轻者偏上，味厚着偏下，取疏风散邪之意。3剂以后头痛止，未再发作。

常某，男，成年。

患者头痛已30余年，时发时止，久治未愈，近来发作日重，发则左侧头痛剧烈，掣及后脑，午前痛重，下午减轻，饮食、睡眠、二便无异常。经某医院检查，诊断为神经性头痛，经治半年未见效果。舌质微红，苔薄白，脉沉细而弦。

辨证：血虚肝郁已久，风热上扰。

治法：疏风清热。

方药：薄荷6g，川芎30g，白芷10g，细辛3g，菊花10g，珍珠母30g（先煎）。

二诊：服上药3剂之后，头痛已止，左目眶微痛，全属肝经郁热减而未净，风热尚在，原方增损之。

方药：薄荷6g，细辛3g，川芎30g，白芷6g，菊花10g，蜈蚣1条。3剂。

三诊：服前药3剂以后，头痛、目眶痛皆愈，嘱禁食辛辣食物，追访2年未发。

——《吴静芳内科心法》

【按语】本证多因情志不畅，气郁化火，上扰清窍所致，治宜散风清热理气。偏头痛以气郁、血虚型比较多见，郁久化火伤阴，血虚久则必气血郁滞，瘀则不通，不通则痛，血虚生内火，内火随经络上扰清窍。方中川芎行气活血总治一切头痛，细辛治少阴头痛，白芷治阳明头痛，薄荷、菊花同用升散上至巅顶散风清热，珍珠母平肝潜阳。全方疏风散热，平肝潜阳达到治疗目的。二诊左目眶微痛，肝开窍于目，眼部红肿微痛多属于肝。去珍珠母加蜈蚣，增强通络息风的作用，3剂以后诸症皆愈。

杨某，女，43岁。1984年9月12日初诊。

患者右侧头角作痛20余年，时发时止，近半月来痼疾发作，头痛较重，失眠重，入睡则梦多，心烦急躁，大便干结，小溲赤热，舌苔薄白质红，两脉弦细。

辨证：素体血虚，肝阴失养，虚热上扰则旧疾必发。

治法：先以辛通其络，以止头痛；疏风清热，求其寐安。

方药：防风3g，菊花10g，川芎20g，白芷10g，细辛3g，珍珠母30g。

二诊：症状大减，头痛未作，原方加减。

方药：防风3g，川芎20g，菊花10g，细辛3g，珍珠母30g，白芍10g。

三诊：原方加减病愈。

——《吴静芳内科心法》

【按语】头痛之因多由于风，风邪善行而数变。《丹台玉案》："其性易入，其气易感，头之诸阳内聚而拒风风之势内外攻以抗阳，风与阳相争，两不肯伏，交战至于高之分而头之诸经始病点。"《症因脉治》云："伤风头痛或半边偏痛，皆因风冷所吹，遇风冷则发。"贼风外袭，上犯巅顶，邪气稽留，风邪入脑，清阳被扰，气血不畅，阻遏络道，成为"头风"。因此，风邪易侵袭机体而致头痛。其病因或为风邪外袭，迁延不愈，邪滞经脉，春至风气升，或情绪波动，风阳易动，内外相引，迅速发病。或为风热之邪上扰清窍，气血逆乱，络脉阻闭，脑脉痹阻，不通则痛。

本案患者头痛20余年，时发时止，风邪入里化热，兼有素体血虚、肝阴亏虚，阴虚则生热，热邪上扰睡梦不安，热邪煎灼津液则大便干结，小溲赤热。治法当疏风清热，求其寐安。处方以辛通之药为主，通其经络，三诊过后病愈。

程某，女，55岁。1983年8月23日初诊。

患者左侧头痛不休已8～9天，纳可，易醒多梦，苔薄白，脉沉弦。

辨证：素体血虚、虚热上扰。

治法：疏风清热。

方药：防风3g，白芷6g，菊花10g，细辛3g，川芎30g，珍珠母30g。5剂。

二诊：头痛止，用脑后仍作痛，寐尚佳，纳可，舌脉同前。

上方5剂。

三诊：近愈，舌脉同前，再服8月23日方，以巩固疗效7剂。

——《吴静芳内科心法》

【按语】患者初得头痛，感邪时间短，多为风邪外袭，但素体血虚，虚热上扰在治疗上应兼顾血虚虚热体质与外袭之风邪，急则治其标。方选防风、白芷、细辛、川芎祛风活血止痛，菊花清热，珍珠母平肝降逆。5剂后症状缓解，舌脉同前，故续服5剂。再诊近愈，舌脉同前，续服7剂巩固。

田某，男，49岁。1986年10月11日初诊。

患者头痛近30年，逐渐加重，左侧头痛时作，汗后头晕不爽，体倦无力，夜寐多梦，健忘烦急，纳食不佳，晨起便溏。舌苔白腻、质微红，体胖，脉沉弦。

辨证：心脾不足，肝热内蕴。

治法：标本兼治。

方药：当归10g，白芍10g，熟地黄10g，云茯苓10g，紫苏梗6g，草豆蔻6g，炒薏苡仁10g，鸡内金10g。

二诊：左侧头痛已减，夜寐有梦，纳食欠佳，体倦无力，舌苔薄白、根厚腻，质微红，脉沉细弦。

方药：防风3g，川芎30g，菊花10g，细辛3g，郁金10g，马尾连10g，竹茹10g，生牡蛎20g。5剂。

三诊：头痛已止，夜寐已安，多梦，纳食尚佳，时有烦急，便溏已久，清晨即作且急，便解症消，小便频数。舌苔薄白、质红，脉细弦。肝胃蕴热。

方药：煨葛根3g，黄连面1.5g，木香3g，地榆炭10g，秦皮10g。6剂。

——《吴静芳内科心法》

【按语】患者头痛30年之久，汗后头晕不爽，体倦无力，夜寐多梦，健忘烦急，纳食不佳，晨起便溏，此为心脾两虚，心血亏虚则健忘，虚火亢盛，心神不安则夜寐多梦，健忘烦急；脾气亏虚则纳食不佳，晨起便溏，体倦无力。《素问·经脉别论》曰："饮入于胃，游溢精气，上输于脾，脾气散精，上归于肺，通调水道，下输膀胱，水精四布，五经并行，合于四时五脏阴阳，揆度以为常也。"治法当选补血养心，健脾益气。组方当归、白芍、熟地黄养血补血，云茯苓、炒薏苡仁、草豆蔻、鸡内金健脾益气，紫苏梗发散外邪。二诊时偏头痛症状有所改善，脾气亏虚症状仍较为显著，针对偏头痛症状增加风类药物的使用。三诊时患者热象较重，葛根升阳解肌，黄连、地榆炭、秦皮清热泻火，木香行气调中。

刘某，男，29岁。1984年9月18日初诊。

患者血管神经性头痛20余年，时发时止，近日发作，右侧目头面作痛，舌苔薄白根厚腻，脉弦滑。

治法：外以疏风清热，内以降气除陈。

方药：防风3g，菊花10g，半夏10g，陈皮10g，川芎15g，细辛3g，珍珠母20g。4剂。

二诊：药后症减，纳食好转，苔黄根厚腻，质红，脉弦滑。

方药：防风3g，菊花10g，晚蚕沙10g，川芎15g，细辛3g，白芷6g，珍珠母30g。5剂。

——《吴静芳内科心法》

【按语】患者年少时患头痛。头痛日久，时发时止，今日发作，发时半侧头面目作痛，此为风邪之象；舌苔薄白，舌根厚腻，脉弦滑，此为内有痰湿之象。故治法选为外疏风清热，内降气除陈。

从本案用药推断，本患者头痛症状应偏轻，发作频率较低，尚未形成瘀血征象。临床常见病程持续时间长的偏头痛多为顽固性头痛，其病因多有瘀血作祟，正如《血证论》中言："瘀血在脏腑之间，则周身作痛。"久病多瘀，病久迁延时日则可形成瘀血。《灵枢·厥病》言："头痛不可取于腧者，有所击堕，恶血在于内。”由此可见瘀血是头痛的主要病理因素，故临床遇到久病的头痛患者需先考虑是否为瘀血、痰湿为患。

李某，男，25岁。

患者右侧头痛已4年。今年9月痼疾复发，右侧颈部麻木跳痛，午后为重，痛剧时目难睁、汗出，头无明显不适，纳可寐安，便干日一行。舌红起刺，苔白根腻，脉弦左沉。

辨证：风热挟湿上扰。

治法：疏风清热，佐以潜阳之品。

方药：白蒺藜10g，川芎30g，细辛2g，白芷6g，菊花10g，生珍珠母30g。

【原按】此案患者，主症与上述三案大致相同，仅苔白根腻有异，其虽属湿邪，但因症状不明显，故仍用疏风清热、平肝潜阳之法，其中疏风之品可以化湿，不必多加祛风胜湿药，患者用药后头痛减轻，仍有微痛，疼时缩短，由2小时至半个小时，继服3剂痊愈。

——《吴静芳内科心法》

【按语】本患者头痛为痼疾，疼痛日久，疼痛范围广，累及右侧颈部出现麻木跳痛，痛剧之时目难睁开，病势较重。舌红起刺，说明病已化热；苔白根腻显示患者有湿邪为患，脉弦左沉为肝郁不疏、肝阳上亢之证。故辨证为风热挟湿上扰，治以疏风清热、平肝潜阳之品。组方白蒺藜、川芎、细辛、白芷、菊花疏风清热祛湿，珍珠母镇肝潜阳。患者本有湿邪为患，然湿邪并不严重，故只用祛风药物兼以祛湿即可，不必单独加用祛风胜湿药物。治疗体现了抓主症的思想，提示在临床诊断上，尤其对于病因不清、病机不明、证候繁杂等疑难杂症，往往可以执简驭繁，打开思路，以治为辨，赢得先机。

王某，女，28岁。1985年9月21日初诊。

患者头痛2年，以右侧为甚，掣及目珠，甚则恶心，呕吐，时发时止，夜寐不安，纳食尚佳，大便干结，小溲赤热。舌苔薄白质红，脉沉细。

辨证：风火蕴热上扰。

治法：疏风清热止痛。

方药：薄荷10g（后下），白芷10g，细辛3g，川芎30g，省头草10g，竹茹10g。5剂。

二诊：头痛已止，原方又服3剂而愈。

——《吴静芳内科心法》

【按语】本案患者为青年女性，右侧头痛，且经久不愈，病势缠绵，当属于中医学“头风”范畴。头风的名称最早载于隋代巢元方的《诸病源候论·头面风候》，曰：“头面风者，是体虚，诸阳经脉为风所乘也。”后世医家在此基础上又对头痛和头风进行了鉴别，如明代王肯堂《证治准绳·头痛》指出头痛、头风乃因发病的新久及病程的长短而区别，载曰：“医书多分头痛头风为二门，然一病也，但有新久去留之分耳。浅而近者名头痛，其痛猝然而至，易于解散速安也。深而远者为头风，其痛作止不常，愈后遇触复发也。”

审其脉症，头痛时发时止，掣及目珠，正如汪昂谓“以巅顶之上，唯风可到也”，为风邪上扰清窍；又夜寐不安，大便干结，小便赤热，舌苔薄白质红，为火热蕴结。故本案病机为风火蕴热上扰，治当疏风清热止痛，方选川芎茶调散加减。方中重用川芎，因其辛香走窜，上达头目，善于祛风止头痛，《本经逢原》称其为“头痛必用之药”，尤善少阳、厥阴头痛；配以薄荷，取其轻清上行之意，疏散风邪，清利头目，《本草正》云其“清六阳会首，散一切毒风……疗头风脑痛”，助川芎止头痛之功，辅以省头草、竹茹，兼清里热。全方药虽6味，然配伍精当，药专而力宏，5剂尽则诸症悉愈。

杨某，男，50岁。1979年9月20日初诊。

患者左侧头痛2年余。近半年来，头痛发作频繁，伴恶心呕吐，每次发作2～3天，过劳、精神紧张则加重，痛剧如有炸裂之势。纳可，夜寐不实，早醒，大便干结，2～3天一行，曾在某院诊断血管神经性头痛，经中西医治疗无效，特出差来京医治。舌质正常，舌苔薄白，脉弦滑。

辨证：风挟热邪上扰清窍。

治法：疏散风邪，升清泄热。

方药：遵川芎茶调散之意。川芎30g，防风3g，菊花10g，细辛3g，白芷6g，珍珠母20g，蜈蚣1条。3剂。

二诊：药后22日复发1次，但头痛大大减轻，呕吐止，继服原方3剂。

以后患者返回四川来信说：头痛明显好转，有时过劳后偶发头痛，夜寐安，二便尚可，亦无恶心、呕吐之症，复信继以前方加减调治。

——《吴静芳内科心法》

【按语】本案患者左侧头痛，病位在少阳，过劳、精神紧张则加重，与肝经相关。《灵枢·经脉》曰“足少阳之脉，起于目锐眦，上抵头角，下耳后……其支者，从耳后入耳中，出走耳前，至目锐眦后”，手少阳支脉“系耳后，直上出耳上角，以屈下颊至出其支者，从耳后入耳中，出走耳前”。热邪上扰清窍，故见夜寐不安、早醒，其余所见诸症同样为风热上扰清窍所致，故治宜疏散风邪，升清泄热。

川芎为血中之气药，有行气活血、搜风开郁之功效，可上引头目，下行血海，走而不守，《本草经集注》载其“辛温无毒，主治中风入脑头痛……除脑中冷动，面上游风去来”，重用30g为君；配以菊花、防风疏散头面游风，细辛、白芷止头痛；蜈蚣辛温有毒，可祛流于经络之风邪，配以咸寒之珍珠母，共奏平息肝风、解痉止痛之功。3剂之后，头痛明显减轻，可见辨证精确，用药得当之时，中药对于头痛的治疗确有良效。

韦某，女，47岁。

患者来信自述头痛30余年。1971年起头痛频发且加重，经常头痛如裂，伴恶心呕吐，甚至行走时的颠震均可使头痛加剧，无法坚持正常的工作。病发时服止痛药2～3片无济于事，痛势经久不愈，时轻时重，无休无止，痛苦难言，急来信求治（曾在四川省某医院做各种检查均未见异常）。

辨证：风热上扰。

治法：散风清热。

方药：川芎30g，薄荷3g，菊花10g，细辛3g，白芍6g，蜈蚣1条。3剂。

服经3剂后，患者欣喜来信，头痛大为减轻，病势明显好转，嘱忌食刺激性食物，继服前方调之。

——《吴静芳内科心法》

【按语】本案患者头痛30余年，经久不愈，叶天士在《临证指南医案》中指出：“初病在经，久病入络，以经主气，络主血……”“初为气结在经，久则血伤入络”“病久痛久则入血络。”患者症状严重时头痛欲裂，病理因素当为瘀血，病位在少阳，治当散风清热，方选川芎茶调散加减。川芎茶调散出自《太平惠民和剂局方》，原文“具有清头目之功效，主治偏正头痛，伤风壮热，肢体疼烦，风热瘾疹”。

慢性头痛，病程长，容易反复，经年难愈，治疗时可在辨证论治的基础上配伍全蝎、地龙、蜈蚣等虫类药，以祛瘀通络、解经止痛、平息肝风，往往可有奇效。配伍少量白芍，黄元御谓其“酸苦、微寒，入肝家而清风，走胆腑而泄热”，以柔肝阴，养肝体，清热平肝止痛。除川芎外，余药用量皆轻，体现了中药配伍在精不在多的特点。

郑某，女，39岁。

患者头痛10余年，两侧交替跳痛，生气、紧张或经前期发作，疼重时闭目难睁，恶心欲吐，小便频，素日易激动，口苦腹胀，纳可，寐多惊梦，大便不成形，每日1～2次，月经前期5～7天，色红量少有块，舌暗红苔薄白，脉沉细弦。

辨证：脾虚肝旺，肝胃失和。

治法：平肝和胃，疏风止痛。

方药：生珍珠母30g，白蒺藜10g，菊花10g，半夏10g，陈皮10g，平肝和胃；川芎30g，细辛3g，白芷6g，疏风止痛。

3剂复诊，去半夏、陈皮，加黄芩、马尾连清热之品，药后症减。继上方去白蒺藜、菊花，加白头翁、晚蚕沙各10g，凉血疏风。

3剂后痼疾发作减少，继服3剂，去马尾连，3剂药后症痊愈。

【原按】此案患者脾虚肝旺二证同时存在，但以肝旺、肝阳上亢为主证，故首先平肝清热以解肝热所致头痛，佐以和脾胃之品，抓其主证，辨证施药，主要矛盾解决了，次要矛盾继之而解。

——《吴静芳内科心法》

【按语】本案患者为中年女性，头部两侧交替跳痛，且在情绪波动或者经前期发作，缠绵10余年而不愈，故本案病位在少阳，责之肝阴亏损，肝阳上扰；又“见肝之病，知肝传脾”，土虚则木乘之，故患者可见素日口苦腹胀，大便不成形，月经前期，色红量少诸症，乃脾虚血亏。故本案可诊为脾虚肝旺，肝胃失和，治宜平肝和胃、疏风拈痛。

首诊以珍珠母与白蒺藜共用，平肝潜阳，疏风清热，《本草经集注》谓“蒺藜，主身体风痒，头痛，咳逆……”;《神农本草经》曰，菊花“味苦平，主风，头眩肿痛，目欲脱，泪出，皮肤死肌，恶风湿痹”，疏肝风，清肝热；陈皮与半夏配伍，健脾祛痰，和胃止呕；川芎、白芷、细辛各随引经而止头痛。复诊减半夏、陈皮、白蒺藜与菊花之用，加黄芩、马尾连、白头翁、晚蚕沙，增其解肝热之功，以善其后。辨证施治，根据病势变化而及时调整用药，方能取得满意疗效。

朱南孙

汪某，女，41岁，已婚。1992年4月5日初诊。

患者18岁月经初潮，经量偏多，素有痛经。婚后顺产一胎，满月时有大出血史，此后经行头痛逐渐加剧已12年，曾用中西药治疗未平。适逢经期第4天，经量偏多，头痛且胀偏于左侧，小腹胀痛，神疲乏力，耳如蝉鸣，目眩不清，腰脊酸楚，纳可便调。舌暗偏红，苔薄腻、边有齿印，脉微细。

辨证：肾虚肝旺血热。

治法：清肝益肾，调摄冲任。

方药：生地黄12g，侧柏叶12g，地榆12g，椿根皮12g，刘寄奴12g，桑螵蛸、海螵蛸各12g，狗脊12g，川续断12g。7剂。

二诊：末次月经4月12日，头痛偏左，与小腹痛交作，伴恶心、呕吐。经后则感神疲乏力，腹中胀气，腰背酸楚，亦有腹部隐痛，大便尚调。舌质暗红，苔薄黄腻，脉细。

辨证：肾气虚弱，肝火旺盛，迫血妄行，经后则血虚。

治法：再拟滋养肝肾。

方药：生地黄12g，白芍9g，女贞子12g，桑椹12g，沙苑子、白蒺藜各9g，夏枯草12g，苦丁茶9g，杜仲12g，桑寄生12g，巴戟天9g，肉苁蓉12g，狗脊12g。7剂。

三诊：已临经前，小腹胀痛减轻，头晕乏力，精神疲倦，腰背酸楚，纳可便调。舌质暗红，苔薄腻、边有齿印，脉细软。

辨证：肝旺血热，冲任气滞。

治法：平肝清热调冲。

方药：生地黄12g，侧柏叶12g，地榆12g，茜草12g，蒲黄12g（包），五灵脂12g，川楝子9g，大血藤15g，刘寄奴12g，柴胡、玄胡各6g，炙乳香、炙没药各3g。7剂。

四诊：11日经水按期而转，头痛、腹痛均未作，仍感腰酸，头晕，神疲乏力。舌质暗红，苔薄腻，脉细软。

治法：经后宜清养肝肾。

方药：生地黄12g，白芍9g，女贞子12g，桑椹12g，枸杞子12g，川续断12g，狗脊12g，杜仲12g，桑寄生12g，蒲公英12g，大血藤12g。12剂。

五诊：症如前述，尚为月中，仍从原意增损。

方药：前方去蒲公英、大血藤，加沙苑子、白蒺藜各9g，知母、黄柏各9g。再进12剂。

以后如上法调治3个月，6月8日及7月5日二次行经，经量正常，头痛平息，腹痛亦愈，10余年之顽疾短时治愈。

【原按】经行头痛，症随月经周期而作，必与冲脉之盈亏有关。故每当阴血下行冲脉之际，则不能上承荣脑，是故头痛不已，治疗不宜概投平肝。患者经量偏多，产后又有出血史，阴血亏损已久，阴虚则阳亢，冲任有热，肾气不守以致经量过多。肾阴不足，肝失滋养，故头痛目眩、耳鸣，治宜清肝益肾，经量减少，子母相和，头痛告痊。

——《中国名老中医药专家学术经验集·朱南孙》

【按语】患者头痛且胀，偏于左侧，小腹胀痛，神疲乏力，耳如蝉鸣，目眩不清，腰脊酸楚，纳可，便调，舌暗偏红，苔薄腻、边有齿印，脉微细。既往有大出血病史，且经量偏多，血亏则生虚热，阴虚火旺故冲脉不固，经量偏多。每逢月事阴血下行冲脉，脑髓不荣，故头痛频作。辨证为肾虚肝旺血热。治宜清肝益肾，调摄冲任。

肾藏精，精生髓，而脑为髓海。肾精因故亏虚，髓海难充，失养则作头痛。在月经来临之际，因失血而精髓耗损益重，髓海失养加剧，故头痛作矣。《证治准绳·杂病》曰“下虚者，肾虚也，故肾虚则头痛”，《素问·五脏生成》亦曰“头痛巅疾……甚则入肾”，说明头痛特别是经行头痛与肾具有更加密切的关系，临床但见肾虚脉证，则可从补肾入手。《石室秘录·偏治法》云“如人病头痛者……法当大补肾水，而头痛头晕自除”。

补肾之法，常据阴阳亏损轻重，谨遵《素问·阴阳应象大论》古训，“精不足者，补之以味”，遣药以厚味补之。肾精得充，髓海自满，濡养无忧，头痛则除。如果为经行头痛，特别是经久不愈者，需考虑有无肾虚之象，辨证确切者，运用甘厚之药以补之，根据其他症状佐以平肝、清热、理气通经等可事半功倍。

胡天雄

黄某，女，18岁。

患者右侧头痛多年，往往在月经前后加重，痛剧时甚至打滚呼号，不能自已，曾在某医院确诊为血管性头痛。就诊时口干苦，口中有秽气，尿赤，舌赤苔黄，脉细弦。

辨证：风火交煽。

方药：龙胆6g，黄芩10g，柴胡10g，玄参15g，甘草10g，木通10g，蜈蚣2条。

8剂后头痛基本控制，因经汛延期未至，改用血府逐瘀汤加蜈蚣2条，又8剂，头痛全平，只在吹风后有头部不适感，舌质偏红，苔薄黄腻，拟四物汤加黑栀、泽泻、蜈蚣收功。蜈蚣功能搜风镇痛，用于偏头痛效果更好，曾治多例血管性头痛，加蜈蚣于血府逐瘀汤中，服之均效。

——《中国百年百名中医临床家丛书·胡天雄》

【按语】患者为青年女性，右侧头痛，月经前后加重，肝为藏血之脏，头为诸阳之会，冲脉为血海之本，附于肝。五脏六腑之气血皆上荣于头，足厥阴肝经上巅络脑。妇女情志失常，肝气郁结，气郁化火，经行时阴血下聚，冲气偏旺，挟肝火上逆，气火上扰清窍，出现经行头痛。女子以肝为先天，所以胡老在治则上重于清肝。方中龙胆、黄芩、柴胡清肝，玄参、木通泻火通经，蜈蚣通络止痛。8剂后头痛基本平复，因月经延期未至复用四物汤加黑栀子、泽泻泄火，蜈蚣通络，终收全功。

何炎燊

袁某，女，46岁。1991年11月10日初诊。

患者头痛5年。初期仅在月经期前，左侧前额、眉棱、目眶、颞颥部有轻微刺痛，约半小时即止，不以为意。后期经前经后皆痛而日甚。数月来，每周痛二三次，发作无时，痛时如锥刺，如绳捆，痛甚则目如火燎，面赤汗出，干呕，持续二三小时。若在工作时痛发，须吞服强力镇痛药多片，始得暂时减轻。因不能提前退休，病者痛苦万状。询其治疗经过，西医诊断为血管神经性头痛、紧张性头痛、三叉神经痛及更年期综合征等，服药打针（药物未详），只能减轻一时。中医处方则有川芎茶调散、九味羌活汤、补中益气汤、杞菊地黄汤及汇集止痛药之杂方等，皆无显效。

近日又见心烦意乱，少寐梦多，口苦咽干，尿黄便结等阳热症状，诊其脉如平（此时头痛未发），舌干红少苔。

《得心集医案》有眉棱骨痛一案，患者百治罔效，其脉如平，谢映庐用葛根、石膏、生地黄、石斛、牡丹皮，药仅5味，治之而愈，乃治阳明火上冲之法。

辨证：此案则痛连颞颥耳背，乃少阳经脉循行部位，须加用清肝胆之药。

方药：葛根20g，石膏30g，生地黄25g，石斛15g，牡丹皮15g，羚羊角5g（代，另煎），白芍20g，蒺藜15g，桑叶15g，菊花10g。水煎2次，每日1剂。

二诊：患者服药3剂，月经适来，头痛较前大减，乃停药。经后再服2剂，痛减过半，阳热亢盛证候亦平息，唯胃纳不佳，时有干呕。寒凉之药已服5剂，乃去石膏，易取竹茹，去羚羊角，易以石决明，方义未更，而变辛甘寒为辛甘凉之剂，服之半月，头痛渐止，胃纳亦佳，病已向愈。

三诊：1992年春节后，因事悲愁恼怒，头痛复发，甚轻，但兼见目眩、心悸、神倦，脉舌如常无变化。

方药：拟方益胃气，养胃阴，佐以升清；养肝血，平肝阳，佐以通络。方用西洋参10g（另炖），麦冬15g，石斛15g，玉竹20g，北沙参15g，葛根15g，何首乌15g，桑寄生15g，石决明30g，珍珠母30g，白芍20g，川芎7g，地龙7g。

每周服一二剂，间歇服食3个月，遂不复痛，随访5年未再发。

【原按】头痛症，西医按神经病理分类繁多，中医学则按经络循行部位而立法。颜面属足阳明胃经，颞颥属足少阳胆经，而见症则是一派阳热亢盛之象，故用降胃火、清肝胆之法得效。最后考虑到患者已是更年期，阴气暗亏，且久病体虚、久病入络等因素而立复方，遂获痊愈。又此病胃胆之火，浮亢于上，而脉不洪不弦不数，可知慢性病有不现于脉者，故前人有言“徒恃乎脉，则脉不可凭，徒泥乎脉，则脉更不可凭”也。

——《何炎燊医案集》

【按语】分析该病例特点如下。① 头痛部位：前额、眉棱骨提示阳明病变，颞颥部提示少阳病变；② 头痛症状：发作无时，痛时如锥刺，如绳捆，痛甚则目如火燎，面赤汗出，干呕，心烦意乱，少寐梦多，口苦咽干，尿黄便结等阳热症状，诊其脉如平（此时头痛未发），舌干红少苔，提示阳明热盛，肝火上炎，阴液受伤；③ 治疗史：曾服驱散外风、健脾益气、养阴补肾方剂，无效。

综合判断，诊为阳明、少阳热盛伤阴。《得心集医案·眉棱骨痛》载治一眉棱骨痛，“用息风和阳，两剂不效，更进清肝凉血之剂，亦如故”，后“疏以石膏、石斛、生地、丹皮之属，佐以葛根为使，服之果获全愈”。本案即仿谢映庐治疗阳明火上冲之法，同时加用清肝胆之药，给予葛根、石膏清透阳明之热，羚羊角、白芍、蒺藜、桑叶、菊花清热平肝，牡丹皮清热凉血，并以生地黄、石斛养阴清热。故治疗效果佳，然苦寒败胃，胃纳不佳，时有干呕，去寒凉之石膏、咸寒之羚羊角，以竹茹清热止呕，石决明平肝息风。然因忧思恼怒而复发，头痛兼见目眩、心悸、神倦，脉舌如常无变化，以养胃气胃阴、补肾平肝、活血通络为治法拟方，服用3个月，随访5年未发，反映出名老中医精于辨证，圆机活法，随病情变化灵活调整用药，也说明中药对月经性偏头痛有长期预防效果。

另外，本案原按语中均对患者脉象进行分析，认为“脉不可凭”，这一点值得商榷。本案引谢映庐“其脉如平”，其原文为“脉如平人，不疾不徐”，因此，该“平”字不应该是“正常”，而仅仅是快慢正常。患者并没有表现出火热病机常见的数脉，故称为“其脉如平”。并且患者所欲不遂，心烦意乱，从现代心理脉象角度分析应该有相应脉象特征。

孟澍江

王某，男，32岁。1989年7月13日初诊。

患者头痛，尤以左侧为甚，时发时止，已逾5年，多方治疗乏效。1983年4月中旬，因劳累及生气后致头痛不适、烦躁、眩晕，经治疗眩晕减轻，但头痛时作，每以左侧多见。发则痛呈胀痛或跳痛，有时亦呈刺痛，痛剧则欲作呕恶，情绪激动，烦躁、失眠，持续半小时至1小时不等。曾经数家大医院CT、脑血流图、脑电图等检查，均无特殊发现。诊断为血管神经性头痛，予服索半痛片、B族维生素、维生素C、地西泮、补脑汁等，疼痛仍作。

刻诊：痛苦面容，面色稍红，精神较差，左头疼痛呈搏动性胀痛难忍，头晕目眩，纳差、呕恶、失眠。血压（BP）142/90mmHg，血常规：血红蛋白（Hb）105g/L，红细胞（RBC）4.12×10^{12}/L，白细胞（WBC）9.2×10^{9}/L。中性粒细胞（N）0.76，淋巴细胞（L）0.24。粪尿常规均正常。心肺（–）：腹软，肝脾未及，余可。舌质偏红有紫气，苔薄黄而腻，脉弦数。

辨证：风阳内动，火有痰热，脉络瘀阻。

治法：平肝潜阳息风，清化痰热，活血化瘀，缓急止痛。

方药：头痛舒煎剂化裁。细辛3g，生石膏12g（先煎），炙全蝎3g，僵蚕9g，夏枯草9g，柴胡6g，石决明15g（先煎），制南星4g，红花6g，天麻9g，川芎5g，苦丁茶3g，生甘草3g，白芍12g，白蒺藜15g。水煎，兑鲜姜汁服（以下皆同）。

二诊：药后头痛减轻，眩晕亦轻，呕恶已除，仅失眠、纳差、苔脉同前。原方化裁再进。上方去夏枯草，加珍珠母30g（先煎）、炒谷芽、炒麦芽各12g，钩藤12g（后下）。7剂。

三诊：头痛大减，发作次数亦少，持续时间变短，余症瘥可。上方去谷芽麦芽、柴胡，加鸡血藤30g、白附子5g、丹参12g。10剂。

四诊：头痛未作，食纳增旺，精神转佳，余无不适。上方去白蒺藜、钩藤，加全当归12g，每日1剂，连服2周，停1周，再服2周。嘱其调神养性，辅佐食疗，防止复发。半年后随访，未再复发，已正常上班。

——《孟澍江治疗血管性头痛经验》

【按语】患者为青年男性，因劳累、情绪激动后发作左侧头痛，劳则耗气且肝气郁而化火，火气阻于脑络，不通则痛。《内经》有云“其志为怒，易伤肝”，又有“肝气虚则恐，实则怒”，其人平素急躁易怒，此为肝气实之象，实则阳亢，便发头痛。且其疼痛多呈胀痛或跳痛，有时亦呈刺痛，多为风眩与瘀血并存；肝气郁滞，津液不行则聚而为痰，故见痛剧伴恶心欲吐；肝火上炎、耗伤心阴故见烦躁、失眠；另外，其舌质偏红却有紫气，苔薄黄而腻，脉弦数，观其脉证则知风、火、痰、瘀俱存，且痰热偏重，且《丹溪心法·头痛》有曰“头痛多主痰，痛甚者火多”。因此辨证为肝火上炎、痰瘀阻络，治疗以平肝息风、通络止痛为主，兼以清痰热、化瘀血、缓肝急。

天麻、柴胡均入肝经，为平肝息风之要药；石决明平肝热、息肝风，夏枯草清肝热、散郁结，苦丁茶散风热、清头目；全蝎、僵蚕化痰息风、通络止痛，二味虫类药物善于搜风通络，多用于祛除顽固性头痛；白蒺藜苦辛、僵蚕咸平，二药合用疏肝解郁，祛风通络，舒展神经以止痛；细辛辛散、全蝎辛平，皆入肝经，通其络、散其结；另有胆南星豁痰开窍，祛除在络之顽痰；生白芍、川芎、红花活血养血，补肝体、养肝用；为缓解患者呕恶症状，加入鲜姜汁温中止呕，又防其苦寒药物伤其阳气。二诊仍有失眠，加珍珠母、钩藤以平肝潜阳、镇静安神；纳差，加炒麦芽消食化积。三诊头痛大减，故去平肝之柴胡、钩藤，加鸡血藤、丹参助其活血化瘀之效，更用白附子增强化顽痰作用。四诊症状基本痊愈，加全当归补血活血，祛邪而不伤正。

柴彭年

田某，女，54岁。1980年11月21日初诊。

患者左侧头痛，且呈跳痛，反复发作，久病不愈，曾服麦角胺、咖啡因等药，疼痛可暂时缓解，停药则头痛仍作。诊查精神欠佳，表情痛苦，舌质暗有瘀斑，脉弦。脑血流图检诊为血管神经性头痛。

辨证：瘀血阻络。

治法：活血化瘀，理气通络。

方药：茺蔚子10g，赤芍10g，桃仁10g，当归10g，生地黄15g，红花10g，柴胡10g，川芎10g，桔梗10g，全蝎10g，青葱管15cm。

二诊：服上方1剂头痛即止，服3剂后如常人，又连续服2周，头痛一直未再发作。

——《中国现代名中医医案精华》

【按语】本例患者头痛反复发作，舌质暗有瘀斑，脉弦，当为瘀血内阻之头痛，治疗当以活血通络、解痉止痛为要。柴氏用王清任血府逐瘀汤化裁组方而获治愈，其中桃仁、红花、川芎、赤芍活血化瘀；当归、生地黄、茺蔚子养血，使瘀血祛新血生；柴胡、枳壳疏肝理气；桔梗为诸药之舟楫，载药上浮。三药合用则有行气开郁之功，气行则血行，且能使诸药直达病所。更效法叶天士虫类通络止痛之法，用全蝎祛风镇眩、通络止痛，现代药理研究，全蝎有抑制血管运动中枢、扩张血管的作用，故可用于血管痉挛而致的头痛。头为诸阳之会，非通则阳不能达于头面，故配以青葱管辛散温通，为诸药之使。辨证立法处方选药丝丝入扣，故能1剂头痛即止，3剂如常人。

张　琪

李某，男，43岁。1998年11月1日初诊。

患者形体肥胖，头痛病史10年，在多家医院治疗效果不显，诊断为血管神经性头痛。近1年头痛加剧，偏于右侧，睡眠不实，多梦纷扰，耳鸣健忘，心烦，舌紫暗，苔腻，脉沉。

辨证：久病入络，脉络瘀阻，血瘀气滞痰凝。

治法：活血化瘀，行气涤痰。

方药：以血府逐瘀汤合散偏汤化裁。当归、赤芍、生地黄、桃仁各20g，川芎、夏枯草各25g，红花、柴胡、枳壳、白芥子、香附、白芷各15g。水煎服，每天1剂。

二诊：服上方7剂，头痛明显减轻，仅觉头微痛不适，效不更方。

三诊：服上方6剂，症再减，但不断有交叉痛出现，舌紫，脉沉，仍睡眠不佳，心烦，前方加祛风安神养心之品。

方药：生地黄30g，当归、桃仁、赤芍、柴胡、川芎、菊花、炒酸枣仁各20g，红花、白芥子、远志各15g，夏草25g。

四诊：服上方16剂，头痛未作，睡眠好，现有轻度腹泻，上方加白术15g，服7剂，1年后随访未复发。

【原按】本例属瘀血头痛。头痛日久，舌紫暗或有瘀斑，脉沉或沉涩多属血瘀。患者体胖苔腻，故证属血瘀夹痰湿，以血府逐瘀汤与散偏汤化裁取效。方中川芎上行头目，功擅辛散通络，为头痛要药；白芥子燥湿化痰，为治痰之要药，散偏汤中二药相伍为痰瘀合治之剂；夏枯草清肝散络，痰瘀化热者用之可平肝清热；菊花清利头目，与活血化瘀药合用相得益彰，故收效甚捷。

——《国医大师临床研究·张琪临床医学丛书·张琪医论医话集锦》

【按语】瘀血头痛为临床常见的头痛类型，其病因多为三种：一是因外伤或暴力冲击导致的气血瘀滞，瘀阻脑窍，血脉不通则头痛，并见失眠健忘、头晕、多梦、反应迟钝、耳鸣耳聋；二是情志不舒，因思、怒、忧等情志原因导致的气机不畅，肝郁气滞，气为血之帅，气滞则易致血瘀，瘀血阻滞脑窍，因而致头痛；三是各种原因导致的头痛迁延不愈，病久入络，气血瘀滞，瘀阻脑络，引发头痛难以缓解，正如《素问·奇病论》云：“人有病头痛，以数岁不已……当有所犯大寒，内至骨髓，髓者以脑为主，脑逆故令头痛。”

本案患者素体肥胖，本为痰湿体质，兼有头痛病史10余年，头痛日久，迁延不愈致病久入络。患者睡眠不实，多梦纷扰，耳鸣健忘，心烦，舌紫暗，脉沉均为瘀血证的表现，患者体型肥胖，舌苔腻，判断为血瘀夹痰湿证。方用血府逐瘀汤合散偏汤加减，方中川芎25g，临床大剂量川芎有治疗头痛的良好效果；白芥子燥湿化痰，朱震亨云“痰在胁下及皮里膜外，非白芥子莫能达，为治痰之要药”，散偏汤中二药相伍共治痰瘀；夏枯草软坚散结，清肝泻火；菊花清利头目；再合当归、赤芍、地黄、桃仁、红花、柴胡、枳壳、香附、白芷等，共奏活血化瘀、行气涤痰之功。

焦树德

杨某，男，46岁。1967年11月30日初诊。

患者左侧头痛四五年，生气时加重，下午比上午痛，并有头晕、头痛、头胀，左手有时发麻，大便干燥2～3天1次，小便黄，性情急躁易怒，夜间口干思饮，少眠多梦，腰膝酸软。曾多次诊治，诊断为高血压病，血压经常在180~150/100~110mmHg，服用中西药品均未治愈，今日头痛加重，头晕眼花明显。面现痛苦表情，舌苔薄而微黄，舌质偏红，脉细弦数，左手弦象大于右手，左尺脉沉。血压170/120mmHg。

辨证：肝阴虚，肝阳旺，肝风上扰。

治法：柔肝养阴，潜阳息风，佐以益肾清热。

方药：生地黄15g，赤芍12g，白芍12g，生石决明30g，生赭石35g，荆芥10g，钩藤30g，香附9g，黄芩10g，泽泻12g，桑寄生24g，牛膝12g，全瓜蒌30g。6剂。

二诊：药后头痛、头晕、头胀均有减轻，大便较前通畅，每日或隔日一行。昨日测血压140/90mmHg。睡眠尚差，易急躁，口稍干。舌苔薄白，脉弦细略数，左尺脉细。

初诊方去香附，加远志10g。6剂。

三诊：药后诸症明显减轻，精神转佳，面色较前红润，已无急躁之情，尚有头目发胀。血压134/80mmHg。舌苔薄白，脉弦细，左尺仍沉。

二诊方去黄芩、荆芥，加夏枯草12g，桑寄生改为30g。6剂。

四诊：已无头痛、头晕、头胀，睡眠好，大便正常，已不急躁，腰膝较前有力。脉略弦细。血压130/74mmHg。

三诊方加红花9g。6剂。嘱其在服药期间，另将本方生赭石改为30g，加香附、黄芩各9g。4剂，诸药共研为末，炼蜜为丸，每丸重9g。服完汤药后，继服丸药，每日2次，每次1~2丸，温开水送服，以巩固疗效。

随访：正在服用丸药，头痛、头晕未发生，血压130/80mmHg，一直稳定。

——《当代名医临证精华·头痛眩晕专辑》

【按语】患者头痛四五年，生气时加重，且性情急躁易怒，可知头痛发作与肝木气化失常有关。患者伴有头晕、头胀，夜间口干思饮，舌质偏红，脉象弦细，为肝阴不足、肝阳上亢之象，故焦老诊断为证属肝阴虚，肝阳旺，肝风上扰。阴阳失衡，气血逆乱，故出现血压波动升高的现象，因而在治疗的过程中，气血阴阳逐渐平复，血压亦随之平稳下降。初诊时，焦老采用柔肝养阴、潜阳息风，佐以益肾清热的方法，以生地黄、赤芍、白芍养阴柔肝；石决明、赭石、钩藤、黄芩平肝潜阳息风；牛膝性善引血下行，且可与桑寄生合用补益肾元，固摄下焦，下元强固，气血即难以上逆；全瓜蒌清热性寒，可清肃肺和大肠，用之地道，恢复其常，自无大便干燥之症。诸药合用，直中病机，故而药后症状即见缓解。后随症加减，顽疾痊愈。

赵清理

孙某，男，54岁。1992年3月9日初诊。

患者头痛已有16年，头痛发作以右侧为重，伴有呕吐痰涎或未消化食物，每次发作常持续10余天，甚则缠绵2个多月。逢阴雨天或受冷风刺激多易发作，曾多次做X线摄片、脑电图检查均未见异常表现，诊为血管神经性头痛，屡服中西药治疗，一直未愈。

此次发作已迁延半个月。诊见患者精神不振，头痛隐隐，阵发性加剧，痛甚则呕吐白色痰涎，有时吐出胆汁样黏液，常以毛巾包裹头部，纳差，舌质淡苔白而滑，脉沉弦无力。

辨证：此乃阴寒之邪上犯，清阳经输不利所致。

治法：辛温散寒，温中和胃。

方药：以吴茱萸汤加味。吴茱萸10g，党参12g，当归12g，川芎12g，细辛3g，白芷12g，生姜6片。水煎服。

服药6剂，头痛明显减轻，唯仍有恶心，食欲缺乏，照上方加半夏10g，焦三仙各12g，水煎服。

又服6剂，头痛诸症消失，饮食增加，又嘱其服补中益气丸，每次1丸，每日2次，调理半个月而愈。随访1年未见复发。

【原按】本例患者头痛10余年，虽经中西药治疗但终未能愈。每次发作，常伴呕吐痰涎或未消化食物，舌苔白滑，脉沉弦。赵老据此诊为阴浊之邪上泛，清阳经输不利所致，投以吴茱萸汤加味温中散寒，升清降浊，俾清升浊降，则多年顽疾自除。

——《赵清理医案医话集》

【按语】《伤寒论·辨厥阴病脉证并治》："干呕，吐涎沫，头痛者，吴茱萸汤主之。"许宏《金镜内台方议》："干呕，吐涎沫，头痛，厥阴之寒气上攻也。吐利，手足逆冷者，寒气内甚也；烦躁欲死者，阳气内争也；食谷欲呕者，畏寒不受食也。以此三者之证，共用此方者，以吴茱萸能下三阴之逆气为君，生姜能散气为臣，人参、大枣之甘缓，能和调诸气者也，故用之为佐使，以安其中也。"本案患者逢阴雨天或受冷风刺激多易发作，且易迁延不愈。故其头痛与风、寒、湿三邪相关，舌质淡苔白而滑，脉沉弦无力均为佐证。辨证为肝胃虚寒，浊阴上逆。肝胃虚寒，浊阴上逆，故食后泛泛欲呕，或呕吐酸水，或干呕，或吐清涎冷沫；厥阴之脉夹胃属肝，上行与督脉会于头顶部，胃中浊阴循肝经上扰于头，故头痛；肝胃虚寒，阳虚失温，脾胃同居中焦，胃病及脾，舌质淡苔白而滑，脉沉弦无力等均为虚寒之象，故服药6剂后仍有恶心，食欲不振， 治宜温中补虚、降逆止呕。方中吴茱萸味辛苦而性热，归肝、脾、胃、肾经，既能温胃暖肝以祛寒，又善和胃降逆以止呕，一药而两擅其功，是为君药。重用生姜温胃散寒，降逆止呕，用为臣药。吴茱萸与生姜相配，温降之力甚强。党参甘温，益气健脾，为佐药。大枣甘平，合党参以益脾气，合生姜以调脾胃，并能调和诸药，是佐使之药。四药配伍，温中与降逆并施，寓补益于温降之中，共奏温中补虚、降逆止呕之功。方中川芎、细辛、白芷均为治疗头痛之要药，疗效确定，当归可补血、活血、止痛，诸药相伍，祛痛效佳。后应用补中益气丸半月补中焦之虚弱，兼以理气化湿以养脾胃。标本兼治，预防病情反复。

张镜人

孙某，女，20岁。1978年11月1日初诊。

患者头痛10余年。自幼罹头痛，无外伤史，曾行脑电图检查未见异常，神经科检查未见明显异常。近2年来右侧头痛，发作时颔厌及目眶部呈钝痛，有抽掣感，夜寐欠安，纳谷欠馨，经行如期，但量少、色暗成块，且伴腹痛。舌苔薄腻，左边见瘀点，脉濡细。

辨证：营血不充，木少滋荣，肝胆气郁化热，兼以痰热上扰、络脉瘀阻所致。

治法：养血柔肝，化痰清热。

方药：炒当归9g，炒川芎5g，生白芍9g，炒白术9g，陈胆星5g，泽泻12g，制半夏5g，生薏苡仁15g，白蒺藜9g，炒黄芩5g，首乌藤30g，钩藤9g（后下）。14剂。

二诊：食纳略增，夜寐较安，是脾运稍健、化源流充之象。唯头痛仍作。脉细，苔薄腻，左边瘀点未消。气机升降失调，立斋云“久头痛多主痰”，天士则谓“久痛入络”。

治法：拟清厥少二经痰瘀郁热，佐以平潜。

方药：丹参9g，桃仁5g，炒川芎5g，茺蔚子9g，炒滁菊9g，陈胆星3g，徐长卿15g，景天三七15g，炒白芍9g，钩藤9g（后下），生石决明15g（先煎），炒黄芩9g，白蒺藜9g。14剂。

三诊：头痛已减，足跟及腿内筋胀掣引痛。脉细，舌苔薄，左边瘀点。厥少二经郁热已得清泄，痰瘀渐化，然肝主筋，肝血不足，则血不养筋而挛痛。前法酌加舒筋通络之品。

方药：丹参9g，桃仁5g，川芎5g，茺蔚子9g，炒白芍9g，清炙甘草3g，生白术9g，陈胆星3g，徐长卿15g，景天三七15g，生石决明15g（先煎），钩藤9g（后下），白蒺藜9g，炒牛膝9g，炒桑枝12g，陈木瓜9g。14剂。

四诊：头痛旬日未作，夜寐得安。原看书两页即觉头胀目糊，现阅读1小时亦无不适。经行未见腹痛，量较前多，血块亦少。脉细，舌苔薄，边有瘀点。仍用原方巩固。随访患者经中药治疗7个月，头痛痊愈，食纳增进，精神亦振，但舌边瘀点依然。随访3年，未见复发，且学习成绩优良。

【原按】《灵枢·经脉》曰："足少阳之脉，起于目锐眦，上抵头角"，"足厥阴之脉……连目系，上出额"。本案患者右侧头痛，痛连目眶，部位固定，迁延日久，尚兼见经期腹痛、量少、色暗成块，舌边瘀点，显与肝胆二经痰瘀有关。昔贤谓"若夫偏正头风，久而不愈，乃由夹痰涎风火，壅遏经络，气血壅滞"，殆即指此等证候。然痰之所由生，在于脾弱湿盛；痰之所由凝，在于木郁热灼，临床应补脾以杜痰湿，平肝以清瘀热。痰湿蠲则脾运益健，而生化获源；瘀热除则肝气能疏，而冲任亦调。宜乎一举两得，头痛及行经腹痛，宿疾均愈。

——《中国百年百名中医临床家丛书·张镜人》

【按语】本案患者自幼罹头痛，《素问·奇病论》云："人有病头痛，以数岁不已，当有所犯大寒，内至骨髓，髓者以脑为主，脑逆故令头痛。"久病不愈往往入络，经络瘀滞化为痰瘀。肝胆气郁化火，兼以痰热上扰，脉络瘀阻。治疗上应补脾以杜痰湿，平肝以清瘀热，故治法选为养血柔肝，化痰清热。当归、川芎、白芍、白蒺藜、钩藤养血柔肝，白术、陈胆星、半夏燥湿健脾，黄芩、泽泻清热泻火。14剂后食纳略增，夜寐较安，此为脾运得健之象。头痛仍有发作，脉细，苔薄腻，左边瘀点未消。此为气机升降失调，拟方丹参、桃仁、川芎、三七、炒白芍活血化瘀；茺蔚子、炒滁菊、钩藤、白蒺藜、生石决明疏肝清热；陈胆星、徐长卿、炒黄芩清热化痰。14剂后偏头痛已减，足跟及腿内筋胀掣引疼痛。脉细，舌苔薄，左边瘀点。说明厥少二经郁热已得清泄，痰瘀渐化，肝血亏虚之象逐渐显露 。加用牛膝、桑枝、木瓜等养阴舒筋之药，续服14剂症状改善明显，原方续服以收全功。

伍某，女，43岁。1981年5月9日初诊。

患者左侧头痛，近1周加剧。有头痛史多年，近因感受外邪后身热虽净，左侧头痛又作，甚则泛恶，口干，鼻塞，痰稠，苔腻，脉细弦而滑。

辨证：肝阳夹痰湿交阻，湿热逗留。

治法：清热平肝，兼化痰湿。

方药：桑叶9g，杭菊花9g，白蒺藜9g，蔓荆子9g，钩藤9g（后下），陈胆星3g，炒黄芩9g，瓜蒌皮9g，川芎5g，苍耳子9g，白芍9g，香谷芽12g。7剂。

二诊：左侧头痛时减时作，脉细弦，苔薄腻少润，宗前法佐以生津潜阳。

方药：桑叶9g，杭菊花9g，炒川芎5g，陈胆星3g，钩藤9g（后下），白蒺藜9g，川石斛9g，赤芍、白芍各9g，清炙甘草3g，徐长卿15g，珍珠母30g（先煎），干荷叶9g，香谷芽12g。7剂。

随访：药后头痛减轻乃至完全康复，随访半年未见发作。

【原按】病有新宿之分，治有先后之别，大凡新病先治，宿疾后图。本案头痛加剧，显系外感风热引发，宿有头痛，今乃外因引动内因，前方重在外因，后方意在内因，然目的则一，疗效可喜。

——《中国百年百名中医临床家丛书·张镜人》

【按语】此案为原有宿疾，新感外邪而导致旧疾复发。患者有头痛病史多年，必与其体质相关。观其舌脉，舌腻脉滑，证其有痰湿之象，可推测其体内痰湿日久，此次又感风邪，痰湿风热相合发为头痛。治疗上须充分考虑外因内因，方可取得佳效。方中桑叶、杭菊花、白蒺藜、蔓荆子、钩藤清热祛风针对外因，而陈胆星、黄芩、瓜蒌皮、谷芽则豁痰清热健脾消除内因。概祛风化痰之药偏燥，故二诊时出现了津亏之象，故加用川石斛、干荷叶以滋阴生津。此外，徐长卿现多常用于治疗风湿疼痛，但徐长卿以散风通络止痛见长，与川芎为伍，可增强祛风活血之力，在治疗头痛时亦可应用。珍珠母安神定惊，平肝潜阳，清热明目，止血燥湿，与方中多味药均可相须使用，配菊花（菊花养阴泄热，清芳疏泄，善祛风热，平肝明目）合用，皆能平肝明目，且可清热，用于肝阳上亢、风热上攻，症见头目眩晕、头痛目赤、畏光等；配胆南星（胆南星苦凉，消化痰热，息风定惊），清化热痰、镇心定惊，用于癫狂惊痫及惊悸怔忡；配白芍（白芍有补血敛阴之功。肝藏血，血虚阴亏，不制肝阳，肝阳上亢，本品养血敛阴，故有柔肝平阳之用）平肝潜阳，用于肝血不足、肝阴亏损、肝阳上亢，症见头晕目眩、胁肋疼痛、四肢拘挛等，作为佐药一药多用，巧妙有效。

柴浩然

孙某，男，40岁。1974年6月11日下午初诊。

患者蹙眉苦脸，身倦不堪，左侧头痛剧烈，连续发作，无片刻安，夜不能寐，昼无宁时，已5天不能酣睡，叠经中西药物及针刺等法，痛不能已。其脉浮弦细数，舌苔薄黄。

辨证：此乃风邪夹热，乘袭少阳之经。

治法：散风清热。

方药：处以菊花茶调散（改汤剂）。川芎9g，荆芥9g，防风9g，细辛3g，白芷6g，羌活9g，甘草6g，僵蚕4.5g，薄荷3g，菊花9g，茶叶9g（龙井茶叶）。2剂。水煎服。

二诊：病家代诉，服头煎后，头痛立止，2剂尽，病未再作。

为巩固疗效，复以原方2剂，以善其后。

【原按】柴老认为，头痛有因风、寒、痰、湿、火、郁热、伤食、伤酒、动怒、气虚、血虚、虚阳上越、肾虚气逆等，又须审因论治。今患者属风而夹热，并乘袭少阳，致偏风头痛。柴老以菊花茶调散，散风清热。古人云“巅顶之上，唯风药可到。”方内羌活、白芷、川芎、细辛为治头痛类药，荆芥、防风、薄荷散风，菊花清利头目，此为治风邪偏正头痛之妙方。

——《中国百年百名中医临床家丛书·柴浩然》

【按语】该患者左侧头痛剧烈，连续发作，无片刻安，夜不能寐，昼无宁时，脉浮弦细数，脉浮为表证，弦为病在少阳，细数为阴伤有热，舌苔薄黄，证属风邪夹热，乘袭少阳之经，故以散风清热立法，处方以菊花茶调散加减。菊花茶调散见于《银海精微》和《丹溪心法附余》，较之川芎茶调散多菊花、僵蚕和蝉蜕。本案以菊花、薄荷辛凉祛风、清利头目，荆芥、防风、细辛、白芷、羌活散风止痛，僵蚕祛风止痛，茶上清头目，又能制约风药之温燥升散。茶在宋代官修方书治疗头痛的方剂中占据了重要地位。根据《中国方剂大辞典》收录的头痛方剂，共有 31 首使用到茶，其中仅 1 首方剂有茶出现在组成中，其余 30 首均出现在方剂使用方法中，如“清茶送下”“腊茶清调下”等。药证相符，故药服头煎后，头痛立止。

欧阳锜

刘某，女，55岁。1995年3月9日初诊。

患者右侧头痛反复发作24年，今复发并加重2周。现右侧头痛，以胀痛、跳痛为主，时作头晕，伴心烦口干，纳食可，大便偏干，舌质红，苔少，脉细数。

辨证：阴虚风动。

治法：滋补肝肾，柔润通络。

方药：新加钩藤汤加减。制何首乌15g，桑椹12g，白芍12g，墨旱莲15g，蒺藜12g，煅牡蛎12g，牡丹皮10g，蔓荆子10g，全蝎3g（研末分冲），苦丁茶10g，甘草1.5g。

服药14剂，在服第2剂开始头痛明显减轻，服至第9剂，头痛完全缓解。嘱间断服用上方以巩固疗效。

【原按】此案乃因肝肾阴虚，虚风内动所致。阴虚不能上荣，故头痛头晕；阴虚失于濡养，故心烦、口干、大便干；舌质红、苔少、脉细数乃阴虚之征。其治用制何首乌、桑椹、墨旱莲滋补肝肾，白芍、蒺藜、牡蛎、全蝎平肝息风，牡丹皮、苦丁茶平肝清热，蔓荆子祛风止痛，甘草配白芍酸甘化阴。诸药配合，有养阴息风之功，阴血得充则内风可息而头痛自止。

——《湖湘当代名医医案精华·欧阳锜医案精华》

【按语】虚证或虚实夹杂性头痛一般病程长，缠绵不愈，时作时止，一般治疗起来较为棘手，疗程较长。而对于虚证病机，常见阴虚头痛，以肝肾阴虚为主。因肾为先天之本，主精，能生髓充脑，肝属木，主升发，与肾同源，若肾阴肾精亏虚，肝血亏虚，虚风内动，脑海失充，失于濡养，不荣则痛，故症见心烦、口干、大便干，舌质红、苔少、脉细数等阴虚之征。《本草纲目》云何首乌"肾主闭藏，肝主疏泄。此物气温，味苦涩。苦补肾，温补肝，能收敛精气。所以能养血益肝，固精益肾，健筋骨，乌髭发，为滋补良药。"用以补益肝肾，配合祛风止痛之药，组方契合其证，故可取得速效。

何某，男，34岁。1990年10月17日初诊。

患者左侧颞部疼痛反复发作6年，复发3天。曾多次在某医院就诊，诊断为偏头痛。现左侧颞部疼痛，呈搏动样，发作时伴恶心欲呕、心烦、畏寒、颈项拘急不适，纳食及大小便正常，舌质淡红，苔薄白，脉浮弦紧。

辨证：风寒上扰。

治法：祛风散寒，平肝通络。

方药：川芎茶调散加减。川芎6g，防风6g，荆芥10g，薄荷10g，羌活3g，蒺藜12g，钩藤12g（另包后下），全蝎3g（为末分冲），葛根15g，甘草1.5g。

服药1剂的当晚，头痛明显减轻，3剂服毕，头痛未发作。

5年后随访，讲偏头痛未复发。

【原按】心烦、恶心欲呕，脉浮弦紧乃风寒引动肝风之征。其治用荆芥、防风、羌活疏风散寒，薄荷、葛根以增强解表作用，蒺藜、钩藤、全蝎平肝息风，川芎通络止痛，甘草调和诸药。全方既能外散风寒，又能平息内风，与病机契合，故取效甚捷。

——《湖湘当代名医医案精华·欧阳锜医案精华》

【按语】林佩琴《类证治裁·头痛》曰："因风者恶风，因寒者恶寒，因湿者头重，因火者齿痛，因郁者心烦，因伏暑者口干。"张景岳《景岳全书·头痛》曰："凡诊头痛者，当先审久暂，次辨表里，盖暂痛者，必因邪气，久病者必兼正气，所以，暂病者，当重邪气，久病者，当重元气，此固其大纲也。"如前人所言，凡遇头痛必先辨证。患者左侧颞部疼痛，呈搏动样，此为经脉不通所致。发作时伴恶心欲呕，心烦为寒邪内侵心脾，寒饮留滞则恶心欲呕，寒邪上犯则心烦。畏寒，颈项拘急不适，纳食及大小便正常，舌质淡红，苔薄白，脉浮弦紧为风寒之邪引动肝风所致。

欧阳老选方川芎茶调散加减，《兰室秘藏》："凡头痛皆以风药治之者，总其大体而言之也。高巅之上，唯风可到，故味之薄者，阴中之阳，乃自地升天者也。"川芎茶调散多用风药，风药其味多辛，其性主散，辛散轻扬，性主上浮，既可疏散高巅之邪，疏通气血、经脉而善治头痛，又能协诸药以上升，发挥引经药的作用。川芎茶调散本为治外感风寒头痛之剂，欧阳老加用蒺藜、钩藤、全蝎以平肝息风，使全方既能外散风寒，又能平息内风，切中患者风寒上扰之病机，故能3剂而愈。古人云效如桴鼓，当如是。

张某，女，32岁。1994年1月26 日初诊。

患者左侧头痛发作4年，复作2周。曾在某医院就诊，诊断为偏头痛。现左侧太阳穴痛，呈跳痛，时作烘热，伴心烦口干，纳食可，大便正常，舌质红，苔薄白，脉浮弦数。

辨证：肝经风热。

治法：疏风散热，平肝止痛。

方药：蔓荆子汤加减。蔓荆子10g，白芍12g，蒺藜10g，薄荷3g，夏枯草10g，菊花10g，谷精珠10g，煅石决明12g（布包先煎），甘草1.5g。

服药1剂，头痛减轻，续服5剂头痛缓解。

【原按】此案乃因感受风热之邪，引动肝风上扰清窍所致。风热夹肝风动扰于上，则头痛、烘热；热邪内扰，故心烦口干；舌质红、脉浮弦数乃风热引动肝风之征。其治用蔓荆子、薄荷、菊花疏风散热，白芍、蒺藜、夏枯草、石决明平肝息风，谷精珠清肝明目，甘草调和诸药。服药后风热得散，肝风得息，则头痛自止。

——《湖湘当代名医医案精华·欧阳锜医案精华》

【按语】患者左侧头痛，反复发作，痛势呈跳痛，伴有烘热，此为风热头痛。《丹溪心法·头痛》："头痛多主于痰，痛甚者火多，有可吐者，可下者。"可见风热头痛痛势较剧。热邪内扰，故心烦口干；舌质红、脉浮弦数乃风热引动肝风之征。

欧阳老辨证为肝经风热，风热之邪引动肝风。治宜疏风散热，平肝止痛。用蔓荆子为君，《名医别录》"去长虫，主风头痛，脑鸣，目泪出。益气，令人光泽脂致"，疏风散热，为治风热头痛之要药，合用薄荷、菊花清利头目，疏散风热。合以平肝清肝之品，故肝风息而风热散。

蹇某，男，36岁。1993年5月27日初诊。

患者右侧头痛反复发作15年。现右侧头部跳痛，发作时目胀，心烦口苦，纳食可，大便偏干，手心发热，舌质红，苔薄白，脉浮弦数。

辨证：肝郁风热。

治法：疏肝解郁，平肝散热。

方药：散偏汤加减。柴胡10g，白芍12g，制香附7g，蒺藜12g，蔓荆子12g，蝉蜕3g，菊花10g，钩藤12g，龙胆3g，谷精珠10g，决明子10g，甘草1.5g。

服药2剂，头痛明显减轻，续服12剂而安。

【原按】此案乃因素体肝郁，新感风热，引动肝风所致风热夹肝风动扰于上，则头痛、目胀；肝郁化热内扰，故心烦口苦、大便偏干；舌质红、脉浮弦数乃风热引动肝风之征。其治用柴胡、香附疏肝解郁，菊花、蔓荆子、蝉蜕疏风散热，白芍、蒺藜、钩藤平肝息风，龙胆清肝泻火，谷精珠清肝明目，决明子润肠通便，甘草调和诸药。郁解风息则头痛自止。

——《湖湘当代名医医案精华·欧阳锜医案精华》

【按语】肝失疏泄是头痛发病基础，气机失常是始动因素，气血逆乱、络脉失和为病机关键。如陈士铎在《辨证录》中提出“此病得之郁气不宣，又加风邪袭之于少阳之经”，治疗时“急宜解其肝胆之郁气”，治以散偏汤。本病患者头痛反复发作15年，肝郁日久化热，故在原方疏风散热基础上，去川芎、白芷、白芥子之温燥，郁李仁之滋腻，加蒺藜、钩藤以平肝，龙胆、决明子以泄肝，谷精草以清肝，诸药配伍共奏疏肝解郁、平肝散热之功。

刘某，女，34岁。1991年3月11日初诊。

患者头痛反复发作3年，复作2天。刻诊左侧头痛，呈胀痛，涉及颈项，心烦口苦，胸闷恶心，舌苔白腻，脉弦滑。

辨证：肝风痰浊。

治法：平肝息风，化痰通络。

方药：天麻钩藤饮合半夏白术天麻汤加减。天麻5g，钩藤12g，蒺藜12g，白芍15g，菊花10g，法半夏10g，薄荷3g，葛根15g，全蝎3g（研末分冲），甘草1.5g。

服药1剂，头痛减轻，续服6剂，头痛完全缓解。

2年后随访，头痛未发作。

【原按】此案乃因肝风兼夹痰浊动扰于上所致。风痰上扰于清窍，故头部胀痛，涉及颈项。痰浊蕴积，化热内扰，故心烦口苦，胸闷恶心；舌苔白腻、脉弦滑乃风痰为患之征。其治用天麻、钩藤、蒺藜、白芍、全蝎平肝息风，法半夏燥湿化痰，菊花、葛根、薄荷祛风清热，甘草调和诸药。

——《湖湘当代名医医案精华·欧阳锜医案精华》

【按语】《素问·至真要大论》有谓：“诸风掉眩，皆属于肝。”湿浊不化，凝聚成痰，加之肝风内动，风痰上扰清空，则头部胀痛，所谓“无痰不作眩”。痰湿内阻，气机郁滞，痰气交阻，故胸膈痞闷。痰湿中阻，胃失和降，故恶心呕吐。舌苔白腻，脉弦滑，具为肝风夹痰之象。

天麻钩藤饮出自《中医内科杂病证治新义》，主“治高血压头痛、眩晕、失眠”，主治肝阳上亢之头痛。半夏白术天麻汤出自《医学心悟》，其方原用于治疗风痰上扰所致的眩晕，欧阳老合用二方治疗肝风痰浊头痛切中病机，属异病同治，平肝熄风，通络化痰，故头痛可完全缓解。

汤某，女，28岁。1989年6月14日初诊。

患者头痛反复发作9年，复作3天。曾在多家医院就诊，每次用药后头痛缓解，但仍于月经前发作。现正值经期，左侧太阳穴痛，以跳痛为主，下午为重，伴心烦，纳食可，大小便正常，舌质淡，苔薄白，脉细弱。

辨证：血虚风动。

治法：养血息风，通络止痛。

方药：四物汤加减。当归7g，白芍12g，生地黄12g，蒺藜10g，钩藤12g，蝉蜕3g，蔓荆子10g，牡丹皮6g，甘草1.5g。

服药1剂，头痛明显减轻，续服4剂，头痛完全缓解。嘱在下次月经周期前7天开始预先服用上方7剂。

半年后患者因感冒来诊，讲按上法预先服药后，头痛一直未发作。

【原按】此案乃因肝血亏虚动风所致。血虚不能上荣，故头痛，并且每在经期为甚；血虚失于濡养，故心烦；舌质淡、脉细弱乃血虚之征。其治用当归、白芍、生地黄滋养阴血，蒺藜、钩藤、蝉蜕平肝息风，蔓荆子祛风止痛，牡丹皮清热除烦，甘草配白芍酸甘化阴。诸药配合，共奏养血息风之效。

——《湖湘当代名医医案精华·欧阳锜医案精华》

【按语】本例患者为年轻女性，每于月经前发作头痛，可诊断为“经行头痛”。经行头痛有虚实两端，虚者为气血、阴精不足，清窍失养所致；实者由痰瘀之邪阻滞，邪气上扰清窍致痛。本例症状中血虚症状描述不多，推测患者还有面色苍白、爪甲色淡、月经量少、色淡质稀等临床表现。患者痛处位于太阳穴处，与肝经相关，《灵枢·经脉》载“足少阳之脉，起于目锐眦，上抵头角，下耳后……其支者，从耳后入耳中，出走耳前，至目锐眦后”，而手少阳支脉“系耳后，直上出耳上角，以屈下颊至出其支者，从耳后入耳中，出走耳前”。血虚应为隐痛，该患者以跳痛为主，加之有心烦，考虑存在肝阳上亢，故总体辨证为血虚风动。

药仅9味，仔细推敲，可体会医家对处方用药的深刻认识。《太平惠民和剂局方》中四物汤以当归、川芎、白芍、熟地黄各等分治疗妇科血虚诸疾。本例辨证血虚，以四物汤为主方加减。熟地黄易为生地黄者，血虚有热，以生地黄清热凉血。川芎虽为治疗头痛要药，但走窜上行，肝旺者慎用，故去川芎，同样减当归用量以减小走窜行散之力。当归、白芍、生地黄养血以治本，蒺藜、钩藤、蝉蜕平肝息风，蔓荆子清利头目，牡丹皮清热凉血除烦，生甘草清热健脾。1剂痛减，4剂完全缓解，虽然不能完全排除头痛在服药期间自行缓解，但之后每在经期前7天服药7剂未再发作头痛，体现了中药治疗头痛具有良好的治疗和预防效果。

屠金城

患者，女，28岁。1987年9月12日初诊。

患者发作性头痛已半年，近来每日皆作，发作以右侧头痛为甚，伴呕吐，某医院诊断为血管性头痛。症见体弱、面色不华、双目乏神，舌淡、舌尖稍红，左脉细弱。

辨证：气血亏虚，风邪阻络。

治法：益气养血，祛风通络。

方药：辛芎芷菊汤加减。川芎6g，白芷3g，杭白菊12g，细辛2g，钩藤9g，辛夷9g，延胡索9g。

水煎服，每日1剂，每日2次。

服药10剂，即见显效，太阳穴仍感作痛，原方加熟地黄9g，砂仁6g，当归9g，连服14剂，太阳穴痛消失，诸症皆除。

——《中国现代百名中医临床家丛书·屠金城》

【按语】“邪之所凑，其气必虚”，若失血过多或生血不足，或思虑劳神太过，以致阴血暗耗等原因引起营血亏虚，不能上荣于脑髓脉络，可致头痛发生。此案基本病理变化为气血亏虚，以血虚为著，风邪直入，客于经络，正气不足，无力祛邪外出，邪气上逆发为头痛，属正虚邪实。患者头痛每日皆作，疼痛难忍，此为邪盛活跃之象，首当祛邪外出，继而养血补气，顾护正气，防止复发。川芎上行头目，下行血海，搜风散瘀，止痛调经，治血虚头痛，能引血下行，头痛必用之；白芷芳香通窍，为阳明主药，阳明之脉营于面，故治头面诸疾，又治血虚头痛，与川芎相须共治血虚邪实头痛；杭白菊制火而平木，木平则风息，又治头目眩晕；细辛辛温散风邪，诸风痹痛，头痛脊强者宜之；钩藤平风，辛夷、延胡索止痛共助诸药。二诊加用熟地黄、当归以补益阴血扶正，故诸症皆除乃愈。

胡建华

田某，男，成年。1958年4月7日初诊。

水不济火，引动肝阳上亢失眠多梦，头痛偏左。

治法：滋水济火，平肝潜阳。

方药：大生地黄12g，天冬、麦冬各9g，细石斛9g，珍珠母18g（先煎），煅龙齿12g（先煎），辰茯神9g，炒酸枣仁9g，首乌藤12g，合欢花6g，炒杭菊9g，嫩钩藤9g（后下），炒牡丹皮4.5g。

【原按】本案用生地黄、天冬滋肾阴，麦冬、石斛养肺胃之阴，以治其本；珍珠母、龙齿平肝潜阳，茯神、酸枣仁、首乌藤、合欢花安神以治其标。滋阴与安神药相配，可以济阳而交通心肾；滋阴与平肝药相配，可以涵肝而潜其浮阳，乃标本同治之配合法。

程门雪老先生认为，肝阳之升扰于上，如投石类、介类以重镇、潜降，不能完全使之下降者，常须加入辛凉清泄之品，如薄荷、钩藤、桑叶、菊花、蔓荆子之类，使之从上而散，具有“在上者因而越之”（这个“越”字不作“吐”字解）之意，是为“从治”之法。肝火既旺，重镇潜降之外，常须加入清肝药如牡丹皮、山栀子、苦丁茶、龙胆、黄芩之类，清其气火使之从下而泄，是为“逆治”之法。随程师临证，常闻病者诉述，服药之后，或则头目清醒，痛胀减轻；或则烦热消失，烦躁悉平。可见标本、主次之兼顾与配合，确有妙用。

——《胡建华学术经验撷英》

【按语】此案例为水火不济引动肝阳上亢导致的头痛，疾病关键在水不济火，火曰炎上，火势不得控制，上扰清空，走窜经络，引动气血逆乱不得循于常道，则肝体不固，肝阳无制，遂升腾浮越不得约束，轻则心神失养，失眠多梦，重则头昏头痛，情绪波动，反思之，乃是肝肾亏虚，阴体不固，阳热无所依从，沿经脉上下横窜不得安宁，故患者多有头痛，或左或右，心烦失眠，性急易怒之证。胡老用方遣药，主次分明，以生地黄、天冬、麦冬、石斛滋养肺胃之阴，以固其本；珍珠母、龙齿重镇潜阳平肝之逆；茯神、酸枣仁、首乌藤、合欢花养心神，和阴阳，济水火，交通心肾，以固其标。以滋阴药为主，潜阳平肝药为辅，安神养血药佐之，使方中滋阴不气滞，镇潜不伤根，同时加入菊花、钩藤轻灵之品，使肝火既可以平逆，亦可以外散，深得其师程门雪传授之精髓。故观其方，平肝潜阳，以珍珠母、龙齿等重镇潜阳之中加入辛凉轻灵之桑叶、钩藤，使不能完全潜阳者从上而散，符合《内经》所言“其在上者，因而越之”之义。故用药用方精当准确，患者服后自当神清目明，头痛减轻，此乃妙用岐黄之典范。

患者，女，40岁。2000年7月13日初诊。

患者15年来头痛反复发作，呈胀痛样，常偏左侧，痛剧时伴恶心呕吐，不愿睁目视物，需静卧3天并加用镇痛药方能缓解。近来发作渐趋频繁，现每月发作3次左右，外院多次检查头颅CT及脑电图均无异常发现。平素多用脑力，烦劳操心，夜寐不安，纳可便调，头痛发作无明显诱因。舌质稍红，苔薄白，脉搏弦细。

辨证：风阳扰动，血瘀阻络，神明不安。

治法：平肝息风，活血化瘀，养心安神。

方药：明天麻9g，嫩钩藤15g（后下），炙僵蚕9g，川芎9g，白芷9g，莪术15g，炙甘草9g，淮小麦30g，大枣5枚，炒酸枣仁20g，首乌藤30g，知母15g，百合15g，生天南星30g。另口服蝎蜈胶囊，每次5粒，每日2次。

二诊：投之10余剂，头痛发作1次，程度明显减轻，持续半天即告缓解，无须服用镇痛药，无恶心、呕吐等症，夜寐已安。

治法：药证合度，再予平肝息风、活血化瘀巩固疗效。

方药：明天麻9g，嫩钩藤15g（后下），炙僵蚕9g，炙地龙9g，川芎9g，白芷9g，苦丁茶9g，莪术12g，生天南星20g。另口服蝎蜈胶囊，每次5粒，每日2次。

上方连服40余剂头痛未再发作，夜寐亦安。再用调补肝肾药物善后。

【原按】本案属于“内伤头痛”范畴。内伤头痛可由多种原因引起，情志不和，肝失条达，风动阳升，上扰清空；肝肾不足，髓海空虚；肝失所养，风阳上扰；脾虚不运，痰湿内生，痰浊上扰，清阳不展以及劳倦过度，脾胃虚弱，气血不通，虚阳上扰等。且常反复发作，经久不愈。主要与肝、脾、肾三脏有关，责之于“风”“痰”“瘀”三邪，以血瘀阻络为主。盖因“不通则痛”“久病在血”“久痛入络”之说。本案患者平素用脑过度，从而引起肝阳上升，瘀血阻络，神明不安。首诊方中的天麻钩藤平肝息风；莪术、川芎、白芷行气活血祛风；全蝎、蜈蚣、僵蚕搜风剔络，取“血行风自灭”之意。胡教授指出，生天南星化痰镇痛作用远远优于制南星，一般畏其有毒，多不敢用，实则经动物实验及长期临床应用，均未见不良反应。甘麦大枣合百合知母汤养心安神，缓急解郁。炒酸枣仁、首乌藤养心安神。诸药合用，直击病根，其效如桴应鼓。二诊时因夜寐已安，而仅以平肝息风、活血化瘀之品巩固疗效，使15年沉疴得起。方中要点在于全蝎、蜈蚣、僵蚕、地龙四虫相配搜风剔络，功专力宏，而全蝎、蜈蚣必须研粉内服，方能取得较好疗效。

——《胡建华学术经验撷英》

【按语】该案患者病程已十余年，《临证指南医案》反复强调“初病在经，久病入络，以经主气，络主血……”“初为气结在经，久则血伤入络”“病久痛久则入血络”。本案患病位在少阳，病理因素为瘀血，加之患者多用脑力、烦劳操心、夜寐不安、纳可便调，“阳气者，烦劳则张”，故以平肝息风为主。方中用药有三个特点：① 长时间应用莪术。清代之前头痛方剂中较少使用莪术，《理瀹骈文》清肝膏治疗“肝经血虚有怒火，或头晕头痛”中使用莪术。莪术大破气中之血，“凡行气破血，消积散结皆用之。属足厥阴肝经气分药，大破气中之血”（《医家心法》），易损真气，不宜久服。本例连用莪术2个月，可见患者体质壮实。② 应用虫类药。方中有僵蚕、蜈蚣、全蝎、地龙四种虫类药。虫类药息风作用强，即叶天士所谓“风邪流于经络，须以虫蚁搜剔”之义，病“久则邪正混处期间，草木不能见效，当以虫蚁疏逐”，尤宜于头痛日久者。③ 大剂量生天南星。古籍中应用天南星治疗头痛的方剂较多，或内服，或外用；内服多为丸散，少入煎剂；而且内服多为炮天南星，少用生天南星。《中华本草》记载：“生天南星使用不当易致中毒，症状有口腔黏膜糜烂，甚至坏死脱落，唇舌咽喉麻木肿胀，运动失灵，味觉消失，大量流涎；声音嘶哑，言语不清，发热，头昏，心慌，四肢麻木，严重者可出现昏迷，惊厥；窒息，呼吸停止。”因此，如果没有丰富的临床检验，应谨慎使用大剂量生天南星入煎剂。

吴熙伯

张某，女，47岁。

患者自述头痛剧于左侧和巅顶，伴脊背部疼痛如锥刺状，阵发性发作，历时三载，发作时，呼喊不已，彻夜难眠，时有呕吐。经多家医院诊治，均诊断为血管性头痛。服药无效。

症见痛苦面容，形体消瘦，头痛偏左，牵及巅顶，伴后脊背部亦疼痛不已，血压120/70mmHg，舌质暗，苔薄白，脉沉弦细。

辨证：瘀凝痰滞，肝阳上扰。

治法：平肝活血止痛。

方药：当归10g，川芎6g，白芷10g，菊花6g，桃仁10g，炒白芥子15g，炒柴胡10g，炒赤芍12g，生甘草4g，生赭石30g，全蝎3g。10剂。

二诊：药后疼痛仍然，彻夜难眠，再拟散剂徐服。

方药：蜈蚣30g，全蝎30g，羚羊角粉10g（代），钩藤30g，菊花30g，薄荷30g，蝉蜕30g，僵蚕30g，白芍30g，甘草30g。

上药生晒研细粉，分30包，每日1包，分3次服下，糖开水和服。

三诊：服散剂1个月，疼痛减去约半，仍守原方，续作散剂再服，服法同前。

四诊：疼痛消失，宗原方续配一料，每日1次，以巩固之，随访1年未发。

【原按】血管性头痛多因气血逆乱，瘀血阻滞，导致头痛，选方搜风破瘀，活血止痛。另取虫类之力，松动病根，盖闻飞者升，地行者降，制散徐服，共奏活血行气、化瘀止痛之功。

——《吴熙伯弟兄临床治验集锦》

【按语】患者为中年女性，左侧和巅顶头痛发作3年余，疼痛剧烈，伴后脊背部锥刺状疼痛，严重时彻夜难眠，甚至呕吐。头侧部与巅顶部分别为足少阳胆经和足厥阴肝经走行之处，又痛牵脊背，为阳明经所司，肝气上逆犯胃，故时有呕吐；其头痛剧烈且为刺痛，此为瘀血内阻脑络，病久津液停聚为痰，与瘀血交阻，病情更缠绵难愈，影响正常生活作息，故见苦病面容，形体消瘦；脉沉弦细，提示病位较深，非轻浮之药所能达到。辨证为瘀凝痰滞，肝阳上扰，治疗以平肝活血止痛为主。

方中含有桃红四物汤的化裁方（桃仁、当归、川芎、炒赤芍），意在取其活血又养血之意，方去养血胜于祛瘀的红花，又去滋腻温补之熟地黄，以防恋邪，白芍易炒赤芍，意在增其活血之效，炒之作用缓和；菊花、赭石一升一降，息肝风、潜肝阳；柴胡、白芷分别为少阳经和阳明经的引经药，柴胡主枢机，白芷止头痛；白芥子通络止痛、利气散结，与虫类药全蝎合用搜风止痛力强。

一诊疗效不明显，症状依旧，辨证思路与前一致，故加大药物剂量和虫类药的使用。二诊处方中三虫各30g，其中蜈蚣通督脉，僵蚕泄风痰，全蝎散络结，三者善治风痰惊痫痉厥；羚羊角粉息肝风、清肝热作用极强，加之平肝息风钩藤30g，作用更加显著；菊花、薄荷各30g，一诊药后病位较前有所轻浅，故重用疏散表热之品，更加等量蝉蜕清利头目、息风止痉；甘草调和诸药，解大剂量虫药之毒；白芍益阴和营，与甘草同用取其酸甘化阴之用，治肝不忘柔肝。两次处方皆为散剂，以其能最大程度发挥药效，攻其邪实，中病即止，不可久服。

朱某，男，41岁。

患者自述头痛偏右，每次发作持续数小时或数天方止，经某医院诊治，并经脑血流图检查示：双侧脑血管扩张，以右侧为著。服药后疼痛仍发作。

头痛数载，经常发作，每次发作持续数小时或数天，偏重于头部右侧，目眩、视物昏花，常觉烦躁不安，失眠少寐，舌苔薄白，脉弦滑。

辨证：风热上犯，气血运行失调，少阳、阳明合病。

方药：拟通气散加味。片川芎10g，粉葛根15g，炒柴胡10g，荜茇4g，土鳖虫10g，羌活6g，蔓荆子15g，全蝎5g，制香附12g，白芷6g。6剂。

二诊：药后，头痛好转，能睡眠2～3小时，守原方去荜茇，加钩藤15g、菊花6g。6剂。

三诊：自觉症状告愈，头痛消失，守原方加炒赤芍10g，续服4剂。随访2年，未见复发。

【原按】血管性头痛，选用王清任《医林改错》通气散加味，取其通关开窍，行气活血，祛风止痛，药证合拍，故奏全效。

【按语】患者为青年男性，发作性偏头痛数年，右侧为重，每次发作持续时间数小时甚则数天不止。《万病回春》中所言：“偏头痛者，手少阳、阳明经受症……右半边属痰、属热也。”且足少阳胆经支脉绕耳循行，其风热之邪循经上扰，故见发作时伴目眩、视物昏花；热扰心阴故常觉烦躁不安；伤及营阴，营卫之行失其常，是故昼不能精、夜不能寐；舌苔薄白，脉弦滑，此为肝经风热之象，但热邪表浅，尚未入里。辨证为少阳、阳明合病之风热上犯，气血运行失调，治疗采取疏肝行气、通络止痛大法，方用通气散加减。

通气散中香附入肝行血中之气，柴胡枢转少阳气机，又能解郁，配以血中之气药川芎增强理气活血之效，又治头痛。《本草经解》言白芷入肝，辛可散风，温可行湿，故取其善入阳明经络祛风止痛之效，与同入阳明经的葛根配伍，解在阳明经表之风邪；土鳖虫破血逐瘀，全蝎搜风化痰通络，二药合用，善治痰瘀阻络型的顽固性头痛；羌活苦、辛，能解在头面之风寒湿邪，蔓荆子可除上部之风热，二药合用，风寒风热并除；荜茇辛温，止痛之余又可防止大派寒凉之药伤其阳气。考虑二诊头痛减轻，且睡眠较前有所好转，故去温热之荜茇防止又伤营阴，加以平肝阳、清肝热的钩藤、菊花缓解头痛症状。三诊头痛消失，标症已除，为巩固疗效进一步行气、活血、通络，加一味炒赤芍清热凉血、祛瘀止痛。

——《吴熙伯弟兄临床治验集锦》

双某，女，46岁。

患者头痛3年余，呈搏动性，以左侧疼痛为著，经脑电图和CT检查未查见器质性病变，又经脑血流图检查示双侧脑血管扩张。诊断为血管性头痛。服西药无效而就诊中医。

头痛剧于左侧，伴有头目眩晕，两目视物昏花，烦躁不安，舌苔白，脉沉弦。

辨证：内为七情所伤，外受六淫侵犯，血瘀痰浊内凝。

方药：治以柴葛汤加味。炒柴胡l0g，葛根15g，川芎6g，羌活6g，蔓荆子15g，白芷6g，全蝎4g，土鳖虫10g，甘草4g，白芍12g，香附15g。8剂。

二诊：药后头痛减轻，心烦得舒，守原方加僵蚕10g，续服10剂。

三诊：头痛续有好转，宗原方嘱隔5天1剂。连服3个月，头痛消失。

【原按】血管性头痛是由于发作性血管舒缩功能不稳定和体液物质暂时性改变引起疼痛，属于中医学“头痛”病。中医学认为病因与六淫风寒湿热，七情劳倦和脏腑功能失调的气滞、痰浊、瘀凝有关，致脑络痹阻，清窍不利，选方行气活血，开窍通关，除痹散郁，共奏通络止痛之效，故而病愈。

——《吴熙伯弟兄临床治验集锦》

【按语】患者为中年女性，头痛发作3年有余，左侧为重，发作时伴头目眩晕，两目视物昏花，烦躁不安。医案中提到患者内伤七情，考虑其有情志因素影响肝气疏泄，此为肝经气机郁滞，津液运行不畅，停为痰湿，上蒙清窍，故发作眩晕、视物昏花；推测患者平素为易怒体质，故常见烦躁不安；热象不重则苔白不黄，脉沉弦提示病非在浅表之位。辨证为内受七情所伤而复感六淫之邪所致的痰瘀内凝，治法以疏肝行气、通络止痛为主。

选方以柴葛汤原方化裁。柴胡味辛性寒，枢转少阳气机，疏肝行气、又能解表，葛根味辛性甘，可解阳明肌表，二药合用可缓解患者头颈部疼痛不适；川芎活血行气，白芷解表祛风，二药均为治头痛要药；蔓荆子疏散表邪、清利头目，羌活解在表寒湿之邪而止痛；全蝎化痰搜风、通络止痛，土鳖虫破血逐瘀，通利经络，二药合用，痰瘀共除；白芍酸甘柔肝养血，《神农本草经》言其能除血痹；香附为气中之血药，理气活血止痛；甘草调和诸药。

二诊头痛减轻，心烦得舒，加搜风通络、化痰止痛之僵蚕，因其善治痰瘀交阻之顽固性头痛，续服10剂，除其痰邪。三诊头痛续有好转，故减少频次，继续服用3个月，意在除其根结。

刘某，男，41岁。

患者左侧头痛，历时3年，头转动和说话及头低下时其痛甚，经多家医院诊治，诊断为血管性头痛。最近疼痛加剧，舌质红、舌边紫暗，苔薄白，脉沉弦。

辨证：血瘀。

方药：拟桃红四物汤加味。桃仁10g，红花5g，当归10g，川芎6g，生地黄12g，炒赤芍12g，紫丹参15g，牡丹皮6g，桔梗10g，柴胡l0g。10剂。

二诊：药后症状稍平，原方续服10剂。

三诊：自述服20剂中药后，头痛减轻，有时痛如针刺，思之再三，改变剂型为妥，制散徐服。

方药：蜈蚣40g，全蝎30g，僵蚕40g，甘草30g，炒赤芍40g，当归30g，川芎30g，桃仁30g，红花20g，地龙30g，桔梗30g。

生晒、研细粉，分成90包贮存，每服1包，每日3次，糖开水和服。

四诊：服完散剂，头痛明显减轻、舌质紫暗渐消，仍守上散续服，连续内服3个月，症状已平，能上班工作。

【原按】本案根据辨证，按血脉瘀滞证立法，久病入络入血，视之舌质紫暗，显是瘀证无疑，宗“通则不痛”之旨，选用桃红四物汤、血府逐瘀汤加虫类之品搜剔，坚持内服，并作散缓服，从而治愈。

——《吴熙伯弟兄临床治验集锦》

【按语】患者为青年男性，左侧头痛发作3年有余，初诊时具体疼痛性质不明，头部位置改变及言语时加重，舌质红、舌边紫暗、苔薄白，此为内有瘀血阻络，久而化热，但热象不重。瘀血阻滞脑络，不通则痛。治疗以活血化瘀、通络止痛为宜，方用桃红四物汤加减。

桃红四物养血活血，此为四物汤加桃仁、红花，《汤头歌诀》言四物汤有“血家百病此方通”之效。方中桃仁苦平、红花辛凉，二药合用善治瘀血阻滞，又不伤血；当归性温，能补血分，补中有行，赤芍易白芍，取其祛瘀行滞而止痛之效；熟地黄甘温，能滋补营血，但其滋腻易留邪不祛，故换为甘寒之生地黄，清热凉血又能养阴；川芎辛温走窜，活血行气，善治头痛；紫丹参入心养血、通调经脉，牡丹皮清热凉血、活血散瘀；柴胡疏肝行气，桔梗开宣肺气，作为舟楫之药，载药上行，枢利中焦气机，二药合用，使气行则血行。

二诊症状减轻，为祛其顽邪，原方续服10剂。三诊头痛减轻，但有时痛如针刺，考虑仍为瘀血阻络，但因其病位较深，痰瘀交阻，难以化解，故加用搜风通络等虫类药物作散剂服用。蜈蚣、全蝎、僵蚕、地龙四味虫药合用，其中全蝎长于祛风通络、止痹痛；蜈蚣善息风止痉、搜风定痛；地龙下行，以清热息风、凉血活络见长；僵蚕能升能降，升可宣肺、疏风涤痰，降可平肝、息风散结。方用散剂，小量频服，使药效最大化发挥以起到根除顽固痰瘀的效果。

杨某，女，37岁。

患者右侧头痛3年，经常因过劳、愤怒而发作，受风或遇冷则发病尤速。经CT检查，无异常发现，后经某医院神经科诊断为神经血管性头痛，住院治疗1个月，好转出院，回家后不久又发。

右侧头角痛如锥刺，面部有火灼感，形容消瘦，神疲乏力，口干而渴，饭食不香，呕恶上泛，大便不畅，舌暗红，边有瘀斑，脉弦数。

辨证：脾阴不足，瘀血内凝。

治法：拟滋阴和胃活血。

方药：石斛15g，大麦冬6g，天花粉20g，葛根15g，当归10g，川芎6g，淮山药15g，甘草3g，炒白芍10g，制竹茹10g，全蝎4g，僵蚕10g。7剂。

二诊：头痛锐减，大便通畅，呕恶已止，唯夜间睡眠欠佳。守原方加熟酸枣仁15g，连服10剂而头痛告止。

【原按】根据症状表现，辨证为脾阴不足、瘀血内凝，宗阴虚津伤，津血同源，津亏则血少，必涩难行，血虚则脉无所充。选方滋阴以护气血生化之源，修复虚损，振奋脾胃元气，使脾虚得补而气血充足，瘀滞得化而血自平，使血行气旺，则头痛自止矣。

——《吴熙伯弟兄临床治验集锦》

【按语】患者为青年女性，右侧头痛3年余，多因劳累、生气或受凉发作，右侧头角部痛如锥刺，此为瘀阻脑络，经脉不通则痛；形容消瘦、神疲乏力为气血亏虚之象，气虚则血行不畅，血在脉中，得温则行，得寒则凝，停为瘀血，是故受凉头部疼痛症状加重。《灵枢·经脉》言："脾足太阴之脉……属脾，络胃，上膈，夹咽，连舌本，散舌下。"脾阴亏虚，津液不能正常布散，故见口干而渴、面部有火灼感；脾胃运化功能失常则呕恶上泛、食欲下降、大便不畅。舌暗红，边有瘀斑，脉弦数，辨证为气血亏虚、脾阴不足、瘀热内停，治疗宜补气养血、滋阴和胃、祛瘀止痛。

当归、白芍、川芎三药合用，去滋腻之熟地黄，此为四物汤补血养血又不恋邪之意，其中当归性温，补血又能活血，白芍酸甘、养血又可柔肝，川芎活血行气、通络止痛，为治头风要药；石斛、麦冬皆为甘寒之品，善入胃经，可养胃生津、滋阴除热；天花粉、竹茹合用清热化痰、生津止渴；葛根发表解肌，又能解热生津，山药甘平，益气养阴，又能补肺脾肾三脏之气；全蝎、僵蚕搜风化痰、通络止痛，善治顽固头痛；甘草调和诸药。

二诊头痛减轻，大便通畅，呕恶已止，唯夜间睡眠欠佳。守原方加熟酸枣仁，此药甘平，入心、肝二经，可养心阴、益肝血而宁心安神。

患者，男，27岁。

患者头痛偏右，痛连目珠，两目喜闭恶睁，时而呕恶，经某医院诊治，血象检查示：血红蛋白120g/L，红细胞4.8×10^{12}/L，白细胞5.6×10^{9}/L，中性粒细胞0.68，淋巴细胞0.32，脑电图（–），脑血流图大致正常。服药仅获一时效果，不久疼痛又作。症见头痛偏右，痛连目珠，两目喜闭恶睁，不思饮食，时而呕恶，口苦咽干，小便色黄，神疲乏力。舌红苔黄，脉滑数。

辨证：痰浊上扰清窍，瘀阻少阳脉络。

方药：拟温胆汤加味。法半夏10g，橘皮10g，茯苓15g，生甘草5g，炒枳实10g，制竹茹10g，菊花10g，炒柴胡10g，炒黄芩10g，生赭石10g，炒赤芍15g。4剂。

二诊：服药后头痛减，余症轻。上方续服4剂而痛止。

【原按】本案头痛属清阳不舒，盖头为精明之府，故痛连目珠，脾阳不振，痰湿不化，蕴于中焦，则不思饮食，时而呕恶，神疲乏力，溲黄口苦咽干，舌红苔黄、脉滑数均为痰浊内停化热之征，选用温胆汤加味，实为清胆之剂。药后，胆热得清，郁热自除，湿祛痰化，中州复运，头痛自瘥。

——《吴熙伯弟兄临床治验集锦》

【按语】本案患者头痛偏右，痛连目珠，两目喜闭恶睁，不思饮食，时而呕恶，口苦咽干，小便色黄，神疲乏力。舌红苔黄，脉滑数。辨证为痰热上扰清窍，瘀阻少阳脉络。胆热犯胃，胃失和降，浊阴上逆，则不思饮食，时而呕恶。胃病及脾，痰热上扰清窍则发为头痛。方中半夏辛温，燥湿化痰，和胃止呕，为君药。配以甘淡微寒之竹茹清胆和胃，清热化痰，除烦止呕；与半夏相配，既化痰和胃，又清胆热，令胆气清肃，胃气顺降，则胆胃得和，烦呕自止，为臣药。橘皮理气行滞，燥湿化痰；枳实降气导滞，乃治痰需治气，气顺则痰消之理；茯苓渗湿健脾，以杜生痰之源；甘草益气和中，调和诸药，为使药。半夏、陈皮偏温，竹茹枳实偏凉，温凉兼进，令全方不寒不燥，理气化痰以和胃，胃气和降则复其宁谧。黄元御《长沙药解》言“代赭石味苦，气平，入足阳明胃经。降戊土而除哕噫，镇辛金而清烦热”，代赭石可除呕恶。柴胡、黄芩、赤芍可祛少阳脉络之瘀。太阳主开，少阳司升降，故出入废者神机化灭，升降息则气立孤危。经云十一脏皆取于胆，予其中精之腑。三焦者，元气之别使，三阳游行其间，君火相火民火也。故太阳闭者发之通之，少阳木郁达之枢之。柴胡者，辛苦之品，辛能通之发之，其质轻，故能上达元神之侧路，上焦得通，津液乃下。苦能推陈，祛肠胃结气，胃气因和，开降阳结，陈得推，新自化。得黄芩苦寒以降，上清君火下达相火兼利小肠。全方一温一凉，一升一降，清热化痰，和胃祛瘀而头痛自止。

章真如

吴某，男，39岁。

患者2年前发现右侧偏头痛。经常发作，与工作紧张有关，某医院曾怀疑有肿瘤，做头颅CT检查未发现异常。头痛时胀闷不舒，并伴有眩晕，恶心等症状，最后诊断为血管神经性头痛。诊察：脉弦细，舌暗淡，苔薄黄，血压120/80mmHg。

辨证：肝火化热，热极生风，风火相煽，上冲巅顶，证属“风热头痛”。

治法：平肝疏风，清热止痛。

方药：以清上蠲痛汤化裁。当归10g，川芎8g，白芷10g，羌活10g，防风10g，蔓荆子10g，菊花10g，麦冬10g，细辛3g，黄芩10g，丹参10g，藁本10g。每日1剂，服5剂。

二诊：服上方后，头痛减轻，有时头昏，腹胀，腰酸，守原方加郁金10g、川楝子10g。再进5剂。

三诊：头痛明显减轻，恶心现象消失，但头昏时甚，舌脉无变化，原方加天麻10g，僵蚕10g，再进5剂。

四诊：以上方加减，共服50余剂，头痛未再作，精神明显好转，乃用育阴平肝，以善其后。

方药：天麻10g，钩藤10g，决明子30g，黄芩10g，怀牛膝10g，桑叶10g，杭菊10g，白芷10g，防风10g，蔓荆子10g，细辛3g，麦冬10g。嘱其再服10剂，半年后追访，头痛尚未复发。

【原按】血管神经性头痛属于中医学“内伤头痛”，因为患病时间长，慢性发作，与“外感头痛”急性发作，容易区别。内伤头痛多与肝肾有关，例如情志不适，肝失调达，郁而化火生风，或肾水不足，水不涵木，木火生风，两者均能导致肝阳上亢，成为头痛的主因，当然脾虚生痰，痰浊上扰，或脾虚血少，血虚生风，亦可导致头痛，毕竟发病率较少。本案辨证为肝火化热生风，风火相煽而致头痛，故用《寿世保元》清上蠲痛汤，平肝疏风，清热止痛而获得疗效，最后用育阴平肝，以善其后。

——《全国著名老中医临床经验丛书·章真如临床经验辑要》

【按语】此案为“肝风头痛”。肝为罢极之本，患者平日工作劳累、紧张，过度劳累则伤肝，肝失调达则郁而化火，风火上攻导致头痛，同时伴随胀闷不舒等症状。医家使用了清上蠲痹汤来平肝息风止痛。清上蠲痹汤出自《寿世保元》，此方是根据《太平惠民和剂局方》中“川芎茶调散”及《内外伤辨惑论》之“羌活胜湿汤”合方加减衍化而成。主要用于治疗头痛，认为是治疗“一切头痛主方，不问左右偏正，新久皆效”。虽原方中有羌活、防风、蔓荆子、白芷等祛风散寒止痛的药物，但经过加减化裁，依然可治疗内伤头痛等病，甚至有医家更认为本方对于那些用古方随证施治而不见疗效的顽固性头痛、慢性头痛、三叉神经痛、偏头痛、月经头痛以及脑脓肿所致的头痛等均可用之而奏效。对于此病例，此方可平肝疏风、清热止痛从而起到治疗作用。二诊、三诊时，头痛已较前明显缓解，故酌减祛风止痛之药，加用平肝潜阳育阴之药以治其本，获得痊愈。

赵冠英

杨某，女，35岁，教师。1997年9月11日初诊。

患者10年前开始出现右侧头痛，每逢情绪波动或休息不好时疼痛加重。经北京某医院全面体检确诊为血管神经性头痛。每次头痛发作，必须口服镇痛药及血管扩张药后才能缓解。长此以往，未能根治，痛苦万分。西医检查血压正常，脑血流图、脑电图及脑部CT均未见异常。近1个月来病情日渐加重，头痛发作频繁，伴两目干涩，口苦咽干，胸闷，善叹息，失眠多梦，烦躁易怒，大便干，经期提前，量少色暗挟有血块，舌红少苔，边有斑，脉细数。

辨证：阴虚阳亢，瘀滞络脉。

治法：滋肾平肝，活血化瘀，通络止痛。

方药：柴胡、当归、牡丹皮、枳壳、陈皮、胆南星、桔梗、延胡索各10g，赤芍、白芍、夏枯草、钩藤（后下）、桑寄生各15g，生甘草6g。

每日1剂，水煎服，停服所有西药。

二诊：服上方7剂后，头痛发作次数减少，程度轻微，但觉胸闷善叹息，两目干涩，口干欲饮，失眠多梦，二便调，纳差，舌淡红，脉弦细滑。

药见效机，上方去桔梗，加半夏10g，竹茹8g，首乌藤15g。

三诊：再服12剂，头痛发作次数大为减少，程度较轻微，唯有头痛时稍有恶心，但转瞬即逝。仍有夜寐差，纳少，口干，二便尚调，舌质淡暗，苔白，脉弦细。

四诊：续服上方10剂，诸症向安，余无所苦，改服杞菊地黄丸善其后。

【原按】本病属中医学“脑风”“头风”“头痛”范畴。外感、内伤，或内外合邪、脏腑功能失调，致表里失和、营卫不调、气血不畅均可影响清空之府而发病。该患者病程长达10年，头痛长期不愈，以致出现口苦咽干，双目干涩，失眠多梦、烦躁、大便干，经期提前、量少色暗，舌红有瘀斑，均为肝肾阴虚，水不涵木、久痛入络、脉络瘀滞之证。故选用白芍、桑寄生以滋养肝肾之阴而平肝。夏枯草、钩藤平肝阳上亢；当归、桃仁、牡丹皮、延胡索活血化瘀通络止痛；柴胡、枳壳、桔梗理气以助活血，且柴胡、桔梗性升，枳壳性降，为升降相因之剂。由于方药对症，药服7剂而见起色，宗法守方，不离滋水涵木，活血通络大法，共服药40余剂，10年之沉疴顽疾终于向愈。

——《赵冠英验案精选》

【按语】《医林绳墨·头痛》："浅而近者，名曰头痛；深而远者，名曰头风。头痛卒然而至，易于解散也；头风作止不常，愈后触感复发也。"该患者已患头痛10年，反复发作，显然属于"头风"范畴。患者表现为右侧头痛，每逢情绪波动或休息不好时疼痛加重，发作频繁，伴两目干涩，口苦咽干，胸闷，善叹息，失眠多梦，烦躁易怒，大便干，经期提前，量少色暗夹有血块，舌红少苔，边有斑，脉细数。详审其症，可以分为三类：①考虑为肝气不疏，故见情绪波动时头痛加重，胸闷，善叹息；②郁而化火，火热灼津，津伤风动上扰清窍，故见两目干涩、口苦咽干，失眠多梦，烦躁易怒，大便干，月经量少，脉细数；③火热灼津生痰，灼脉留瘀，故见月经色暗夹有血块，舌边有斑。一诊以滋肾平肝、活血化瘀、通络止痛为主要治法。二诊加强清热化痰安神之功，后又两诊，以杞菊地黄丸收尾。

赵老治此患者以急则治其标，缓则治其本为指导。先祛除肝郁、痰阻、阳亢之象，再以滋补肝肾之阴缓治其本。而该患者来诊时已表现为肝阴虚证，以一贯煎加减养阴疏肝，安神止痛或可收到更直接、更快捷的效果。

季某，女，22岁，护士。1999年1月5日初诊。

患者6年来间断发作头痛，痛前头昏眼花，全头不适。疼痛时以两侧、前额、眉棱骨处尤甚，局部血管显露，搏动弹指，微觉恶寒发热，胸闷恶心，呕吐涎沫，呕后略有缓解。疼痛时间不定，间隔5～10天不等，痛剧可持续2天，痛后面色惨白，满头汗出如洗，肢软神疲，经CT、B超等检查诊断为血管神经性头痛，遍服多种镇静、止痛药物均无显效，请赵老诊治。初诊时头痛未作，舌淡红，苔薄白，脉弦细。

辨证：少阳郁热。

治法：和解少阳，活血止痛。

方药：小柴胡汤加减。柴胡、法半夏、玉竹、竹茹、菊花、香附各10g，黄芩、白芍、钩藤（后下）、夏枯草、白蒺藜各15g，延胡索12g，甘草3g。每日1剂，水煎服。

二诊：服药6剂，昨日头痛发作1次，证情同前。目前尚难肯定疗效如何，目赤稍胀，睡眠不安，舌脉未变，仍续原方6剂。

三诊：今晨6时，头痛如前并已持续3个多小时。和解少阳枢机未效，改从阳明头痛论治。

方药：升麻、白芍、粉葛根各12g，生石膏、黄芩、天花粉各15g，白芷、知母各10g，甘草6g。6剂，每日1剂，水煎服。

四诊：头痛仍未控制，服药期间又发作2次，诸症未减。细审其证，痛时呕吐痰涎，呕后觉舒，必系厥阴寒饮上逆之头痛，乃拟吴茱萸汤加味温化寒饮，降逆止痛。

方药：党参、茯苓各15g，吴茱萸、炙甘草各6g，细辛3g，桂枝、半夏、白芍、白芷各10g，生姜3片，大枣4枚。6剂，每日1剂，水煎服。

五诊：头痛未作，诉药后大便溏泄，似胶冻浊涕之状，此寒饮得温，下行外出之象。续上法，又连服上方20剂，头痛一直未发作，2年后追访，亦平安无恙。

【原按】本案头痛甚久，虽有前额阳明头痛，然头两侧亦痛剧，伴寒热胸闷、恶心呕吐等，似属少阳枢机不利之头痛，但用小柴胡和解少阳枢机未效，改用清解阳明、祛风止痛法亦不应。《伤寒论》有“干呕、吐涎沫，头痛者，吴茱萸汤主之”之论述。联系本案头痛，亦有呕吐涎沫一症，且呕吐后觉舒，赵老认为，此乃厥阴寒饮上逆所致。故以吴茱萸汤加味治之，即在仲景吴茱萸汤基础上加桂枝、细辛、茯苓、半夏、白芍、白芷、炙甘草，意在温化寒饮，降逆止痛。服后果然收效，寒饮下行。缠绵数载、百治无效之头痛速获痊愈。

——《赵冠英验案精选》

【按语】从初诊头痛部位看，双颞侧、前额、眉棱骨痛，考虑为少阳、阳明头痛，头痛剧烈伴有微觉恶寒发热、胸闷、恶心、呕吐涎沫，舌淡红，苔薄白，脉弦细，寒热之象不显。但二诊目赤稍胀，睡眠不安显示略有热象，赵老按照常规辨证为少阳郁热，效不显；三诊时改为阳明头痛，诸症未减；四诊时抓住患者“痛时呕吐痰涎，呕后觉舒”，辨证为厥阴寒饮上逆，服药6剂未再头痛。

头痛以三阳头痛多见，然临床也可见到三阴头痛。《兰室秘藏·头痛门》详论之：“太阴头痛，必有痰，体重或腹痛，为痰癖，其脉沉缓，苍术、半夏、南星为主；少阴经头痛，三阴三阳经不流行，而足寒气逆，为寒厥，其脉沉细，麻黄、附子、细辛为主；厥阴头项痛，或吐痰沫，厥冷，其脉浮缓，吴茱萸汤主之。”典型的厥阴头痛为巅顶疼痛，伴有干呕、吐涎沫或四肢厥冷、舌淡、苔白滑、脉细迟或弦细等。本案初诊症状无灼痛、心烦、口渴、脉数等明显热象，也无肢冷、脉沉等寒象，提示患者寒热俱不明显时，应考虑寒邪头痛的可能。

该案前后共五诊，四诊辨证准确后效如桴鼓，反映了赵老对一次判断与反复判断的辨证思维方法。虽然初诊即考虑病在肝胆，然小柴胡汤治在少阳热证，服药后无效，治在阳明亦无效，再次细审其证，从寒证考虑，效如桴鼓，药到病除。

孔光一

杜某，男，88岁。2002年9月23日初诊。

患者右侧头痛3天，连及颈肩。素耳聋，有痰，尿频，脉细弦，苔薄黄腻。既往有糖尿病史。

辨证：肝肾亏虚，风阳上扰。

治法：平肝潜阳，补肾滋阴。

方药：柴胡10g，赤芍、白芍各6g，半夏10g，青皮、陈皮各6g，茯苓10g，白术10g，黄芩10g，菊花10g，天麻8g，杜仲10g，僵蚕10g，太子参15g，石菖蒲6g，远志6g，酸枣仁6g，竹茹6g，黄柏15g。7剂。

医嘱：饮食宜清淡，忌食辛辣、寒凉、油炸、海味、羊肉等物。

二诊：头痛除，有痰，便少尿频，苔薄，左脉弦。

前方去柴胡、酸枣仁、僵蚕、竹茹，加连翘15g，紫苏子、紫苏梗各6g，山茱萸10g，麦冬20g，川贝母6g（打），紫菀10g。7剂。

三诊：诸症向愈，前方继服7剂，巩固疗效。

【原按】患者年近九旬，肾水不足，水不涵木，导致肝肾阴亏于下，肝阳上扰于上，发为头痛。肝体阴而用阳，内藏魂，为将军之官，性喜条达而恶抑郁，肝郁化火上扰清窍，故头痛；肝气不和，木乘脾土，而致脾虚生痰。治宜平肝潜阳、补肾滋阴佐以化痰。药用柴胡、白芍、青皮疏肝柔肝，理气解郁；半夏、陈皮、茯苓、白术、石菖蒲、竹茹调理脾胃，和中化痰；黄芩、菊花、黄柏清热泻火；天麻、僵蚕平肝息风，化痰散结；杜仲补肝肾强筋骨；太子参、远志、酸枣仁养阴安神。二诊头痛除，故去柴胡、酸枣仁、僵蚕、竹茹，加连翘、紫苏子、紫苏梗、川贝母、紫菀化痰开结，山茱萸、麦冬补肝肾滋阴。三诊诸症向愈，继服前方以巩固疗效。

——《孔光一临证实录》

【按语】患者为老年男性，耄耋之年，平素耳聋，有痰，尿频，肾气亏虚、中州失运的症状明显。右侧头痛出现3天，时间尚短，与前之肾气亏虚，中州失运相比，属于标证。脉细为阴不足之象，弦为风木扰动之象，脉症结合，初诊时，孔老认为该患者证属肝肾亏虚，风阳上扰，治疗上以平肝潜阳、补肾滋阴为主，兼以健运中州、理气化痰。二诊时，头痛除，症状以有痰，便少、尿频为主，故治疗时减少疏肝平肝息风的药物，加用补肾、化痰、宣降肺气之品。脾为生痰之本，肺为贮痰之器，恢复肺气的宣降气化，有利于痰的祛除，故而在初诊方健运中州、理气化痰的基础上，加用紫菀宣降肺气，川贝母化痰。三诊时，诸症向愈，效不更方，继用二诊方，以巩固疗效。

徐某，女，39岁。2008年8月5日初诊。

患者右侧头痛反复发作10年，或胀或晕，劳累、寐差易犯，甚则恶心。平素性急易怒，入睡难，多梦，易醒，醒后难再眠，便秘。7月20日经行，有块，色深，伴腰酸、腹痛。

现症见右侧头痛，心烦难安，寐差，疲乏，便干不畅，尿黄，口干苦黏，饮不解渴，咽不利，舌淡红，苔薄腻，脉弦，右滑。

辨证：肝火内炽，湿热熏蒸。

治法：调肝泻火，化湿除热。

方药：柴胡10g，半夏10g，藿香10g，青皮、陈皮各6g，大腹皮10g，菊花10g，天麻6g，黄芩10g，炒山栀子10g，赤芍、白芍各10g，郁金10g，川续断10g，玄参15g，麦冬15g，制何首乌15g，白术10g，甘草5g。7剂。水煎服，每日1剂。

二诊：头痛有减，夜寐好转，睡眠时间有所延长，多梦减，便畅，日一行，经将行，舌淡红，苔薄黄，脉弦。

前方去玄参、制何首乌、藿香、大腹皮，加桃仁10g，当归10g，川芎6g，枳壳10g，延胡索10g，继服14剂。嘱经前服此方。

三诊：8月21日经行，期间自行停药2周，9月22日经行，就诊时方尽，经前及经行时服用8月15日方共12剂，头痛显减，经行畅快，血块量减，腹痛减而未除，脱发，发白，近来因事劳累，自觉头痛将作，便欠畅，舌淡，左脉细。

辨证：肝经郁热减而未除，久病耗伤气血，以致肝经郁热，气血不足。

治法：疏肝清热，平补气血。

方药：柴胡10g，青皮、陈皮各6g，天麻6g，菊花10g，夏枯草10g，黄芩10g，炒山栀子10g，丹参20g，赤芍、白芍各10g，川续断10g，当归10g，白术10g，枳壳10g，火麻仁10g，太子参10g，制何首乌15g，麦冬20g，半夏10g，砂仁6g（后下），甘草5g。15剂。

四诊：头痛未再犯，纳可，大便不干，通畅，日一行，经将期，上次月经量少，舌淡，苔薄，脉细。

前方去制何首乌，加川芎6g。7剂。另9月26日方，太子参加至15g，嘱经尽后服此方。随访半年病情稳定，头痛未患。

【原按】《顾松园医镜》云："头者，身之元首，一有痛楚，无论标本，宜先治焉。"偏左痛者为血虚，偏右痛者为气热。本案乃肝热与脾湿相合，以致头痛缠绵难愈。选用自拟柴胡正气散加减调治。柴胡正气散乃小柴胡汤合不换金正气散，方中柴胡、青皮疏肝解郁，半夏、藿香、陈皮、大腹皮祛湿化痰、行气和胃，菊花、天麻、黄芩、炒山栀子泻肝火，赤芍、白芍、郁金、川续断养血活血柔肝，玄参、麦冬、制何首乌滋水涵木、育阴清热，白术健脾燥湿以杜生湿之源，甘草调和诸药。二诊经将行，故去有碍经行之品，加入行气活血之药，通经泄热，使肝火速祛。

三诊壮火食气，气血不足，郁热留滞，选用柴胡、青皮、陈皮疏散郁气，天麻、菊花、夏枯草、黄芩、炒山栀子平肝清热，丹参、赤芍、白芍、川续断、当归活血养血，白术、枳壳、火麻仁、制何首乌可通便，太子参、制何首乌、麦冬、甘草补气养血益阴，半夏、砂仁、白术、枳壳健脾开胃、协调升降以助生化，扶正而不留邪。四诊头痛已除，病情稳定，适逢经将行，故去滋腻之何首乌，加川芎活血通经止痛，经后方加大补气之力以调理善后。

——《孔光一临证实录》

【按语】《灵枢·调经论》云"五脏之道，皆出于经隧，以行血气。血气不和，百病乃变化而生""人之所有者，血与气耳"。《丹溪心法·六郁》："气血冲和，万病不生，一有怫郁，诸病生焉。故人身诸病，多生于郁。"观孔光一先生医案，凡四诊，皆以行气解郁、调理气血为先。药用柴胡、青皮、陈皮、大腹皮、砂仁等，其中尤以柴胡、青皮、陈皮三味用之最多，该患者四诊皆用之。《神农本草经》："柴胡，主心腹肠胃结气，饮食积聚，寒热邪气，推陈致新。"《本草汇言》："青橘皮，破滞气，削坚积之药也。……此剂苦能泄，辛能散，芳香能辟邪消胀，运行水谷，诚专功也。"《本草纲目》："陈皮，疗呕哕反胃嘈杂，时吐清水，痰痞咳疟，大便闭塞，妇人乳痈。入食料，解鱼腥毒。""其治百病，总取其理气燥湿之功。"先生用此三味疏肝理气，以促肝气之畅达，和脾胃，运中州复其斡旋之机。如斯则土木之气易于流通，一身之气化易于恢复。再配以黄芩、夏枯草、菊花、天麻等清肝泻火，平抑肝阳；半夏、藿香、大腹皮等燥湿理气；丹参、麦冬、栀子等清心除烦；枳壳、制何首乌、火麻仁等降气润肠以通便；白芍、当归、太子参、白术、甘草等养血益气。诸药合用，则肝火得清，肝气平复，一身气机恢复正常，则疾愈康泰矣。

张灿玾

鞠某，女，成年。

患者头痛有年，时休时发，眩晕，时觉脑中空虚，眼睑微肿，颈项不适，转动不灵，舌红苔白，脉浮数。此乃气血不足，玄神之府，得不到充分的营养，加之颈部不适，经行不畅，头气之街，营运受阻。

治法：行血活络，辛开通窍。

方药：当归三钱，川芎二钱，白芷三钱，细辛一钱，川羌活一钱半，独活二钱，威灵仙二钱，葛根二钱，藏红花二钱，菊花三钱，薄荷二钱，明天麻二钱，生甘草一钱。水煎温服。

二诊：服上方2剂，头痛顿减，眩晕亦轻，项部亦感舒适。此经脉通畅，气血得以上行，遂令继服上方而愈。

【原按】头为玄神之府，三阳之脉俱上头，亦清阳所居之地，一有血络不通之日，或外邪上犯之时，则晕、痛作矣。本案当归、川芎、红花等以行血活血；以威灵仙、葛根通络活络；白芷、细辛，具香窜之性，可直达清阳之窍；羌活、独活升清行于阳脉；菊花独得秋金之气；薄荷、天麻善清利头目。诸药均具轻清香窜之性，可直达玄神之府也。

——《张灿玾医论医案纂要》

【按语】《医碥·头痛》："头为清阳之分，外而六淫之邪相侵，内而六府经脉之邪气上逆，皆能乱其清气，相搏击致痛。须分内外虚实。实者，其人血气本不虚，为外邪所犯，或蔽覆其清明，或壅塞其经络，或内之实火上炎，因而血瘀涎滞，不得通行而痛，其痛必甚，此为实。虚者，其人气血本虚，为外邪所犯，或内之浊阴上干，虽亦血瘀涎滞，不能通行，而搏击无力，其痛不甚，此为虚。……实者，邪气实而正气不虚，可任攻。虚者，正气自虚，而邪气自实，补正仍须治邪。若邪亦不实，但补正则邪自退。"本案头痛多年，时作时止，伴有眩晕、脑部空虚感，即以气血不足为主；颈项不适，推测为颈项拘急不适感，颈部肌肉触之坚硬，为血瘀筋急之象。从医案描述看，患者来诊时正值头痛发作，但痛势不剧，故治疗时虚实兼顾，当归、川芎、甘草益气养血，白芷、细辛、羌活、独活祛风散寒止痛，薄荷、菊花、天麻祛风止痛、清利头目，威灵仙“性猛急，盖走而不守，宣通十二经络，主治风、湿、痰、壅滞经络中，致成痛风走注，骨节疼痛”(《药品化义》)，葛根“善达诸阳经，而阳明为最，以其气轻，故善解表发汗”(《本草正》)，服药2剂就收到“头痛顿减，眩晕亦轻，项部亦感舒适”的疗效。临床常见偏头痛或紧张型头痛伴有颈项背部肌肉拘急，可参照本案辨证治疗。

于某，男，中年。

患者头痛有年，屡治未愈，时伴眩晕，自觉心中虚悸，腰膝无力，房事不足，舌红苔白，脉浮弦，两尺脉弱，身体状况尚可，饮食正常，大便无异常，小便较频。

辨证：此肝肾虚弱，心阳不振，中气不足所致。病及肝、肾、心、脾诸脏，俱现虚损之象也。头痛而眩晕者，病之标也，当求其本，从缓而治，先培其中气，以顾护心、脾之阳。

方药：炙黄芪三钱，党参三钱，白术三钱，当归三钱，柴胡二钱，升麻一钱，陈皮三钱，川芎二钱，细辛一钱，甘草一钱。水煎温服。

二诊：服上方2剂后，自觉心中气壮，虚悸与头痛稍减，脉舌无大变，遂令继服前方，以壮心、脾之气。

三诊：继服前方4剂后，中虚之证已大好，头痛亦轻，余证尚在，再加调治肝、肾，以固先天之本。

方药：熟地黄五钱，山茱萸三钱，山药三钱，茯苓三钱，牡丹皮二钱，泽泻二钱，枸杞子三钱，淫羊藿五钱，川芎二钱，肉苁蓉三钱。水煎温服。

四诊：服上方2剂后，觉头痛少愈，腰膝亦感强健。此证非短期可尽复，当缓图之，家父常云“缓病不以急治”此之谓也。遂以本方加杜仲三钱、川续断三钱、巴戟天五钱、蛇床子五钱。取数剂为细末，蜜丸服之。

后服上方而愈。

【原按】《素问·上古天真论》云：“（丈夫）五八肾气衰……”又《素问·阴阳应象大论》云“年四十，阴气自半也，起居衰矣”。是则说明，人之生长壮老，就一般规律而言，年至四十左右，在生长的历程中，已及半矣，特别是先天之本，将逐渐衰化，渐而后天之本，亦逐渐退化，这是不可抗拒的自然法则。此时，身体健壮者，常无病候出现，然人之生也，风寒暑湿扰其外，七情六欲扰其内，加之房室之劳，饮食之贪，欲避其患者，诚亦难矣。

本案所现诸候，若头痛眩晕，心中虚悸，腰膝酸软，房事无力者，病之标也；心脾气虚，肝肾亏损者，病之本也。标见于外，本损于中。故必需求本以治，则标自消退。本案先以东垣先生补中益气汤加味，以理心脾之气，后以《金匮要略·妇人杂病》肾气丸方加味，以理肝肾之气。气行质具，则本可固而标自安矣。又本病自是劳损，不可贪求速功。若重用峻猛壮阳，或肃降清上，亦易留以遗患。反不如施以王道，气平而已。

——《张灿玾医论医案纂要》

【按语】患者病程较长，久病多虚。眩晕，自觉心中虚悸，中气不足，清窍失养故眩晕，心失所养故心悸；腰膝无力，房事不足，小便较频，两尺脉弱，为肾阳虚之象。饮食正常，提示胃纳尚可。脾为后天之本，肾为先天之本，脾虚、肾虚并存者，治何为先?《轩岐救正论·论补脾补肾》中有详细论述。本案患者头痛为主，《兰室秘藏·头痛门》载“头痛耳鸣，九窍不利者，肠胃之所生，乃气虚头痛也”，故张老先以补中益气汤加川芎、细辛健脾行气、活血止痛，健补中气以资生化，饮食既充，精血自旺，由是脾获补而俾肾受益。6剂之后，改为六味地黄丸加枸杞子、淫羊藿、川芎、肉苁蓉补肾填精，乃阴中求阳之意。肾虚难以速效，再以上方加杜仲、川续断、巴戟天、蛇床子温肾填精，丸药缓图。

该案病情复杂，心脾肝肾不足俱存，张老经过详细分析，根据标本缓急，先健脾后补肾，次序井然，反映张老临证经验丰富。

高上林

赵某，男，45岁，工人，2012年1月2日初诊。

患者头痛胀闷1周。症见头痛胀闷，尤以右太阳穴附近胀甚，有跳痛感，伴视物不清，面赤，心烦易怒，口苦，纳可，大便干，小便黄。舌红，苔薄黄，脉弦。

辨证：肝郁化火。

治法：疏肝解郁降火。

方药：方用丹栀逍遥散加减。柴胡10g，牡丹皮15g，栀子6g，白芍10g，茯苓15g，当归10g，黄芩6g，川楝子10g，龙胆10g，甘草6g，薄荷3g（后下）。7剂。水煎取400mL，分早餐后30分钟，晚睡前温服。

禁忌：外感发热、咳嗽停用此药，及时就诊。嘱其畅情志，慎起居，饮食有度，适度活动。

二诊：服前方后头痛好转，心烦易怒明显减轻，偶有口苦，大便稍干，小便调。舌红苔薄黄，脉弦。此乃肝气条达、郁火渐消，故上方去龙胆，6剂，水煎服。

【原按】头痛是指由于外感与内伤，致使脉络拘急或失养，清窍不利所引起的以头部疼痛为主要临床特征的疾病。头痛是临床常见的自觉症状，可见生于许多疾病中。“头为诸阳之会”“清阳之府”，五脏精华之血，六腑清阳之气，皆上会于头。外感诸邪，上犯巅顶，清阳之气不得舒展，可导致头痛。内伤病证，或气血虚弱无以上荣于脑，或瘀血痰浊，壅塞经络，或情志不遂，肝阳上扰，均可发生头痛。“伤于风者，上先受之”“高巅之上，唯风可到”。所以内伤头痛多与肝、脾、肾三脏功能失调有关。

高老认为本病系肝郁化火，失其条达，阳气怫郁，循经上扰清窍而致。《内经》云：“诸风掉眩，皆属于肝。”《证治准绳·头痛》云：“郁而成热则满，满则痛。”故从疏肝解郁降火入手，方以丹栀逍遥散加味，以柴胡、薄荷辛散以顺肝之性；当归、白芍养血柔肝；黄芩、栀子、龙胆苦寒泻火；川楝子、牡丹皮行气泻火；甘草、茯苓健脾固本，诸药合用，共奏疏肝降火行气止痛之功。

——《和解之道——高上林60年临证经验撷英》

【按语】头为人之高巅，《灵枢·邪气脏腑病形》认为“十二经脉，三百六十五络脉，其气血皆上注于面而走空窍”，故无论外感风、寒、暑、湿、燥、火等六淫，或怒、喜、思、悲、恐、忧、惊等七情内伤，皆可引起人体气血运行之乖戾。若平素肝火素盛之人，气血易达于上，加之七情引动，气血更易循经上行头面，导致头部胀满疼痛发生，本病例即是如此。患者在头部太阳穴附近呈跳痛感，伴有视物不清、心烦易怒、口苦、便干、小便黄、苔黄脉弦，是肝火逆乱上犯清窍致脑窍不通，故有头胀痛、视物模糊等症，惑乱心神，致心烦易怒等；横逆犯胃及胆，有口苦、便干、苔黄等症；下客胞宫及大肠小肠，故有小便黄、大便干等症。追病溯源，当知其根源在于肝气不疏，失其条达，阳气怫郁，循经上下扰乱气血运行，故有诸症不适，又《证治准绳·头痛》云：“郁而成热则满，满则痛。”故治疗当从疏肝解郁、降火健脾入手，方以丹栀逍遥散加味，以柴胡、薄荷辛散疏肝，以条达肝气，是为顺肝之性；当归、白芍养血柔肝，是以养肝之体；黄芩、栀子、龙胆苦寒泻火，是以助泻肝经之热；川楝子、牡丹皮行气泻火；甘草、茯苓健脾固本。诸药合用，共奏疏肝降火、行气止痛之功。二诊时，症减大半，是为有效，药症相符，故去苦寒之龙胆，以防伤脾胃之根本，继服数剂，以收全功。

蔡某，女，60岁，医生。2000年8月16日初诊。

患者自诉间断头痛，10年来经多所医院行CT及MRI等检查均未发现器质性病变，先后服用多种中西药，均未能取得良效。

现症见头痛，以右侧顶枕部为甚，急躁易怒，焦虑不安，失眠噩梦，二便调。查舌质淡红、体胖，苔薄黄，脉细弦。

辨证：肝郁脾虚，气滞化火。

治法：疏肝解郁，健脾止痛。

方药：方用丹栀逍遥散加味。牡丹皮15g，栀子6g，白芍5g，茯苓15g，当归10g，柴胡10g，龙胆6g，薄荷3g（后下），川芎10g，甘草6g。7剂。水煎取400mL，分早餐后30分钟、晚睡前温服。

禁忌：外感发热、咳嗽停用此药，及时就诊。嘱其畅情志，慎起居，饮食有度，适度活动。

二诊：6剂药后症状改善，再细问诊时，患者诉自闭经以来一直阴道有少量黄色分泌物，曾每半年做一次妇科检查、排除“老年性阴道炎”等，患者初次求诊时羞于陈述。

辨证：结合此病史，诊为肝脾不和，带脉失约。

治法：补脾疏肝，化湿止带。

方药：方用完带汤加味。炒白术20g，炒山药30g，党参15g，白芍10g，车前子10g（包煎），苍术10g，甘草10g，陈皮15g，黑荆芥穗6g，柴胡6g，牡丹皮15g。6剂。水煎服，每日1剂，第一次煎煮10分钟左右，第二次煎煮30分钟左右，两煎混匀，每日2次，早、晚饭后30~60分钟温服。

医嘱：近期少食瓜果，以杜外源性湿邪浸入；畅情志。

三诊：服前方头痛大减，大便偏稀，日1~2次，上方加芡实30g，24剂后，头痛缓解，情绪转佳，夜休尚可，噩梦明显减少。为巩固疗效，嘱其回原籍后，在每月末10天服药1周，连续治疗4个疗程。

1年后邮明信片致谢方知痊愈，如常人。

【原按】初诊此病例头痛日久，气机郁滞，肝经脉络失畅，瘀阻头部经脉，不通则痛，初用逍遥散加味不效。二诊时患者始述带下之患，带下病为已婚妇女常见病且多发，多与节气和感受湿热之邪有关。对于绝经后妇女带下病较少见，未考虑此方面。《傅青主女科》：“夫带下俱是湿症，而以带名者，因带脉不能约束，而有此病，故以名之，盖带脉通于任督，任督病而带脉始病……加以脾气之虚，肝气之郁，湿气之侵，热气之逼，安得不成带下之病哉？”故妇人有终年累月下流白物，如涕如唾，不能禁止，甚则臭秽者，所谓白带也。夫白带乃湿盛而火衰，肝郁而气弱，则脾气受伤，湿土之气下陷，是以脾精不守，不能化荣血以为经水，反变成白滑之物，由阴门直下，欲自禁而不可得也。治法宜大补脾胃之气，稍佐以疏肝之品，使风木不闭塞。

——《和解之道——高上林60年临证经验撷英》

【按语】此病例共经3次诊疗，经典展示了疾病的发病原因、发展经过、治疗偏颇、纠正方案、药症相符、病势大缓的过程。患者为一老年妇女，闭经多年，头痛时间较久，间断性发作，且无器质性病变，可以断定此病乃是以气机不畅为始动原因的疾病，病情迁延不愈，当知体内有痰湿作祟，古人讲“怪证多痰”“百病皆因痰作祟”，初诊之时，观其脉证，多是肝郁化火之证，患者以头痛为主诉，且以右侧顶枕部为甚，伴有急躁易怒、焦虑不安、失眠噩梦等症，当知肝气化火明显，且上犯清窍，逆袭心脉，干扰心神，出现上述诸症。但查舌质淡红、体胖，苔薄黄，诊其脉细弦，可知体内痰湿素盛，脾气运化不及，湿邪困脾，治疗确定方案为加味逍遥散，但药后不效，当知药证不符，细究原委，知其虽年近花甲，但下体湿邪不减，白带明显，人年老而白带增多，乃是脾气亏虚、带脉失养不固所致，《傅青主女科》指明："夫带下俱是湿症，而以带名者，因带脉不能约束，而有此病，故以名之，盖带脉通于任督，任督病而带脉始病……加以脾气之虚，肝气之郁，湿气之侵，热气之逼，安得不成带下之病哉？"故知此病关键在于湿盛而火衰，肝郁而气弱，导致脾气受伤，中气下陷，是以脾精不守，不能化荣血以为经水，反变成白滑之物，由阴门直下，欲自禁而不可得。故调整治疗大法，宜大补脾胃之气，稍佐以疏肝之品，方以完带汤为方底加减，大量白术、山药健脾祛湿，佐以少量陈皮、柴胡、黑芥穗等疏肝解郁、条达肝气，使湿邪祛而正气固，肝气疏而经脉通，头痛自然痊愈。

赵昌基

邹某，女，30岁。1989年5月7月初诊。

患者右侧头痛间断发作5年余。近因情志不遂而头痛暴发，痛势甚剧，右侧太阳穴胀、刺痛如裂，恶心呕吐，心烦易怒，失眠多梦，面色晦暗，大便干结，小便短黄，舌质红，苔薄黄，脉弦数。

辨证：肝经风火上扰，诸窍不利。

治法：平肝祛风，通窍止痛。

方药：方用天麻钩藤饮加减。生何首乌30g，明天麻15g，川芎10g，杭菊10g，全蝎10g，柴胡9g，法半夏10g，黄芩12g，栀子12g，龙胆6g。水煎服，每日1剂。

二诊：服上方3剂后，头痛明显减轻，继上方再服5剂后，上述症状消失。

后用首乌片合杞菊地黄丸调治1个月，病告痊愈。随访2年未见再发。

【原按】头痛之因虽然多端，但不外乎外感、内伤两大类，凡五脏精华之血、六腑清阳之气皆上注于头。故六淫之邪外袭，阻遏清阳或内伤诸疾而致气血逆乱，脑失所养均可导致头痛。其辨证的关键首先分清外感、内伤，辨别虚实。本例属内伤头痛，乃由肝经风火上扰，清窍不利，故头痛如裂，久痛入络，则头部刺痛，方中生何首乌养血滋阴止痛；明天麻、杭菊、柴胡、栀子、黄芩平肝祛风；全蝎、川芎化瘀通络止痛，上述用药配伍精炼，针对性强，故收良效。

——《赵昌基临床经验与学术研究》

【按语】该患者主症为“右侧剧烈头痛，伴见右侧太阳穴胀、刺痛如裂”，兼症见“恶心呕吐，心烦易怒，失眠多梦，面色晦暗，大便干结，小便短黄，舌质红，苔薄黄，脉弦数”。赵昌基先生分析病机为“肝经风火上扰，诸窍不利”，治疗上从“平肝祛风，通窍止痛”着手。观赵昌基先生处方，药虽仅十味，然配伍的当，皆有妙用。龙胆、栀子味皆苦寒，皆可清泻肝胆火。《药品化义》：“胆草专泻肝胆之火，主治目痛颈痛，两胁疼痛，惊痫邪气，小儿疳积，凡属肝经热邪为患，用之神妙。”《神农本草经》：“栀子，味苦，寒，主治五内邪气，胃中热气，面赤酒疱皶鼻，白癞，赤癞，疮疡。”菊花性寒，入肝经，能清肝热、平肝阳，治疗肝阳上亢之头痛。赵昌基先生方以三药合用，共奏清泻肝经风火之功。且菊花味辛疏散，可透散肝经风热，已达火郁发之之目的。栀子兼入心经，可清心除烦，佐治兼症中之心烦，失眠多梦。天麻一味，专入肝经，既息肝风，又平肝阳，为治眩晕、头痛之要药。《本草汇言》：“天麻，主头风，头痛，头晕虚旋，癫痫强痉，四肢挛急，语言不顺，一切中风，风痰。”此处用天麻即用其平肝息风之功。全蝎为血肉有情之品，搜风通络止痛力较强，常用治偏正头痛。《本草从新》：“全蝎，治诸风掉眩，惊痫抽掣，口眼㖞斜……厥阴风木之病。”柴胡、半夏、黄芩三味，乃构成小柴胡汤方之主药，有和解少阳之功。该患者主要病机为肝经风热上扰，脉络瘀滞，然伴见少阳胆经郁热上扰胃腑之“恶心呕吐”，故用此三味和解少阳胆经。川芎辛温升散，能“上行头目”，祛风止痛，为治头痛要药。《神农本草经》：“主中风入脑头痛、寒痹，筋脉缓急，金疮，妇人血闭无子。”生何首乌有润肠通便之功，此处用至30g，当取其润肠通便之力，解除大便干结。诸药并用，肝经之风热得清，瘀滞不畅之经络得通，一身气机恢复正常，疾病得愈，诸症平复。

张　磊

高某，女，36岁。

患者头痛时轻时重10余年。曾经多种中西药治疗无效。1996年12月为其诊治。见其脉沉滞，苔薄白，质略暗。

方药：川芎30g，白芍15g，柴胡3g，郁李仁3g，炒白芥子10g，制香附3g，白芷3g，甘草3g。3剂。水煎服。

二诊：上药服3剂后头即不痛，至今尚好，仅有时有不适感，并说血压有些高。

方药：熟地黄30g，当归10g，白芍15g，川芎10g，炒白术10g，党参12g，茯苓10g，炒白芥子10g，怀牛膝15g，生石决明30g，炙甘草6g。6剂，水煎服。

【原按】前方系散偏汤原方，出自《辨证奇闻》，吾多次用之，效果较好。陈士铎告诫："一剂即止痛，不必多服。"又曰："唯是一二剂之后……必须改用补血之剂，如八珍汤者治之，以善后之策也。"因为此方川芎量大，过用必有弊端，吾用此方，嘱其3剂无效者，不可再服，若有效则服八珍汤续之。辨证不可不慎，用方亦不可不慎，若阴虚阳亢、火盛者切不可用此方。

——《张磊临证心得集》

【按语】患者为年轻女性，但发作头痛时间久远，且用遍中药、西药无效，其脉沉滞，说明患病之久，且病位较深，纵观本案例虽无多余症状之线索，但通过其发作时间久远，且脉象沉而滞，可以推断患者平素较易生气，气机不畅，且发泄无门，体内气血升降失常，肝阳升发太过，上犯清窍，发为头痛，缠绵不愈，苔薄白，质略暗，应为久病入络，瘀血内阻。根据患者气滞血瘀状态，处方散偏汤原方，大剂川芎通行十二经脉气血，柴胡、白芍疏肝解郁，郁李仁行气降逆，白芥子通行皮里膜外之气血，香附为女性行血补血之圣药，少量甘草以平衡大队辛散行气之药性，使全方通而有制，补而不滞。二诊时显示上方效如桴鼓，头痛已去，仅有头部不适感，乃气血运行不畅之故，名医陈士铎曾言："唯是一二剂之后……必须改用补血之剂，如八珍汤者治之，以善后之策也。"思索原理，当知大剂川芎固然迅捷，但易走窜经络，辛温太过，易动血耗血，不宜久用，遂改方为八珍汤加白芥子、怀牛膝、石决明补血、降气以缓法图长久之效。

刘献琳

崔某，女，44岁。1993年2月16日初诊。

患者头痛5年，以两颞部为重。在济南市某医院诊断为血管神经性头痛。刻下颞部跳痛，项强，时恶心，未呕吐，纳呆，口渴，大便溏，小便时黄，舌质暗红，苔薄白，脉弦细。

辨证：风热袭络，瘀血内阻。

治法：疏风清热，化瘀通络。

方药：芎芷石膏汤合血府逐瘀汤加减。川芎15g，白芷15g，生石膏40g，薄荷6g，荆芥10g，防风10g，细辛4.5g，柴胡10g，赤芍15g，桃仁10g，红花15g，桔梗10g，枳壳10g，生地黄15g，炒酸枣仁30g，半夏10g，葛根30g。水煎服。

二诊：服药7剂，头痛明显减轻，恶心项强瘥，睡眠转好，心慌减轻，仍纳呆、便溏，苔薄白，脉弦。上方加山药30g，扁豆30g，继服14剂，诸症皆愈。

——《刘献琳学术经验辑要》

【按语】芎芷石膏汤源自《医宗金鉴》，主治头痛眩晕，头风盛时发作，日久不愈，外感风热头痛。病程之长短非判断外感内伤的绝对标准。患者病程日久，日久化热，久病入络，故用芎芷石膏汤合血府逐瘀汤治之。两方合用既能疏风清热，又能化瘀通络止痛。二诊仍有纳呆、便溏。《本草经解》："山药气温平，禀天春升秋降之和气，入足厥阴肝经、手太阴肺经；味甘无毒，禀地中正之土味，入足太阴脾经。气升味和，阳也。脾为中州而统血，血者阴也，中之守也；甘平益血，故主伤中。脾主肌肉，甘温益脾，则肌肉丰满，故补虚羸。"

王少华

陈某，女，43岁。1946年农历3月1日初诊。

患者头痛骤作，偏右尤显，虽为势甚，唯隐隐然无宁时，或似牵掣而痛。眩晕，甚则呕哕，纳少，心悸，神疲。舌淡红，苔薄，脉来一息五至，虚而有数意。询得每月必作，作则经旬方罢，急躁时则剧，已经三载有半，此次发作较之往昔尤。

辨证：肝风上扰，胆胃不和。

方药：天麻钩藤饮合温胆汤。明天麻、淡黄芩、水炒柴胡各3g，香白芷、朱茯苓、制半夏、上广陈皮、嫩钩藤、姜竹茹各9g，石决明15g。3剂。

二诊：头痛午前依旧，日晡暮夜较前增剧。形寒，寝食俱废，心悸益甚，神疲却又难以交睫。两日来已不能下榻。细询癸水情况，始知汛期如常，但每潮必量多，历时五七日始净。刻下经行四日，量多若崩，其头痛多起于经期经后。可见其头痛之由，实来自血虚。于是用归脾汤出入。

方药：潞党参、熟地黄各12g，炙黄芪、当归身、清阿胶（炖化冲）、生酸枣仁、熟酸枣仁，远志肉、朱茯苓、桑叶、菊花各9g，龙眼肉10枚。2剂。

三诊：药后经量大减，有欲净之势，心悸渐定，神情亦振，且能进食，唯头痛未除。改用归脾丸240g，每晚服9g，菊花茶过口，嘱下月经行复诊。

四诊：昨暮汛水适潮，经量已减过半，头痛未作，略有晕意，余无所苦。嘱服3月4日复诊处方3剂，继之仍服归脾丸240g。如前法。遂瘥。

【原按】陈案之误，误在套法。总认为“高巅之上，唯风可到”，而“诸风掉眩，皆属于肝”。风阳上扰清空之窍，不痛何待？之所以今重于昔，乃因适值“春三月”发陈之际，肝木当令，其病应剧，此其一。其二，由此而产生肝胆同病，甲木化火，循少阳经脉而上，这就是痛甚于右侧额角及颞之缘由。其三，木旺必克土，风阳扰胃，于是乎纳少、呕哕，诸疾丛生。基于诊断谬误，以致处理失当，尤其柴胡、白芷温升之品耗气伤血，所以痛势反增。二诊时细思“套法”失灵，必有原因，考虑到患者年逾“六七”，已近经绝之年，或许此即症结所在，亦未可知。通过问诊，得悉经量过多已三年有半，而其痛又出现在经期及经后，可知其痛实由经病而来。《女科经纶》

指出："妇人有先病而后致经不调者，有因经不调而后生诸病者。如先因病而后经不调，当先治病，病去则经调，若月经不调而后生病，当先调经，经调则病自除。"这实质上是《内经》中所说的"必伏其所主，而先其所因"的宗旨。经改用归脾汤以治其本，略参平肝息风之品以理其标而愈。

——《中医临证求实》

【按语】头痛为中青年女性常有之症，且多与情绪波动及经期密切相关，发作之前往往有生气、急躁等诱因，故来诊之时，主诉头痛，迁延日久不愈，伴有眩晕、心悸、恶心、纳呆、疲劳无力症状，脉象虚数，问其有生气加重之证，又正值春天肝气生发之时，易出现肝气郁滞、脾胃不和证候，患者各个症状、节令、情绪、舌脉均符合肝风上扰清空、胆胃不合病机，遂初判为肝风上扰，胆胃不合，处方天麻钩藤饮合温胆汤。以天麻、钩藤、石决明、黄芩、白芷等疏肝镇肝，引风下行，柴、芩、二陈、竹茹化痰和胃平肝，似乎切合病机，应药到病除，但服后心悸、头晕、纳呆、眠差诸症均加重。细思之，本案为中年女性，临近绝经之岁，月经量应少反多，且头痛、头晕诸症多在其经后加重，加之服疏肝平肝药后症状加重，应为肝血不足，肝体失养，继之引发心脾两虚，遂引起心悸、头晕、纳呆、眠差、疲乏之症，给予补养心脾的归脾汤调理，熟地黄、当归、阿胶等养血补血，酸枣仁、龙眼肉、赤茯苓、远志安神宁志养心，桑叶、菊花清肝明目疏肝平风治其标，服药数剂血虚诸症减轻，证明药病一致，患者心悸渐定，神情亦振，且能进食，唯头痛未除，遂改峻猛汤剂为柔和丸剂继续调理，以除根为度。此案真正体现《内经》所言"必伏其所主，而先其所因"的治病策略。

李　可

刘某，女，42岁。

患者头痛已18年，每于劳累或气候变化时加剧，经事前后易于诱发，经色不鲜，量不畅，腹痛，中西医多处医治无效。

初诊：头痛有年，经期辄作，伴有经来量少，腹痛，脉沉涩，舌紫苔薄。

辨证：气滞血瘀，冲任不调，内风旋扰清空。

方药：桃红四物汤加味主之。生地黄12g，赤芍9g，川芎18g，红花9g，桃仁9g，羌活12g，当归6g。5剂。

二诊：药后适值经潮，量较畅，色亦较鲜，腹痛减轻，头痛小安，脉沉涩未起，舌紫苔薄。潜瘀初化，风邪未除。再取搜剔，以肃余氛。

方药：上方加蜂房9g，乌梢蛇9g，石楠叶9g，全蝎粉、蜈蚣粉各1.5g。和匀另吞。5剂。

三诊：头痛宿疾，10剂而安，脉涩而起，舌紫亦淡，以丸化煎，希竟全功。

方药：益母八珍丸9g，每晚吞服1次；川芎茶调散4.5g，每晨吞服1次。

随访经年，病已霍然。

——《李可医案处方集》

【按语】该案与颜德馨老治疗宋某案如出一辙。血瘀风动，首诊处方除药物剂量略有差别外，都采用桃红四物汤加羌活治疗。二诊时李老除了加用全蝎粉和蜈蚣粉外，还加用蜂房、乌梢蛇、石楠叶强化息风止痛，搜剔余邪。蜂房“水土结成，又得雾露清凉之气，故主祛风解毒，镇惊清热”（《本草崇原》），乌梢蛇“内走脏腑，外彻皮肤，透骨搜风，截惊定搐”（《本草分经》），用其搜风、通络、止痛之功更强；《张琼林五十年临证验方》认为“以石楠叶为君组方治疗头风者，首推《现代实用中药》”，而后《浙江药用植物志》《安徽中草药》等区域性本草亦有石楠叶治疗头痛记载。三诊时，头痛宿疾已安，舌脉中瘀血之象不显，李老给予丸剂善后。晨起阳气升，给予川芎茶调散祛风以治标；晚间阴气盛，给予益母八珍丸补气养血以治本。医案中未交代丸剂疗程，不清楚是否随访期间仍继续用药。

郭某，女，52岁。2009年10月8日初诊。

患者项强痛，左侧头痛如电击。脉弦涩，口苦苔腻，舌边尖红。

方药：葛根120g，桂枝、杭白芍各45g，炙甘草30g，川芎90g，细辛45g（后5分下），白芷30g（后5分下），生姜45g，大枣12枚，麻黄10g，附子30g，葱白4寸（连须），熟地黄90g，麦冬、天冬各30g。3剂。

【原按】头痛，以川芎、细辛、白芷、麻附细辛汤；项强痛，桂枝加葛根汤；痛如电击、舌边尖红为引火汤证，用熟地黄90g，麦冬、天冬各30g有引火汤之意。

——《李可医案处方集》

【按语】根据该案的简单描述无法进行辨证，可以见于实热头痛，也可见于虚热头痛。然按语中指出为引火汤证，引火汤见于陈士铎《辨证奇闻·咽喉门》，"此火因水亏，火无可藏，上冲咽喉。宜大补肾水，加补火，以引火归藏，上热自愈"，原方"熟地三两，巴戟、麦冬一两，北味二钱，茯苓五钱。……方用熟地为君补水，麦、味为佐滋肺，金水相资，水足制火。加入巴戟之温，又补水药，则水火既济，水下趋，火不得不随，增茯苓前导，则水火同趋，共安肾宫"。因此，该患者除具有病案中记载症状外，应该还有下寒之象，如腰困、膝冷、足软、尿多不渴等表现。然陈士铎在分析引火汤时强调"何必用桂、附引火归元乎？况症因水亏火腾，今补水，倘用大热之药，虽引火，毕竟耗水。余用巴戟，取其引火，又足补水，肾中无干燥之虞，咽喉有清肃之益，此巴戟所以胜附、桂也"，与本案用附子不同。

陈某，男，32岁。2009年10月8日初诊。

患者右侧头痛，鼻塞项僵，脉浮紧，舌淡齿痕。

方药：川芎90g，白芷30g（后5分下），辽细辛45g（后一刻），葛根300g，辛夷45g，生姜45g，葱白连须4寸，晒参30g（另炖），麻黄10g，附片45g。

加水2500mL，文火煮取500mL，兑入晒参汁，3次热服。3剂。

【原按】李老治偏头痛，首用川芎90g，细辛45g，白芷30g。有伏邪，或风寒头痛者，加麻附细辛汤；项强甚者，加葛根（《伤寒论》最大量125g）300g；鼻塞者，加辛夷；人参增强免疫力，姜葱辛温通阳。

——《李可医案处方集》

【按语】张景岳曰“千病万病不外虚实，治病之法无逾攻补”，故治病先辨虚实。头痛、鼻塞、脉浮紧为外感寒邪，以麻黄附子细辛汤加减者，应该还有肢冷、膝凉等阳虚表现。麻黄附子细辛汤温阳散寒，人参益气温阳以治本，川芎、白芷助麻黄附子细辛汤散寒止痛，生姜、葱白散寒通阳，辛夷通鼻窍，葛根升阳解肌。处方中葛根用量高达300g，金元时期张元素认为葛根“不可多服，恐损胃气”，至明朝张景岳著《本草正》载“其性凉，易于动呕，胃寒者所当慎用”。因此，临床使用大剂量葛根时，应在个人临床经验指导下，准确辨证并且恰当配伍，以避免各种不良反应。

李某，男，21岁。2009年1月1日初诊。

患者偏右头痛4年，久治不愈，每月发作4次，发作前必有喷嚏1～2次，每次约3天。由风寒外袭引发。发作时如裹如蒙如刺，紧束如箍，喜按，畏寒殊甚。脉沉细，舌淡齿痕水滑，正虚邪伏。

方药：麻黄10g，制附片、细辛（后5分）各45g，川芎90g，白芷30g（后7分），肾四味（枸杞子、酒菟丝子、盐补骨脂、淫羊藿）、蝉蜕各30g，止痉散（冲）（全蝎6只，蜈蚣3条），吴茱萸30g，红参30g，炙甘草60g，生半夏45g，生姜45g，大枣25枚，葱白4寸，核桃仁6枚。加水2000mL，文火煮取3000mL，3次分服。

【原按】因畏寒殊甚，重用麻黄附子细辛汤；头痛，用川芎、细辛、白芷；发作前必有喷嚏，似与过敏有关，故用蝉蜕、肾四味各30g；如裹如蒙，紧束如箍，痰湿较重，用吴茱萸汤及小半夏汤；正虚邪伏，用止痉散（全蝎、蜈蚣）透邪。

——《李可医案处方集》

【按语】患者年仅21岁，正值壮年，然头痛如裹，畏寒重，喜揉按，舌淡苔滑，脉沉细，为一派虚寒之象。并且每次发作由风寒外袭引发，故治疗时以麻黄附子细辛汤为主。《伤寒论》载“少阴病，始得之，反发热脉沉者，麻黄附子细辛汤主之”，用于素体阳虚、复感风寒所致各种病症。合用川芎、白芷散寒止痛，枸杞子、菟丝子、补骨脂、淫羊藿温肾填精，吴茱萸汤加半夏温阳祛寒湿，葱白通阳，枸杞子、菟丝子、补骨脂、淫羊藿、核桃温肾填精，蝉蜕祛风脱敏，蜈蚣、全蝎息风止痛。对于用量，张锡纯在《医学衷中参西录》麻黄附子细辛汤证中曾详细讨论：“方中细辛二两，折为今之六钱，复三分之一剂中仍有二钱，而后世对于细辛有服不过钱之说，张隐庵曾明辩其非。二钱非不可用，而欲免病家之疑，用一钱亦可奏效。”该案中大部分药物超过常规用量，应在丰富临床经验指导下谨慎使用。

赵某，女，26岁。2006年3月19日初诊。

经期色黑多块，右侧头痛如破，左胁胀痛走窜，脉沉涩，面苍黄欠泽。寒凝厥阴血分，有外透之机。

方药：川芎90g，白芷30g（后），辽细辛45g（后），当归50g，通草45g，桂枝、杭白芍各45g，炙甘草30g，通草30g，追风散10g（冲），生姜45g。3剂。

【原按】经期色黑多块，为寒凝厥阴，以当归四逆汤温经散寒；头痛如破，胸胁疼痛以芎、芷、细、追风散扶正透邪。

——《李可医案处方集》

【按语】患者青年女性，月经色黑多块，为瘀血之象。血得寒则凝，或火热煎灼成瘀。参合面苍黄无华，脉沉涩，诊为寒凝血瘀，以《伤寒论》当归四逆汤加减。加川芎、白芷祛风散寒止痛，生姜通阳散寒，追风散透发邪气。处方中所用追风散，来源于《太平惠民和剂局方》之追风散，经李可老中医加减重订后称为“重订追风散”。据《李可老中医急危重症疑难病经验专辑》记载，追风散组成包括红参、五灵脂、炙何首乌、炒白蒺藜、制川草乌、石膏、天麻、川芎、白芷、甘草各12g，细辛、芥穗、防风、羌活、辛夷、苍耳子、苍术、全蝎、蜈蚣、僵蚕、地龙、天南星、制白附子、雄黄（另研兑入）、乳香、没药各6g。上药共研细粉，每日2～3次，每次3～4g，饭后、睡前淡茶水调服。

陈某，女，62岁。2009年11月28日初诊。

患者右侧头痛年余，耳鸣渐聋。贼风袭络，正虚无力鼓邪外透。

方药：麻黄10g，天雄45g，辽细辛45g，川芎90g，白芷30g，高丽参15g（另炖），止痉散（全蝎6只，蜈蚣3条），麝香0.2g（冲），三石各30g，生山茱萸90g，干姜45g，杭白芍、炙甘草各100g，生姜45g，葱白4寸。10剂。

【原按】因患者年高头痛，以川芎、细辛、白芷、麻附细辛汤止痛，芍药甘草汤柔肝缓急；耳鸣渐聋，破格救心汤法温肝补肾，止痉散（全蝎、蜈蚣）、麝香、葱白通耳窍。

——《李可医案处方集》

【按语】老年女性，头痛、耳鸣、耳聋，正虚无力祛邪外出，故治疗以扶正祛邪为原则。以麻黄附子细辛汤温阳散寒祛风，川芎、白芷散寒止痛，破格救心汤益气温阳，芍药甘草汤柔筋缓急止痛，蜈蚣、全蝎通络止痛，葱白通阳。其中破格救心汤为李可老中医治疗阳气暴脱重症的主方，《李可老中医急危重症疑难病经验专辑》载其组成为制附子、干姜、炙甘草、高丽参、山茱萸、龙骨、牡蛎、磁石、麝香。本案除几种毒性中药用量较大之外，白芍、甘草的用量也达到了100g。甘草虽然药性平和，但是大剂量应用仍需注意不良反应。据《湖南中医杂志》（1998年第五期）刊登的《炙甘草的副作用不容忽视》一文，作者报道较大剂量炙甘草服2周以上就可能出现浮肿或血压升高，这一不良反应与个人体质有关，并且可以被车前草和钩藤阻断。因此，临床在应用大剂量炙甘草（如炙甘草汤）时要警惕不良反应，并适当配伍。由于医案中没有随访记录，不清楚患者是否发生不良反应。

段富津

宋某，女，51岁。2004年29日初诊。

患者头痛月余，因家中装修，怀疑苯中毒。刻诊以右侧及后头痛为主，苔白微黄，脉弦滑。

方药：川芎15g，白芷15g，菊花20g，藁本15g，细辛5g，薄荷10g，荆芥15g，蔓荆子15g，甘草15g，苍术15g，黄连8g。4剂。

5月3日二诊：头痛轻，咽干，气短。上方加麦冬15g，牛蒡子15g，7剂。

【原按】本例亦属风邪头痛之证，然已有入里化热之势，故见苔白微黄，脉弦滑。治以疏风止痛，清利头目。方选川芎茶调散合清上蠲痛汤加减化裁。方中川芎、白芷、藁本、荆芥疏风止痛；细辛祛风止痛；薄荷、菊花、蔓荆子清利头目，并清热疏风；黄连清里热；苍术祛风散寒，治头痛，《名医别录》言其“主头痛，消痰水”；甘草调和诸药。二诊时头痛已减大半，但有咽干、气短等阴液不足之表现，故加麦冬、牛蒡子，以增滋阴利咽之力。

——《中国现代百名中医临床家丛书·段富津》

【按语】起居不慎，感受风、寒、湿、热之邪，邪气上犯巅顶，清阳之气受阻，气血凝滞，而发为头痛。因风为百邪之长，故六淫之中，以风邪为主要原因，多夹有寒、湿、热邪而发病。患者头痛月余，因家中装修，故而怀疑苯中毒，就诊时以右侧及后头痛为主，苔白微黄，脉弦滑。并未言及他症，由本案处方可知，以祛风为主，兼清内热，药证相符，故服药4剂，头痛减轻。由是案可知，空气中弥散的苯导致的苯中毒，亦可归于外感病因，属外感致病邪气，治疗之时，仍从外感六淫之风寒暑湿燥火立法。

段某，女，46岁。1999年8月10日初诊。

患者左侧头胀痛数日，连及耳项，咽微赤痛，舌微红，苔白，脉弦略数。

方药：川芎15g，白芷15g，菊花15g，羌活15g，藁本15g，细辛5g，荆芥15g，焦山栀子15g，黄芩15g，姜黄15g，甘草15g，葛根20g。6剂。

二诊：舌已不红，症好转，上方加僵蚕10g，8剂。

【原按】本案用菊花茶调散加减，本方是在川芎茶调散的基础上加菊花、僵蚕、蝉蜕以疏散风热，清利头目，故对头痛以及眩晕偏于风热者较为适宜。菊花、蝉蜕疏散风热，清利头目；僵蚕亦能祛外风、散风热、止痛，《本草纲目》言其“散风痰结核，瘰疬、头风”；再加焦山栀子、黄芩以助清上焦之热；茜草生用亦有助清热之意；姜黄、葛根活血舒筋，止头项之痛。

——《中国百年百名中医临床家丛书·段富津》

【按语】汪昂谓“以巅顶之上，唯风可到也”，故方中用川芎辛香走窜，上达头目，善于祛风止头痛，尤善于治少阳、厥阴经头痛；荆芥辛温，疏风解表，能清头目上行；羌活善治太阳经头痛；白芷善治阳明经头痛；细辛散寒止痛，并长于治疗少阴经头痛；加用菊花清利头目，可去头面部风热邪气；黄芩、栀子苦寒清热，祛脏腑经络邪热；姜黄一味，性善活血通络，古人云治风先治血，血行风自灭，即是此意。是以诸药并用，效如桴鼓，疾病向愈。

周某，男，52岁。2004年3月1日初诊。

患者左侧头痛数月，耳聋，时重时轻。素患慢性胃炎，胃脘闷痛，舌微红有瘀斑，脉略数有力。

方药：生地黄20g，桃仁15g，红花15g，枳壳15g，柴胡15g，桔梗15g，赤芍15g，川芎15g，甘草15g，当归15g，郁金15g，香附20g。7剂。

二诊：好转，头痛大减，继投上方，7剂。

三诊：口苦，舌红。上方加黄连10g，川楝子15g，7剂。

四诊：近日公出回来，血压略高，嗜睡，舌微红，上方去柴胡、桔梗，加焦山栀子。

——《中国现代百名中医临床家丛书·段富津》

【按语】患者左侧头痛数月，舌微红有瘀斑，根据舌像可知，患者偏头痛为瘀血作祟，观处方，可知以血府逐瘀汤加减。血府逐瘀汤为活血祛瘀的代表方剂，方中桃仁破血行滞而润燥，红花活血祛瘀以止痛，共为君药。赤芍、川芎助君药以活血祛瘀，牛膝活血通经，祛瘀止痛，引血下行，共为臣药。生地黄、当归养血活血，配诸活血药，使祛瘀而不伤阴血；桔梗、枳壳，一升一降，宽胸行气，桔梗并能载药上行；柴胡疏肝解郁，升达清阳，与桔梗、枳壳同用，尤善理气行滞，使气行则血行，以上共为佐药。甘草一味，调和诸药，为使药。因并在头，故方中去可引血下行之牛膝，加用郁金、香附增强行气活血之力。故而服药7剂，头痛大减，效不更方，二诊时续服7剂。后随症加减，疾患向愈。

张琼林

钱某，女，63岁。1997年9月21日初诊。

患者头痛33年，自服镇痛药等32年（已形成药物性胃炎）。近2年来，痛势日剧，发作频繁，每日必发3~4次。常觉左颞部如电击，旋即波及全头，如啄、如抽、眼睑颤动，甚则呕哕，即以拳击指压，以图自缓。血压偶或偏高，颅脑CT、脑电图均属正常。某医院诊断为血管神经性头痛。

症见体弱多郁，易急易怒，动辄流泪，陈述琐复。舌淡暗根蓝，苔薄白，脉来细而不扬（76次/分钟）。

辨证：风邪久蕴，络有宿瘀。

治法：咸寒潜降，搜风活络。并注意调情志，勿郁怒。

方药：① 生牡蛎40g（先煎），山羊角30g（先煎），赤芍20g，白芍20g，柴胡12g，刺蒺藜15g，石楠叶20g，天麻12g，白芷12g，川芎15g，制川乌12g，生甘草6g。6剂。② 蝎蜈胶囊60粒，每服2粒，每日3次汤药送下。③ 阿是穴刺血：探准痛点，三棱针平刺挤出血。④ 定痛四生散30g，香葱与麦面各适量同捣为饼，外贴痛处（晚贴早去）。

二诊：痛减七成，已停服镇痛药，然大便不爽。效不更方，首诊方6剂继服之。黄连上清片每次4片，每日2次。

三诊：月余以来，微痛2次，稍见即止，面色转佳，食寐如常，要求拟方根治。

方药：① 首诊方6剂，备用（痛发时服3剂）。② 白芷150g，川芎80g，天麻60g，僵蚕60g，土鳖虫50g，细辛30g。炼蜜丸（复方都梁丸），如绿豆大，每服40~50粒，每日2~3次，饭后服。③ 野山楂根200g（切片），温水浸泡1夜，次日煮沸后，小火再煮30分钟，放入鸡蛋10枚，沸后2分钟，将蛋壳敲烂，放入后再小火煮20分钟，蛋药同浸，每晚睡前吃2枚，5晚吃完。每次吃前均无须煮沸。1个月后再如法食用第二次（服此方时丸剂停服）。

【原按】头痛有新、久、浅、深之分。《证治准绳》谓："浅而近者名头痛，……深而远者为头风，其痛作止不常，愈后遇触复发也。皆验其邪所从来而治之。"说明头痛治不彻底，久之必成头风。本例为病久邪深，缔结坚固的偏头风。无风不抽，无瘀不痛，故用叶氏石楠叶汤（《现代实用中药》），疏散风邪。加生牡蛎、赤芍、白芍、春柴胡、刺蒺藜等潜镇活血，疏泄少阳；川乌、甘草辛透祛风，缓急镇痛；蝎蜈胶囊搜剔透络，开道行滞。薛立斋曰“若夫偏头风，久而不愈，经络气血壅滞，宜砭出其血，以开郁解表”，故辅以阿是刺血，用以去菀陈莝，针药并用，追风散邪，其痛若失。最后用复方都梁丸以绝菀陈再聚，30年顽疾，趋于康复。至于山楂根煮鸡蛋方，是皖西民间流传较广的验方，所谓“头风根治方，与丸剂交替服之”，具有较好的远期疗效。

——《临证碎金录》

【按语】2013年国际疼痛学会制订的第3版头痛诊断标准中，药物过量性头痛定义为“规律并过量使用治疗头痛的药物超过3个月所引发的每月头痛天数≥15天的头痛，头痛通常（并非一定）可在停药后得到缓解”。该患者头痛33年，已自服镇痛药等32年，推测已出现药物过量性头痛。该头痛类型在临床上处理比较棘手，张老这个病例采用内服、外敷、针灸联合的综合疗法，疗效显著。

在《张琼林五十年临证验方》中头风石楠叶汤条下对石楠叶有详细介绍，“以石楠叶为君组方治疗头风者，首推《现代实用中药》，……本人应用时去女贞子加芍药甘草汤，名头风石楠叶汤，从而扩大了应用范围。……其叶性味辛、苦，平。有祛风、散邪、补肾、镇痛功效……取其祛风定痛的作用，常与川芎相使而伍，治疗头风抽痛”。而“对于长期自服西比林、卡马西平等已成依赖性的顽固性重症神经性头痛患者，除汤剂中常加山羊角尖片、蝎蜈胶囊外，尚需配合‘阿是’穴刺血和定痛四生散外敷。并须做到禁烟酒、戒郁怒、勿疲惫、慎起居方可奏效”，经验之谈，可为临床处理药物过量性头痛提供了参考。

郭子光

王某，男，32岁。1988年6月12日初诊。

患者因左侧头痛甚剧，痛则欲呕，牵连眼眶、耳根、面部皆痛，痛时有寒热之感、眩晕。经某市级医院诊断为血管性头痛（偏头痛），给予镇痛药服用，可缓解片刻。半月以来，1天内发作数次，不发作时亦隐隐作痛。

现症见头痛情况如上述，睡眠、饮食、二便尚可，口苦咽干。查其形体中等，情志偏激，易怒，面红唇赤，舌苔白中央微黄，脉弦滑。

辨治：肝火上亢，风热夹瘀，阻滞络道，不通则痛。

治法：清肝息风，豁痰通络。

方药：全蝎8g，细辛6g，胆南星10g，地龙15g，川芎15g，丹参15g，白芷15g，决明子15g，刺蒺藜15g，菊花30g，石膏30g。浓煎，每日1剂，嘱服2剂。

1个月后患者因腹泻来就诊，谓其头痛只服2剂而症状若失，未复发。半年后随访亦未复发。

——《中国百年百名中医临床家丛书·郭子光》

【按语】郭子光先生认为该患者发病之机制在于肝火上亢，风痰夹瘀，阻滞络道，不通则痛。治疗从清肝息风，豁痰通络着手。该处方，药仅十一味，然配伍严谨，与前之理法一气呵成。细查该方，药分五组，分别从通络、化痰、清肝、发散经络郁火、活血着手。全蝎，味辛性平，性善走窜通络，有很强的通络止痛作用，《开宝本草》记载它可以“疗诸风瘾疹及中风半身不遂，口眼㖞斜，语涩，手足抽掣”，用治偏正头痛，单味服用即有效果。地龙，味咸性寒，《本草纲目》记载“性寒而下行，性寒故能解诸热疾，下行故能利小便，治足疾而通经络也”“主伤寒疟疾，大热狂烦，及大人小儿小便不通，急慢惊风，历结风痛”，由此可知，地龙亦有很好的通络止痛作用，且可清肝经之热以止肝火之上亢。细辛，味辛性温，辛香走窜，宣泄郁滞，上达巅顶，通利九窍。《神农本草经》记载：“主咳逆，头痛脑动，百节拘挛，风湿痹痛，死肌，明目，利九窍。”可知细辛应有很好的通络止痛作用。全蝎、地龙、细辛三药合用，主攻通络止痛，以疏通络道之阻滞。胆南星，味苦微辛，性凉，为天南星用牛胆汁拌制而成的加工品。《本草逢原》记载："南星、半夏皆治痰药也。然南星专走经络，故中风、麻痹以之为向导；半夏走肠胃，故呕吐、泄泻以之为向导。"可知天南星善祛经络之痰，经牛胆汁之后，性由温转凉，功能清热化痰，故郭老用之以除络道之风痰。决明子苦，微寒入肝，既能清泻肝火，又兼能平抑肝阳，故可用治肝阳上亢之头痛。刺蒺藜，味苦降泄，主入肝经，有平抑肝阳之功。菊花性寒，入肝经，能清肝热、平肝阳，常用治肝阳上亢之头痛。决明子、刺蒺藜、菊花三药共用，则肝火得清，上亢得平。川芎、白芷辛散温通，石膏清热，三味合用，功主发散肝经郁热，即"火郁发之"。肝阳上亢，气机逆乱，兼风痰阻滞经络，久则血脉瘀滞，瘀血变生，故郭老方中加入丹参以活血通络。药味虽少，却直中病机，故而仅服2剂，症状若失，未复发。

杜雨茂

徐某，男，46岁。1974年4月16日初诊。

患者于3年前由于劳累开始发生头右侧颞部疼痛，有时延至整个右头部，呈阵发性，每次发作可持续半小时以上，疼痛剧烈时则难以忍受。且伴有头胀，恶心欲吐。临床诊断为血管神经性头痛。以往常服用进口西药“麦角胺咖啡因”以缓解头痛，初用效可，后渐乏效。

患者前来求治，诊其脉弦缓，舌苔微黄腻。

方药：予以“巴霜散”外敷。巴豆15g，百草霜3g。

用药2次，痛未再作。追访数年，病未再复发。

——《千家妙方（上册）》

【按语】偏头痛发作时头痛剧烈，伴随症状明显，严重影响患者生活质量，外治头痛侧重于急治其标，迅速缓解头痛，为进一步调理疾病扫清障碍。目前，头痛外治法在临床应用不足，散见少量经鼻给药的临床报道，是头痛治疗中的缺憾。笔者曾对宋代头痛外治方进行过数据挖掘，从方剂数量看，彼时经鼻给药为主（38/44），经皮肤给药者较少（6/44），而经皮肤给药以大黄、酒、乌头用药频率最高。本例以巴豆、百草霜外敷，仅用药2次即达到痛止且不复发的疗效，体现了外治法在头痛治疗中可以发挥重要作用。《医方大成·卷三》收录巴豆与春茶合用治疗气虚头痛；《良方合璧·卷上》收录金丹丸内含有巴豆，纳鼻止头痛。可见，巴豆无论内服外用均可起到止头痛作用。《本经逢原》：“试以少许轻擦完肤，须臾发泡，……即有急证，不得已而用之，压去其油，取霜少许入药可也。”对于需要外用者，应提前向患者讲明有留疤可能。

《千家妙方》上册对该方有详细记载：“巴霜散外用，治痰涎壅盛，阻滞经脉所致血管性头痛。巴豆15g，百草霜3g。将巴豆去外壳，同百草霜共制如泥膏状，收瓶密闭备用。用时取药泥如黄豆大，平摊于痛点中心部位（如此处有发，可将头发剪去），再取红枣1枚，剖开去核，使其枣肉面复盖药泥之上，勿使移动，后用绷带包裹固定，2～3小时后，即可将药泥取下，如局部皮肤起泡，乃为佳象，不必担心；如泡已溃，可涂少许紫药水防止感染。若必要时可隔3～5日再用1次。痛点多时，可先取最痛之点用药，后用它处。孕妇、体虚者忌用。不可入口、眼。”

陈文伯

王某，女，37岁。1959年2月26日初诊。

头痛已10余年，经常服用镇静药、川芎茶调散等，久治不效，故求余诊治。

常年左侧头痛、头胀，胸胁胀满，情绪抑郁，喜长出气，夜寐梦多。舌红，苔淡黄，脉弦细。

方药：柴胡6g，白芍15g，生地黄10g，川芎6g，当归10g，郁金10g，丹参10g，香附10g，生甘草6g。上方7剂，水煎服。每日2次。

二诊：服上方头痛、胁下胀痛有所好转，但情绪紧张，稍遇风邪偏头痛仍发作。舌红苔白，脉弦细，以前方减郁金、生地黄，易白芷10g，藁本10g，细辛3g。水煎服，继服7剂。每日2次。

三诊：继宗服上方，头痛未再发作。舌红苔白，脉弦细。继宗前法。

方药：柴胡6g，白芷10g，当归10g，川芎12g，郁金10g，生地黄10g，白芍15g，藁本10g，细辛3g，五味子10g，炒酸枣仁10g，生甘草6g。上12味研细末，每次服5g，每日3次，白开水送服。

1961年电告，头痛已痊愈。

【原按】本案系肝郁气结所致阴虚头痛。西医学认为是神经性头痛。方中以柴胡、郁金、香附疏肝解郁，行气止痛为君药；白芍、生地黄、当归育阴养血为臣药；川芎、丹参活血通络为佐使药；一味生甘草调和诸药，缓急止痛。合用可达疏肝解郁，育阴活血止痛之功。二诊服上方，病情有所好转，但稍遇风邪头痛仍再发作。故上方减去生地黄、郁金二药，易祛风活络止痛之白芷、藁本、细辛。三诊服上方头痛未再发作，宗前方减丹参、易酸枣仁、五味子养血安神之品，以散剂缓图根治而收全功。

——《中国现代百名中医临床家丛书·陈文伯》

【按语】肝郁阴虚证在临床中较为常见，许多头痛、失眠的患者，尤其是久病患者中常见肝郁阴虚之象。对于其病机，清代叶天士在《临证指南医案·郁》中指出："郁则气滞，气滞久必化热，热郁则津液耗伤而不流，升降之机失度，初伤气分，久延血分。"结合本医案，患者头痛10年，迁延不愈，属久病；非感外风而致头痛，故服"川芎茶调散"等祛风止痛类药物效果欠佳；胸胁胀满，情绪抑郁，喜长出气，为典型肝气郁滞的表现；夜寐梦多，乃阴虚阳亢扰神之表现；舌红，苔淡黄，脉弦细均可证明患者为肝郁气结、郁热伤阴导致的头痛。治疗上首当疏肝理气解郁，医者选用柴胡、香附、郁金，同时配合生地黄、当归、白芍养阴血滋肝阴，丹参活血通络，配合甘草一能缓急止痛，二能调和诸药，诸药配伍得当，切合病机。服药7剂后头痛、胸胁胀痛好转，证明肝郁之象缓解；遇风时易复发，故加用白芷、藁本、细辛等祛风止痛佳药巩固治疗，而这几味药同时也是头痛的引经药。7剂后配合五味子、炒酸枣仁养血安神之药，并易汤为散，以缓固其本。整个治疗过程严谨，很好地体现了医家清晰的诊疗思路。

孙某，男，30岁。1998年3月29日初诊。

常年从事飞行员工作，时时感到头痛并有恐惧感，虽服镇痛药暂时缓解，一遇劳累、紧张则头痛不眠。4年未愈，神情困苦。

刻诊：头痛时作，夜寐梦多，经常出现噩梦惊醒，心烦急躁，二便调。苔白滑腻，脉弦滑。

辨证：风痰阻络，心神失守。

治法：息风活络，守神定魂。

方药：全蝎3g，天麻10g，远志10g，龙齿10g，柏子仁10g，紫贝齿10g，白芍10g，丹参10g，琥珀粉1.5g（冲服）。上方7剂，水煎服。

二诊：服上方，数年头痛已止，夜寐神安，他症如前。舌苔白略滑，脉沉弦，继宗前方进退。

方药：全蝎3g，天麻10g，远志10g，龙齿10g，紫贝齿10g，柏仁10g，白芍10g，丹参10g，琥珀粉3g（冲服）。上方7剂，研细末，每次服3g，每日3次，白开水送服，缓图根治以收全功。嘱多散步，少坐卧。饮食多清淡，少鱼肉。

【原语】本案系风痰阻络，心神与魂魄失守。西医称之为“神经性头痛”“神经衰弱症”。方中全蝎、天麻、远志息风祛痰、养心活络为君药，龙齿、柏子仁、紫贝齿、琥珀宁心安魂定魄为臣药，白芍、丹参养肝息风、活血止痛为佐使药。诸药合用平肝息风活络，镇心安魂定魄。二诊服上方诸药，头痛已止，可安然睡眠，乘胜追击，以前方7剂及散剂巩固疗效，得痊愈。

——中国现代百名中医临床家丛书·陈文伯》

【按语】细观此案，患者主要表现为心神不安、魂魄不守，遇劳累、紧张时头痛发作加重。患者系飞行员，工作性质决定着需要长时间保持注意力高度集中，日久则耗竭心肾阴血，阴血亏少则心神不藏，神不守舍，故时时有恐惧感，夜寐梦多，常有噩梦惊醒不安。然其头痛为偏侧头痛，并不符合虚证呈现的“空痛、隐痛、虚痛”表现，故其病不仅仅因心神失守而致，仍有其他因素伏于体内，伺机而发。观其舌脉，苔白滑腻，脉弦滑，乃典型痰湿内阻之表现，考虑其头痛亦有痰湿病因。中医学认为，思为脾志，过度紧张思虑最易伤脾，导致脾的升降功能失常，运化无力。而脾为后天之本，脾伤则气血生化乏源，亦可出现或加重心神失养等多种疾病。患者脾胃功能受损，痰湿内生，又结合阴血不足而生的内风，风痰相结，阻滞经络。风痰每于心神不宁时发作，加重病情。故本案治疗时在息风通络之时，更应养血安神定志。医家在处方中运用了全蝎、天麻、远志等息风化痰通络的中药，结合龙齿、紫贝齿、琥珀等镇心安神等中药，疗效甚佳。

孙朝宗

王某，男，38岁。1955年9月11日初诊。

右侧头痛，甚则痛及前额与项部，恶风寒，喜包裹，经常鼻塞流涕，口不渴，浑身酸楚乏力，迄今月余不愈。脉来浮紧，舌苔薄白。前医按风寒头痛治疗，予大剂川芎茶调散加味，服药10余剂，竟寸效不显。

孙朝宗主任反复推敲病因病机，仍觉属风寒头痛，川芎茶调散实为对证之方。今再予之，并嘱患者以法服用。

方药：川芎12g，白芷10g，荆芥穗12g，羌活9g，薄荷叶6g，防风9g，细辛6g，当归9g，紫苏叶12g，辛夷9g。共研细末，分作10包。另用：大葱1颗，生姜3片，茶叶少许，红糖25g。煎汤1大碗，趁热冲服上药1包，每日2次。

每次服药后，全身即感温煦舒适，头部微微汗出，呼吸通畅。服药5天后，头痛十去六七，又按上方，研药面1料，分5天服完后，诸症均除，恢复活动。

【原按】川芎茶调散为散剂，散者散也，含有发散的意思，故方用质轻气扬之品，研为细末，用茶、姜、葱、糖热汤冲服，以助药力上行。此即吴鞠通所谓“治上焦如羽，非轻不举”之意。方证相符，故病得以速愈。由此可见，川芎茶调散一方，前人制方轻巧，用意之深也。

——《当代中医世家系列丛书·孙朝宗中医世家经验辑要》

【按语】川芎茶调散出自《太平惠民和剂局方》，在治法上明确的规定“上药为细末”，用法上规定“每服二钱，食后清茶调下”，并且这两项均在方名中就体现出来。传统中药剂型分为汤剂、散剂、膏剂、丸剂、酒剂、胶剂等，古人对各种剂型的适用范围及优缺点也有较明确的论述，如《圣济总录》中记载：“治内者，自内达外，汤醴丸散丹之类，见于服饮者是也；治外者，由外以通内，膏熨蒸浴粉之类，借于气达者也。”现在临床中，除去已制成中成药的一些散剂、丸剂等，最常用的还是煎汤服用，“汤者荡也”，就是说汤剂具有吸收快、作用迅速、加减灵活、针对性强等特点，故适于急病、新病以及病情较急而亟须荡涤病邪或扶持正气的病证治疗。但是从此案可以看出，川芎茶调散使用散剂的疗效明显优于汤剂。分析其原因：

一是本方药物多为风药，辛温升散，清茶苦凉，能清上降下，既能清利头目，又制风药过于温燥与升散，使升有降；二是本方药物大部分含有挥发成分，入煎剂时，易失去有效成分，使药效降低，故用清茶调服，以保护挥发性成分不致丢失。故在临证时，处方用药仅仅为一方面，还需要综合考虑，多探求中医经典的根本，才能使疗效发挥达到最大化。中医学强调中药服用方法，如桂枝汤服用后需啜热粥和温覆，因此临床用药时应向患者交代明确服用方法。

陈宝田

梁某，女，54岁。1992年7月6日初诊。

患者头痛30年，开始为右半侧痛，逐渐发展至整个头痛，呈跳痛，每次发作持续1小时左右，且不能坚持日常工作，初发1~2个月痛1次，后发展到2~3天发作1次，多在中午及午后发作，遇风热及夏季加重，发作时伴眩晕，恶心呕吐，汗出。舌红苔薄黄，脉浮数。

辨证：风热头痛。

治法：疏风清热兼祛湿、活血、补虚。

方药：桃仁、红花、当归各10g，川芎20g，防风、羌活、独活各10g，白芷12g，附子、细辛各10g，白芍15g，茯苓12g，黄芪、钩藤各30g，黄芩10g，柴胡12g，生石膏30g（先煎），姜半夏10g。

连用10剂。眩晕、恶心呕吐、汗出等伴随症状消失，服药期间头痛未发作。

续服20剂，头痛症状完全消失。

随访头痛未发。

——《陈宝田治疗头痛的经验》

【按语】患者为中年女性，右侧头痛发作30余年。另《诸病源候论·头面风候》有云："如风在首，久不瘥，则风入脑，变为头眩。"因此考虑患者初起为风热之邪侵袭，卫表不固。《诸病源候论》又曰"头面风者，是体虚，诸阳经脉为风所乘也。诸阳经脉，上走于头面，运动劳役，阳气发泄，腠理开而受风"，且风为阳邪，其性清扬，高巅之上，唯风可到，因此"伤于风者，上先受之"；日久风邪入络，兼加杂邪留滞脑络，是故疼痛剧烈且病程较长。《万病回春》曰"偏头痛者，手少阳、阳明经受症……右半边属痰、属热也"，其头痛多在中午及午后发作，遇风热及夏季加重，舌红苔薄黄，脉浮数，此为兼夹热邪所致。患者头痛时伴眩晕、恶心、呕吐，此为痰邪作祟，《诸病源候论·风热候》中提道："风热病者，风热之气先从皮毛入于肺也。"风热之邪侵袭于肺，影响肺主通调水道的功能，津液代谢异常故聚而为痰湿，上蒙清窍则发眩晕，湿邪困阻脾胃，清阳不升，浊阴不降，故见呕恶。辨证为风热头痛，兼夹痰湿。治法以疏风清热为主兼化痰祛湿；因其卫表不固，故加补虚补气之药坚固卫表；又因肺的宣降功能失调、气机失常，为防止气血运行不畅、化而为瘀，故加行气活血药物起到既病防变的作用。

组方为桃红四物汤、麻辛附子汤以及小柴胡汤的化裁方：用小柴胡汤解在少阳之风热之邪，患者气虚症状不重则去人参，更加生石膏30g清热泻火却不伤津；病在头侧，为邪入少阳，少阳之经气血虚少，故用桃红四物汤去熟地黄，意在取其活血补血、但补而不滞的作用，重用川芎、白芷两味头痛要药，更用平肝息风之钩藤，加强祛风止痛之效；麻辛附子汤通表里阳气而解表，又因表虚不固有汗出故去麻黄，加独活、羌活解一身在表湿邪；黄芪补肺气以固表，茯苓补脾胃之气且利湿。

对于此类腠理疏松、卫表不固的患者，祛邪之余更在扶正，平日除服用补气固表药物之外，应多从事体育锻炼，以提高身体抗病能力。

曾某，女，27岁。

患者右侧头痛3年余，呈针刺样痛，固定不移，因生气而加重，每次发作持续1～2天，每周均发。头部CT、多普勒未见异常，甲皱微循环呈严重瘀滞像。脑电图部分异常，发作前血浆5-羟色胺含量148.76 μg/ml，发作时83.69 μg/ml（正常对照为114.16 μg/ml）。电镜观察血小板超微结构变化，见血小板形态多样，表面不规则，体积较大，部分血小板伸出粗而长的树枝状伪足，末端膨大彼此粘连，形成较多的聚集体。舌质紫暗有瘀点，脉细涩。西医诊断为血管性头痛。

辨证：属血瘀型头痛。

方药：川芎30g，当归10g，桃仁10g，红花10g，生地黄10g，防风10g，羌活10g，独活6g，鸡血藤30g，蜈蚣2条。

服用10剂痛止，随访半年未复发。

——《头痛眩晕名医秘验绝技》

【按语】患者单侧头痛已逾3年，疼痛呈针刺样，位置固定，因生气而加重，此症状为典型的瘀血头痛。推断患者可能还有肌肤甲错、爪甲不荣、月经有血块等症状。治以宣通瘀滞、疏通经络法，方用宣郁通脉汤治疗。处方中川芎为君，行血中之气，气中之血；当归补血以活血，且可润川芎之辛燥；桃仁红花常合用以活血化瘀；生地黄润燥；防风羌独活为风药，行气以活血；鸡血藤补血，活血，通络；蜈蚣“走窜之力最速，内而脏腑，外而经络，凡气血凝聚之处皆能开之，其性尤善搜风”，凡气血凝滞之处皆可开之。

刘祖贻

刘某，女，31岁。2004年6月15日初诊。

患者右侧头顶疼痛近1年，呈发作性掣痛、胀痛或刺痛。近1年来常右侧头顶疼痛，呈发作性掣痛、胀痛或刺痛，严重时头痛难忍，须服止痛药方可渐缓，伴头胀、烦躁、口苦咽干，头痛多反复发作，持续时间较短，无失眠多梦。查见头痛貌，急躁状，面红耳赤，舌偏红苔黄，脉弦。脑血流图、脑电图等检查未见明显异常。

辨证：风阳阻络。

治法：平肝潜阳，息风通络。

方药：方用天麻钩藤饮加减。天麻10g，钩藤15g，山栀子10g，黄芩10g，首乌藤10g，川芎6g，石决明30g（先煎），决明子30g，益母草10g，全蝎3g（研末冲兑），甘草5g，生龙骨30g（先煎），生地黄15g。7剂。

二诊：服上方3剂后症状减轻，7剂后头痛未作，头胀、烦躁、口苦咽干消除，舌偏红、苔薄黄，脉偏弦。原方续服5剂。

【原按】头痛在临床上十分常见，其发病与自主神经、血管舒缩功能、体液物质等因素有关，中医学认为本病系由风邪、气郁、阳亢、痰浊、血瘀，或阴阳气血亏虚、脑络失养所致。刘老师认为，本病实证以风、痰、瘀为主，虚证以阴血亏虚为多，与肝、脾、肾关系密切，尤其与肝脏关系最为亲密，如临床常见证型的肝阳上亢、肝气郁结、肝肾阴虚、瘀血阻络等证均与肝脏的疏泄条达功能失常有关。肝阳上亢是临床常见证型，采用天麻钩藤汤加减，酌情加用蝎蚕等虫类息风药、龙骨、牡蛎等平肝潜阳药可以提高疗效。

——《湖湘当代名医医案精华·刘祖贻医案精华》

【按语】刘（祖贻）老治疗偏头痛有丰富的临床经验，刘老认为偏头痛多有虚实两端，实者为风、为痰、为瘀，虚者阴阳气血亏虚。本病患者正值盛年，痛在头顶，发作掣痛、胀痛或刺痛，此为实证。《灵枢·经脉》："肝足厥阴之脉，起于大指丛毛之际……属肝，络胆，上贯膈，布胁肋，循喉咙之后，上入颃颡，连目系，上出额，于督脉会于巅。"病在肝经，伴头胀、烦躁、口苦咽干，头痛反复发作，持续时间较短，无失眠多梦。查见头痛貌，急躁状，面红耳赤，舌偏红苔黄，脉弦。头顶部发作属肝经，掣痛、胀痛为主，或有刺痛，此为肝阳上亢之实证。

刘老用天麻钩藤饮加减，《中医内科杂病证治新义》：“以天麻、钩藤、生决明之平肝祛风降逆为主，辅以清降之山栀、黄芩……故为用于肝厥头痛、晕眩、失眠之良剂。”加全蝎、龙骨之类平肝潜阳。去掉原方中桑寄生、杜仲、茯神是因本病以实证为主，暂不用补剂。3剂后症状减轻，7剂后头痛未作。本病例说明，对于辨证明确，症状清楚的患者，大可使用原方，略加化裁便可收效。

邓某，男，46岁。2005年11月17日初诊。

患者发作性头痛已3年，开始时以左侧头项为主，每1~2个月发作1次，以后出现双侧头痛，每月发作数次，严重时1周发作3～4次，常因生活中小事不遂心而发病，突发突止，每次持续30分钟至数小时不等，为两侧头项部剧痛，呈锥钻或裂开感，十分痛苦，服普通止痛药疗效不佳；发作时伴头胀、心烦、头昏、胸胁闷胀、恶心纳差。

就诊时见其抱头向壁，大汗淋漓，面色苍白；舌暗、舌下络脉青紫、苔白腻，脉弦。既往无特殊病史，但心情压抑。

辨证：痰瘀阻络兼感风邪。

治法：祛风化痰，活血通络。

方药：川芎茶调散合二陈汤、活络效灵丹加减。川芎10g，防风10g，薄荷6g，僵蚕10g，陈皮8g，法半夏10g，胆南星6g，全蝎3g（研兑），丹参15g，当归10g，乳香6g，白芍15g，甘草5g，首乌藤15g，赤灵芝15g，蔓荆子10g，郁金10g。7剂，每日1剂，水煎，早晚分服。

二诊：服药后头痛已4天未作；舌淡、苔薄腻、舌下络脉青紫，脉弦。原方去蔓荆子、薄荷，续服7剂。

三诊：头痛未作，余症消除；舌暗淡、舌下络脉略显青紫、苔薄白，脉沉。前方去陈皮、法半夏、首乌藤，续服7剂。

【原按】头痛为临床常见之病，刘老师认为，其病突发突止，来去速疾，是为风象，因其痰瘀交结阻于脑络，故久久不愈；其头痛较剧，可伴有其他相关症状，未发病时也可没有任何症状。刘老师认为，本病治法首重风、痰、瘀，即祛风化痰、活血止痛，在临床证候典型时自不必言，在证候不典型时，亦可采用此法治疗，根据风、痰、瘀的偏轻偏重酌情调整药物，并可加用虫类息风通络药如全蝎、僵蚕等以增强疗效。刘老再三叮嘱：本病有一定的诱因，注意小心避免，可减少发作。

——《湖湘当代名医医案精华·刘祖贻医案精华》

【按语】风为百病之长，其性善行而数变，风邪为病常袭阳位。患者疼痛突发突止，来去速疾，正为风邪的典型症状。发时疼痛剧烈似有锥钻，此为痰邪致病，《杂病源流犀烛》："痰之为物，流动不测，故其为害，上至巅顶，下至涌泉，随气升降，周身内外皆到，五脏六腑具有"，张介宾云"百病多兼痰"，且有发作时头胀、心烦、胸胁闷胀、恶心、纳差，苔白腻，脉弦，俱为佐证。清代张璐在《张氏医通》中云"痰挟死血，随气攻注，流走刺痛"，痰成之后，随气血流行，内而脏腑，外而经脉，痰性黏滞，势必影响气血运行，由痰生瘀，或夹瘀而病。

刘老组方取川芎茶调散为主，意在以清轻之剂散外来之风邪，风邪散，头痛止。正如李东垣在《兰室秘藏·头痛门》中则明确提出："凡头痛皆以风药治之者，总其大体而言之也，高巅之上，唯风可到，故味之薄者，阴中之阳，乃自地升天者也。"合用二陈汤加虫类药物，祛痰剔络，再加用活络效灵丹意在治瘀，正如李中梓所言"治风先治血，血行风自灭"。全方组方严谨，攻守有道。7剂以后头痛已4天未作，舌淡、苔薄腻、舌下络脉青紫，脉弦，风邪已大祛，瘀象显露，故去蔓荆子、薄荷类清轻之品。续服7剂，三诊去陈皮、半夏、首乌藤，因患者痛已3年有余，用方更需势大力专，续服7剂，可获全功。

李某，男，40岁。2006年3月19日初诊。

患者近2个月来反复出现头痛，以双颞部搏动性疼痛为主，痛甚则伴恶心；纳可，眠欠佳；舌暗红、苔薄黄，脉弦滑。

辨证：肝风痰瘀。

治法：息风化痰，活血止痛。

方药：平肝通络汤加减。白芍40g，天麻10g，丹参30g，川芎15g，石决明30g，珍珠母30g，全蝎3g，生甘草15g。7剂，每日1剂，水煎，早晚分服。

二诊：服药3天，头痛明显减轻，现睡眠欠佳，舌暗红、苔薄黄，脉弦滑。

方药：白芍30g，生甘草15g，全蝎粉3g，蜈蚣2条，蜂房15g，细辛3g，延胡15g，酸枣仁10g，川芎15g，生龙骨30g，白蒺藜10g，天麻10g。7剂。

随访1个月，未发头痛。

【原按】本病往往反复发作，甚者严重影响患者正常生活、工作。本案辨证属肝风痰瘀型，故拟平肝通络汤，以天麻、石决明、珍珠母平肝息风；丹参、川芎、全蝎、蜈蚣、延胡等活血通络止痛；白芍、甘草缓急止痛。全方共奏息风化痰，活血止痛之效。

——《湖湘当代名医医案精华·刘祖贻医案精华》

【按语】《西溪书屋夜话录》提出："肝气、肝风、肝火，三者同出异名。其中侮脾乘胃，冲心犯肺，挟寒挟痰，本虚标实，种种不同，故肝病最杂而治法最广。"病起肝风，肝风挟痰，痰性黏腻，络损成瘀。如《证治准绳》所言："病头痛者，凡此皆脏腑经脉之气逆上，乱于头之清道，致其不得运行，壅遏精髓而痛者也。"故刘老取方平肝通络汤，以大剂量白芍柔肝止痛，天麻、石决明、珍珠母平肝息风，丹参、川芎、全蝎活血通络止痛。二诊去天麻、石决明等平肝降逆之药，减少白芍用量，加用蜈蚣、细辛、延胡索以加强活血止痛之效。

吴某，女，45岁。1998年7月16日初诊。

患者因头痛反复发作12年，加重4个月，于1998年7月16日来我院神经科就诊。患者12年来头痛反复发作，常因劳累或情绪波动而诱发，平均6～10天发作1次。近4个月来症状加重，曾服"镇脑宁""氟桂利嗪"等效果不显。发作时痛如针刺，持续2～3小时，以右额颞为主，部位较固定，伴昏眩、失眠、乏力等症，症状明显时伴恶心、眼胀等表现，查舌暗淡有瘀斑，脉细弦。

经颅多普勒检查示：右侧大脑中动脉流速增快，血管轻度痉挛。西医诊断为偏头痛。

辨证：脑脉瘀滞兼气虚。

治法：益气活血，通络止痛。

方药：予黄参通络汤加减治疗。黄芪30g，丹参15g，川芎10g，醋延胡索10g，白芷10g，羌活5g，炒酸枣仁30g，首乌藤30g，生龙骨30g（先煎），生牡蛎30g（先煎），全蝎3g（为末兑入），甘草5g。

二诊：服上方7剂后患者头痛，昏眩、失眠等症状明显减轻，效不更方。

服上方至第3周，头痛及昏眩、失眠等伴随症状消失，复查经颅多普勒已基本正常。随访半年，患者头痛及昏眩未作。

【原按】本方具有益气活血、通络止痛之功效，故可适用于偏头痛、脑震荡、脑动脉硬化症所出现的头痛如针刺、痛处固定不移者。该方处方配伍特点有四：一是气血同治，喜在活血通络药物中配伍黄芪，增强活血化瘀药物的作用；二是形神俱调，临床上头痛多兼见脑神不安症状，大量活血治形药物的基础上配伍酸枣仁与首乌藤养心安神，龙骨与牡蛎重镇安神，有助于头痛的缓解；三是心肝同治，脑络痹阻、脑神不宁或脑髓不足，均易引动肝风，活血宁心的同时，加天麻、钩藤、白芍、全蝎平肝息风以心肝同治；四是必配消导药，治头痛的方药之中，多常规配伍山楂、麦芽、内金等消导药，以助药物之吸收利用。

——《湖湘当代名医医案精华·刘祖贻医案精华》

【按语】患者头痛反复发作，病情迁延近12年之久，痛处固定，呈针刺状，可以判断为瘀血头痛。瘀血头痛临床常见大致有二类：其一为跌扑损伤，头部外伤，头面部瘀血阻滞脑窍，气滞血瘀，以致脑部气血不畅，络破血溢，气血凝滞，形成瘀血头痛；其二为各种内伤头痛反复发作，久病入络，气血滞涩，瘀血阻于脑络，不通则痛，久病多瘀，发为头痛持续难以缓解，固定痛等。《素问·奇病论》云："人有病头痛，以数岁不已，当有所犯大寒，内至骨髓，髓者以脑为主，脑逆故令头痛。"本患者无跌扑损伤病史，证属内伤瘀血，瘀血日久耗伤气血，故见昏眩、失眠、乏力等症。刘老综合脉症判断为脑脉瘀滞兼气虚，治以黄参通络汤，全方组成以黄芪、丹参为君，补气养血，且黄芪可助活血药化瘀；配用酸枣仁、首乌藤养心安神，龙骨牡蛎重镇安神。二诊患者症状减轻。

刘学勤

许某，女，31岁，干部。1997年9月15日初诊。

患者产后受风致左侧偏头痛4年，发作时头痛如锥，恶心欲吐，月发2～3次，曾在武汉某医院查脑电图、头颅CT均正常，诊为血管神经性头痛。遍服中西药疗效不佳，服去痛片可暂缓。一周前复发，失眠多梦，靠去痛片维持，痛苦面容，舌质淡暗，舌苔黄，脉弦细。

诊断：头痛。

辨证：风邪上扰，痰瘀阻络。

治法：平肝祛风，通络止痛。

方药：平肝祛风汤加减。当归12g，白芍12g，半夏10g，细辛2g，全蝎10g，川芎8g，炒白蒺藜12g，炒苍耳子9g，夏枯草12g，钩藤12g，柴胡8g，蜈蚣3条，炒酸枣仁30g。

服药3剂，痛去大半，已不服去痛片。上方稍加出入，又进10剂，病告痊愈。嘱其再送6剂，以资巩固。追访2年，头痛未再发作。

——《中国现代百名中医临床家丛书·刘学勤》

【按语】患者青年女性，4年前因产后受风出现阵发性左侧头痛，《四圣心源·产后根源》中有云“产后血虚气惫，诸病丛生……血弱经虚，表疏汗泄”，《万病回春·头痛·脉》又云“偏头痛者，手少阳、阳明经受症；左半边属火、属风、属血虚”，是故产后易感风寒之邪，风寒邪气聚于少阳经络，阻滞气机则发头痛。发作时头痛如锥，舌质暗淡，此为瘀血阻滞经络之象，妇人产后血弱气惫，气血不能畅行于脉络之间，复有外来风寒邪气阻遏，滞而为瘀，不通则痛，故发作时头痛剧烈、如刺如锥。又因久病多瘀、怪病多痰，痰瘀阻络，另有肝气亢逆犯胃，故见发作时恶心呕吐；又因气血亏虚不能濡养心阴，故有失眠多梦等症状。辨病为头痛，辨证为风邪上扰、痰瘀阻络。治疗上注重平肝祛风，通络止痛，又不忘养血活血、化痰祛瘀。

此为经验用方，方中有四物汤的化裁方：意在活血补血而去其滋腻恋邪之熟地黄；川芎活血祛风，为治头痛要药；白芍养血平肝但其性微寒，为减弱其寒凉之性更益于患者服用，故炒之；苍耳子散风通窍，又能止痛，白蒺藜平肝疏肝，并可祛风；夏枯草清肝胆郁热，又可助化痰药散结，其现代药理研究有降血压的作用，钩藤息风止痉，清热平肝，配伍夏枯草清肝力强；《医学启源》中提道“偏头痛乃少阳也，非柴胡不能治”，柴胡为少阳胆经要药，可和解少阳、枢转气机；全蝎、蜈蚣，二药相须为用，皆入肝经，搜风通络，化痰止痛；半夏降逆化痰、和中止呕，姜汁制后增强其止呕作用，又有温中之效；酸枣仁入心、肝二经，养血安神，重用可缓解其因心血失养造成的失眠多梦症状。

吕某，女，62岁。1998年1月28日初诊。

患者头痛38年，加重1周就诊。1960年产后5天，汗出受风，左侧太阳穴疼痛，继而全头疼痛，怕风怕寒，初期发汗或服镇痛药，头痛可缓解，后愈犯愈重，每犯头痛，跳痛、锥痛、劈痛，疼痛难忍，恶心，呕吐，甚至吐出胆汁。来诊时头戴三层帽子，一层为布帽，二层为毛线帽，最外面是大棉帽，伴口苦、异味、鼻塞、失眠等，舌质淡暗，苔黄白，根厚焦燥，诊其脉弦细。

诊断：头风。

辨证：风寒外袭，卫外不固，兼肝胆郁滞。

治法：平肝祛风，化痰通络。

方药：平肝祛风汤加减。柴胡10g，黄芩12g，半夏10g，炒白蒺藜12g，防风10g，夏枯草14g，细辛3g，炒苍耳子8g，全蝎10g，当归14g，杭芍14g，辛夷10g。水煎分2次温服。3剂。

二诊：头痛缓解，眠食皆好，效不更方，原方6剂。

三诊：头痛已去大半，鼻窍通，口苦愈，头部仅戴一毛线帽。

四诊：头痛愈，仅头木，自诉昨日下地干活2个多小时，未戴帽，头未痛，似乎怕风。原方6剂。

五诊：头痛痊愈。再服6剂，隔日1剂，巩固疗效。

【原按】前案属“头痛”，后案属“头风”。两案均用平肝祛风汤加减均较快治愈。后案因其热生燥，故始终取小柴胡汤意，一则引经，二则和解，三则清热去燥，与诸多祛风、通络、化痰、通窍之品联合使用，似有集中药力，猛追直打病所之意，38年产后痼疾终得治愈。

——《中国现代百名中医临床家丛书·刘学勤》

【按语】该吕姓患者，年方六旬，然头痛近40年，诚顽疾难愈，痛苦异常。患病之初，亦是得知于产后受风，妇人新产，气血大亏，当一身气血不足之时，肌表腠理亦失卫气固护。圣人云：“正气存内，邪不可干，邪之所凑，其气必虚。”适值正气亏虚，抵抗外邪之力顿减，且汗出后，腠理开泄，玄府大开，风邪随即外袭，遏必经络，不通则痛，故而见右侧太阳穴疼痛。邪势张狂，疾患加重，因而继发全头疼痛。因风邪扰动营卫，营卫失和，温煦肌腠之力减，故而症见怕风怕寒。初服发汗药后，风邪暂得外祛，邪势得减，故见头痛缓解。然疾虽稍愈，邪终未祛。后随病情进展，病势愈犯愈重，症见跳痛、锥痛、劈痛等。风邪袭表，如敌寇犯境，里气亦随之逆乱。胆胃之气逆乱于上，因而见恶心、呕吐，甚至吐出胆汁，口苦、异味、苔黄白，脉弦细等即胆气郁结、胆火上扰之征象。观患者帽戴三重，貌似滑稽，实为风邪侵袭头部严重之表现。脉症结合，知患者之病机当为风寒外袭头部之经络，卫气失于温煦肌肤，兼肝胆郁滞，胆火犯胃。故治以疏肝解郁利胆，祛风通络止痛。方以小柴胡汤加减，柴胡、黄芩、半夏三味和解少阳，拨动肝胆气机之郁滞；夏枯草、杭白芍、白蒺藜清泻肝胆之火，兼以平肝；细辛、苍耳子、全蝎祛风通络止痛；辛夷花辛散温通，开鼻窍之闭塞。诸药共用，法度严谨，故而效如桴鼓，拔除顽疾。

程益春

患者，女，42岁。1979年3月就诊。

患者近10年来头痛时作时止，每逢情志不畅而发作或加重，伴恶心、呕吐，头痛如锥如刺，跳痛，怕震动，常以毛巾裹头，静卧疼痛略可缓解，曾用中西药物难以解除痛苦。舌质暗紫，脉细涩。某医院诊断为血管神经性头痛。

辨证：瘀血兼湿浊。

方药：川芎15g，羌活9g，蔓荆子9g，菊花12g，钩藤30g，全蝎9g，僵蚕9g，蜈蚣2条，当归9g，白芷9g。水煎服，每日1剂。

连服9剂而愈，随访10年未再复发。

【原按】中医学认为“头为诸阳之会”，五脏精华之血，六腑清阳之气，皆上注于头。又“脑为髓之海”，主要依赖于肝肾精血及脾胃运化水谷精微的濡养。故内伤头痛，其发病与肝、脾、肾三脏关系密切。因于肝者，或肝阴不足、肝阳偏亢，或肝郁气滞，久郁化火，上扰清空而为头痛。因脾者，或脾虚生化无权，气血亏虚，气虚则清阳不升，血虚则脑髓失养而致头痛，或脾失健运，痰浊内生，以致清阳不升，浊阴不降而致头痛。因于肾者，多由房劳过度，耗损肾精，致脑海空虚，或肾阳衰微，寒从内生，清阳失旷，或肾阴不足，水不涵木，风阳上扰而致头痛。诸上头痛经久不愈，导致久病入络，血瘀络痹，或因外伤跌仆，络脉瘀阻，不通则痛，而发生瘀血以致头痛缠绵不愈。川芎味薄气雄，性最疏通，可上行头目，下行血海，能行血中之气，祛血中之风，配当归，可行气养血活血；蔓荆子、白芷祛风止痛；全蝎、僵蚕、蜈蚣搜风通络，共奏养血活血搜风止痛之功能。如唐容川说：“治风先治血，血行风自灭。”

——《中药治疗血管性头痛20例》

【按语】患者中年女性，因情绪不稳发作头痛，此后便时发时止，10余年未清。患者痛时如锥如刺，证明其头部内有瘀血阻滞。头为肝胆二经循行部位，胆行头侧，肝达巅顶，肝藏血，其疏泄失常易使气血瘀滞，而瘀血又是顽固头痛的主要病机之一。头痛发作时伴恶心、呕吐，且痛时常以毛巾裹头，静卧时稍可缓解，此为痰湿内阻所致，《类证治裁》中提到“因湿者头重……因痰者呕眩肢冷，为太阴痰厥头痛……因伤怒者血逆”，故辨证为肝阳上亢、痰瘀阻络，治疗以化痰祛瘀、平肝息风、通络止痛为主。

全蝎、蜈蚣均能息风止痉、通络止痛，全蝎长于散结，蜈蚣长于通络，两者合用名曰止痉散（又名蜈蝎散）息风解痉力强；川芎、白芷同为治头痛要药，且白芷为阳明经的引经药，更用羌活善解在表寒湿邪气；蔓荆子、菊花，解在表之风热之邪，又可清利头目；钩藤、僵蚕，前者平肝，后者通络，二药相伍息风止痛力强；另加当归与川芎相配，活血不忘补血，其药性温，并能防止寒凉药物伤及阳气。

邵念方

马某，女，39岁，工人。1984年8月3日初诊。

患者阵发性右侧头痛年余，近来遇怒头痛剧烈，痛如刀割，有眼花缭乱，眩晕耳鸣，心烦易怒，恶心欲呕，纳呆，舌质红苔薄黄，脉弦细数。

辨证：肝郁化火，风火上扰。

治法：疏肝解郁，祛风清热，活络止痛。

方药：柴胡12g，赤芍12g，白芍12g，黄芩12g，龙胆10g，青皮10g，羌活6g，川芎12g，清半夏12g，天麻12g，僵蚕12g，蜈蚣3条，野葛根15g，甘草3g。水煎服，每日1剂。

二诊：服药3剂，诸症基本消失，只是心烦少寐，右侧头微有不适。舌质淡红，苔薄黄，脉弦细。

方药：上方去羌活、蜈蚣，加菊花12g，炒酸枣仁30g。服法同上。

三诊：又服药3剂，诸症消失，舌、脉正常。

方药：逍遥丸、六味地黄丸各6g。每日3次，连服1个月，以巩固疗效。

半年后随访，病一直未发作。

——《中国现代百名中医临床家丛书·邵念方》

【按语】患者阵发性右侧头痛年余，发怒后疼痛加剧，伴有心烦易怒，脉弦细数，此为肝气郁滞之征象；肝开窍于目，肝火上炎，故而出现眼花缭乱；肝火亢盛，化风上扰清窍，因而出现眩晕耳鸣；火热内盛，扰动心神，故而出现心烦，兼之肝气郁滞不畅，情志不得疏泄，故而症见心烦易怒；肝火内炽，横犯中土，胃气失降，则恶心欲呕，脾气被扰，故见纳呆无有食欲。辨识脉症，邵念方老认为主要病机为“肝郁化火，风火上扰”，因证立法，处以“疏肝解郁，祛风清热，活络止痛”，方选柴胡类方。柴胡、赤芍、白芍、青皮疏肝解郁，伸木郁以恢复肝气之畅达；黄芩、龙胆清泻肝经之火，直折火势，使邪热从内而清；天麻、僵蚕平肝息风，敛肝风之上扰；蜈蚣搜风通络，功主顽痛；羌活、川芎、野葛根性升散，可散经脉之郁火，使邪从外除；清半夏一味，功主降胃止呕；国老甘草，调和诸药。理法方药，契合病机，故服药3剂，诸症即基本消失，因心烦少寐，右侧头微有不适，故而加入菊花清利头目，酸枣仁养心安神助眠。又服3剂后，症状消失，舌脉恢复正常。因患者患病已年余，虽服药后症状消失，恐其疾病复发，故而予逍遥丸、六味地黄丸疏肝解郁，滋水涵木以善其后！

王行宽

赵某，女，50岁。2005年7月7日初诊。

患者头痛反复发作3年余，现经常头痛以右侧为著，胀痛或刺痛，痛甚欲呕，伴目眩、耳鸣、腰痛、夜寐梦扰，纳食一般，口干且苦，二便尚调。舌质淡暗，苔薄黄腻，脉小弦。血压110/80mmHg。西医诊断为血管神经性头痛。

辨证：头痛为病，肝肾亏虚为本，风痰阻络，脑络挛急而瘀阻为标，先行治标。

方药：天麻10g（蒸兑），白芷20g，白芍20g，白蒺藜10g，甘草5g，法半夏10g，陈皮10g，防风10g，延胡索10g，羌活8g，川芎10g，枳实10g，竹茹10g，僵蚕10g，全蝎4g，蔓荆子10g，三七3g（冲服）。10剂。

二诊：头痛未已而口干苦，夜寐梦扰改善，欲呕已止，舌淡暗，苔薄黄，脉弦细。血压110/80mmHg，用药如用兵，先挫外围，再攻中坚之头痛。

方药：白芍25g，谷精草15g，丝瓜络10g，白蒺藜15g，白芷20g，甘草5g，生牡蛎20g，全蝎4g，防风10g，川芎10g，僵蚕10g，桃仁8g，夏枯草15g，苦丁茶10g，蔓荆子10g。10剂。

三诊：前方着重毓阴清肝，祛风通络，肝热清，内风清，血络通，故头痛显减，已愈十之七八，口干苦亦不著。舌淡红，苔薄黄，脉弦细。血压112/80mmHg。上述遣方用药之法，果如其验。上方加延胡索10g。10剂。药后随访3个月未发。

——《王行宽医案精华》

【按语】本案反映了名老中医临床诊治疾病思路清晰，辨证准确，步步为营，层层推进，最终收到良好的临床疗效。①正确掌握和评估病情，分清轻重缓急，进行初次治疗。初诊判断肝肾亏虚为本，风痰阻络，脑络挛急而瘀阻为标，治疗时未以患者最痛苦的头痛为首要靶点，而是根据兵法对头痛围而不攻，先清除周边伴随症状。二诊时即口干、口苦、多梦症状减轻，恶心症状缓解，完成第一步治疗。②根据标本缓急，结合治疗反应，或继续沿用初诊治法，或转化治疗思路。伴随症状大为好转，头痛主症更为突出。针对头痛症状，给予毓阴清肝，祛风通络。三诊时头痛明显好转，舌质从淡暗转为淡红，为血络通畅之象。③ 以疗效为依据，效不更方或效亦更方，继续用药巩固疗效。随访3个月未见复发，可见疗效持久。

《景岳全书·求本论》:“病有标本者，本为病之源，标为病之变。”通过对病情的全面分析，厘清标本，分清矛盾的主次关系，确定正确的治疗步骤，是取得疗效的重要原因。

沈绍功

王某，女，43岁。2002年9月9日初诊（白露）。

患者右侧头痛10余年，间断服用镇痛药，效果不著，近2个月来因感冒和劳累而致头痛加重，痛时难忍，痛处有条索状物，伴恶心欲呕、头目不清，食欲不振、食后胀甚，四肢乏力，大便溏薄，舌质淡，苔薄白，脉细弦。血压90/60mmHg，心率66次/分钟，脑血流图示右侧脑动脉血流缓慢，脑血管痉挛。

辨证：此案由于中气不足，清阳不升，脑窍失养则见头痛，头目不清，劳则耗气，故头痛加重；食欲不振，食后胀甚系脾气不足、运化无力之征；脾虚被困，则大便稀薄，舌质淡，苔薄白，脉细弦均为气虚征象，其病位在脾。证属脾气不足，脑窍失养。

中医诊断：头痛（中气不足，清阳不升证）。西医诊断：血管神经性头痛。

治法：补中益气，升清降浊。投以《脾胃论》补中益气汤加减。

方药：生黄芪15g，党参10g，炒白术10g，丹参30g，陈皮10g，石菖蒲10g，郁金10g，川楝子10g，延胡索10g，升麻5g，葛根10g，天麻10g，白芷10g，蔓荆子10g。

上方每日1剂，水煎分2次服。连服7剂后，头痛明显减轻，血压升为100/70mmHg，心率增为72次/分钟，仍感畏寒怕冷，此为肺气不足、卫气不固之征，加防风、桂枝固护肺卫，川芎引药上行。再服14剂，头痛已轻，畏风缓解，自感腰酸乏力，手足发冷，此为心肾阳气不足，气血不达四肢，应温通心肾，加川续断、菟丝子、生杜仲、桑寄生、肉桂调补肾阳，生地黄、黄精、枸杞子调补肾阴，活血通脉加地龙、僵蚕、蝉蜕，再服1个月后，头痛消失，随诊2年，头痛未曾发作。

【原按】《济生方·头痛论治》云“夫头者上配于天，诸阳脉之所聚。凡头痛者，血气俱虚，风寒暑湿之邪，伤于阳气，伏流不去者，名厥头痛。”《张氏医通·头痛》云：“烦劳则头痛，此阳虚不能升，补中益气汤加蔓荆子。”此案头痛，劳则加重，舌质淡，苔薄白，脉细弦，为中气不足之象。治以补中益气汤加蔓荆子为主；气为血帅，血为气母，故加丹参养血和血，加强补气之力。

本案用药特色：大雄丸（川芎、天麻）为治头痛的要药；升麻、葛根升举阳气，引药上行，上荣脑窍；“久病入络”应加入搜风剔络之品，如地龙、僵蚕、蝉蜕；④ 金铃子散为治疗内外伤疼痛的主要方剂，增强止痛之力；⑤ 因患者畏风怕冷，此为卫气不固，责之为肺肾阳虚，应加入固表的玉屏风散，补肾的川续断、菟丝子、生杜仲、桑寄生、肉桂等药，温肾阳，固卫表，可收其效。

——《全国名老中医医案医话医论精选·沈绍功验案精选》

【按语】《脉诀·头痛》中论述气虚头痛：兼见神疲乏力，饮食无味，脉弱或大而无力，遇劳则头痛更甚。头乃清窍必赖于清阳充养，今中气不足，清阳不能上达，清窍失养，故可见头痛。《素问·通评虚实论》曰：“头痛耳鸣，九窍不利，肠胃之所生也。”患者中气不足责因脾胃虚弱，运化不利，五谷精气上不达清窍则脑窍失养头痛不止，脾虚清阳不升则可见大便稀薄，《素问·阴阳应象大论》曰：“清气在下，则生飧泄。”回顾此案，患者在气虚的同时兼有阳虚之象，《景岳全书·杂病谟》：“阳虚头痛，即气虚之属也，亦久病者有之。其证必戚戚悠悠，或羞明，或畏寒，或倦怠，或食饮不甘，脉必微细，头必沉沉，遇阴则痛，逢寒亦痛。”在用补中益气汤补气之时须相合滋补心肾阳气之品，相得益彰。值得一提的是，方中延胡索亦是治疼痛的常用药，《本草备要》中记载“治气凝血结，上下内外诸痛，但其辛温走而不守，独用力迅，宜兼补气血药”，患者中气不足，清阳不升，延胡索使用不宜过久，医者后续配伍生地黄、枸杞子等养血之品，亦是考虑周全。本案医者紧靠病机，采用了升阳止痛，温阳益气的治法，效果确切。

李某，24岁。2000年8月9日初诊（立秋）。

患者左侧头痛近1年，每因用脑过度时诱发。发作时头胀跳痛，且伴眩晕，短则60分钟，长则数小时，伴见面色苍白，恶心，呕吐苦水，口苦性躁，心烦意乱，冷汗阵出，四肢不温，难以入睡，气短神疲。在西医院经过各项检查，均无阳性发现，均难止痛，经病友介绍，来门诊求治。苔薄黄而润，脉沉细不数。血压125/80mmHg，心率68次/分钟。四肢不温，面色苍白。

辨证：头痛均与足厥阴肝经有关，因肝经上头循额。厥阴证乃寒热错杂之证，患者面白肢凉，舌苔薄润，脉象沉细为寒象；心烦失眠，恶心呕吐苦水，口苦苔黄系热象；气短神疲属气虚不足。其病位在肝。证属寒热错杂，厥阴上逆。

中医诊断：头痛（寒热错杂，虚实兼夹证）；西医诊断：血管神经性头痛。

治法：温清并治，攻补兼施。

方药：投《伤寒论》乌梅丸原方，改为汤剂。制附片10g（先煎半小时），肉桂5g，干姜10g，细辛3g，川椒2g，黄连5g，黄柏5g，党参15g，当归10g，乌梅10g。

上方每日1剂，水煎分2次服。连服7剂后，左侧头痛日渐减轻，情绪稳定，夜寐转酣，面色泛红，苔薄白，脉弦细。上方改为每晚1次，连服7剂。2周后复诊，偏头痛已止，精神振作，苔薄白，脉弦细，嘱改服乌梅丸，早晚各1丸，连服1个月巩固疗效。随访头痛一直未复发，期间虽经期末考试，也未头痛。

【原按】张仲景创乌梅丸专治厥阴证，近人多用于治疗胆道蛔厥证，著名医家叶心清首创用其止偏头痛，实属奇法，常常奏效。

本案寒重热轻，故5味热药用量为重，2味凉药用量为轻。附片有毒，必须炮制，为防炮制时疏忽，附片应先煎半小时，其药效保持但乌头碱之毒性大为降低；遵循古训，细辛不能过钱（用量3g以下），这是沈师组方的安全原则；川椒味麻，除云贵川数省外，口麻常难适应，重用川椒也别超过2g。经方的特点是药精量宏，配伍严谨，只要切中病机则奏效明显。沈师少用经方，认为时代变迁、环境改善，现代诸多方面与汉代很难相比，故经方应当改制发展，方能适应现有的病证。沈师唯一例训的就是遵师经验，将“乌梅丸”原方改制汤药，止头痛有奇效。

——《全国名老中医医案医话医论精选·沈绍功验案精选》

【按语】此案症状繁多复杂，既有寒象又有热象，寒热错杂，正合厥阴病之表现。肝主春生少阳之气，主生发、条达、疏泄。肝虚，清阳不升，头失清阳奉养，致头痛。阳气者，精则养神，肝虚，阳气馁弱，生发展放无力，故气短神疲。肝中内寄相火，肝虚阳不升布，相火郁而化热，故致心烦意乱；木不疏土，胃气升降悖逆而恶心呕吐苦水。乌梅丸作为厥阴病之主方，可补肝阴、养肝血、温肝阳、益肝气、调寒热，恰合本案之病机。国医大师李士懋曾对乌梅丸有精彩的论述：俗皆以乌梅丸仅治蚘厥，所以在解释乌梅丸方义时，皆奔蚘虫而来，曰蚘“得酸而安，得辛则伏，得苦而下”，此解失去了乌梅丸的真谛。厥阴篇的本质是因肝阳虚而形成寒热错杂证，治之亦应在温肝的基础上调其寒热，寒热并用，燮理阴阳。所以乌梅丸中以干姜、附子、川椒、桂枝、细辛五味热药以温阳，益肝之用；人参、乌梅、当归补肝之体；连柏泻其相火内郁之热，遂形成在补肝为主的基础上，寒热并调之方。从此案可知，经方的应用范围可以非常广泛，只要辨证准确，疗效显著。用好经方的关键则是深刻领悟六经辨证。临床时不应头痛医头，只从症状或脏腑情况辨证，否则在治疗上就失去了很多机会。

尚品洁

陈某，女，61岁。2010年11月20日初诊。

患者左侧头痛反复发作30余年，每次头痛无明显诱因，头痛剧烈，牵引头顶，时伴恶心、怕风、易感冒、心烦、口干、口苦、失眠、大便干，舌质暗，苔黄腻，脉弦滑。

辨证：少阳不利，肝经风热，脉络闭阻证。

治法：和解少阳，平肝清热。

方药：小柴胡汤合川芎茶调散加减。柴胡10g，黄芩10g，法半夏10g，党参10g，白芍15g，甘草10g，天麻10g，川芎10g，细辛6g，当归10g，蔓荆子10g，防风15g，白芷10g，薄荷3g（后下）。7剂。每日1剂，分3次服。

二诊：服药后头痛已大减，仍怕风，睡眠改善，饮食增加，口干口苦，大便干，舌质暗，苔黄，脉弦滑。原方加黄芪30g，蜈蚣2条、菊花10g。7剂。

三诊：服药后头痛基本消失。时有头晕，头顶沉重，睡眠改善，怕风，纳食可，大便正常，舌质淡，苔薄白，脉弦细。

方药：柴胡10g，黄芩10g，法半夏10g，苍术15g，黄芩30g，白芍10g，天麻10g，川芎10g，细辛6g，蔓荆子10g，防风10g，白芷10g，白蒺藜10g，蜈蚣2条（研末吞服），甘草10g。

10剂头痛而愈。

【原按】本病病因病机复杂，该例患者年老，病程近30年，左侧头痛，连及巅顶。少阳之经行身之侧。厥阴之脉会于巅顶。两经互为表里。因感受风邪，风随少阳而上，经气郁滞化热，热与风相合，干于清窍，闭阻脉络，而致头痛，痛连巅顶。本证既有风邪、郁热，又有血瘀证，所以治疗以疏解少阳经气，清除郁热，平抑肝阳，佐以活血化瘀止痛，方用小柴胡汤和解少阳，扶正祛邪。川芎茶调散祛风止痛，当归、蜈蚣、白芍药活血止痛。药中病机，虽为30余年痼疾亦能迅速获效。

——《湖湘当代名医医案精华·尚品洁医案精华》

【按语】陈某，左侧头痛30余载，伴恶心、怕风、心烦、口干、口苦、大便干、易感冒、失眠，苔黄腻，脉弦滑等症状。《伤寒论》第263条“少阳之为病，口苦，咽干，目眩也。”第96条：“伤寒五六日中风，往来寒热，胸胁苦满，嘿嘿不欲饮食，心烦喜呕，或胸中烦而不呕，或渴，或腹中痛，或胁下痞硬，或心下悸、小便不利，或不渴、身有微热，或咳者，小柴胡汤主之。”第101条：“伤寒中风，有柴胡证，但见一证便是，不必悉具。”结合《伤寒论》条文及该患者的“左侧头痛、心烦、口干、口苦、脉弦滑”等症状，可知疾病涉及少阳，小柴胡汤是切合病机的。另外，该患者还有“怕风、易感冒”的表现，可知有风邪外袭经络及腠理不密之征象，风邪侵袭头部之络脉，川芎茶调散切合病机。故而处方以小柴胡汤合川芎茶调散加减，和解少阳，平肝清热，兼祛闭遏头部经络之风邪。初诊后，经服药七剂，药证相符，头痛已明显改善，此时加入蜈蚣两条，一鼓作气，增加药势。蜈蚣辛温，善搜风，通络止痛，可用治久治不愈之顽固性头痛或偏正头痛，该方中加入此味，恰到好处。治疗得法，用药直中病机，故30余载之顽疾头痛，痊愈于一月之间！

张崇泉

朱某，男，53岁。2009年3月5日初诊。

患者高血压病史多年，8天前因工作紧张出现头痛，当时未予重视，头痛至今不减，故慕名来我院请张师诊治。现症见右侧头痛，以隐隐掣痛为主，夜梦多，易惊醒，面红耳赤，口干，咽痛，舌质暗紫，苔薄淡黄，脉细弦。血压140/91mmHg。

辨证：阴虚阳亢，肝火上炎。患者肝肾阴虚，水不涵木致肝阳上亢。肝阳夹风火上犯清窍致头痛；内风牵引故隐隐掣痛；肝火上炎故面红耳赤，口干咽痛，阴虚阳亢之象。

治法：滋阴降火，平肝潜阳。

方药：自拟夏栀泻肝汤加减。夏枯草15g，天麻10g，钩藤30g（后下），生白芍20g，黄芩6g，炒酸枣仁20g，炒山栀子5g，生地黄20g，桔梗10g，制龟甲20g（先煎），生牡蛎30g（先煎），泽泻10g，白蒺藜20g，首乌藤20g，甘草5g。8剂，每日1剂。

二诊：右侧头痛减轻，睡眠稍改善，仍口咽干痛，面红，舌质暗红，苔薄淡黄，脉细弦。血压130/88mmHg。服药后肝火上炎之势有所减轻，目前面红，口咽干痛为阴虚火旺，续用前方加减。

方药：夏枯草15g，天麻10g，钩藤30g（后下），生白芍20g，炒酸枣仁加20g，黄芩6g，生地黄20g，白蒺藜20g，桔梗10g，茯神15g，泽泻10g，炒山栀子5g，首乌藤30g，玄参20g，生牡蛎30g（先煎），甘草5g。8剂，每日1剂。

三诊：头痛基本缓解，咽干痛痒明显减轻，睡眠久安，稍口干，舌质暗红，苔薄淡黄，脉细。血压114/82mmHg。诸症好转，续用前法，应加强养心安神。

方药：天麻10g，白蒺藜20g，白芍20g，炒酸枣仁20g，百合20g，生地黄30g，茯神15g，丹参20g，麦冬15g，合欢皮15g，首乌藤30g，生牡蛎30g（先煎），桔梗10g，炙甘草5g。8剂，每日1剂。

【原按】本案患者以头痛为主诉。依据症、舌、脉，张师辨证为阴虚阳亢，肝火上炎。治拟滋阴降火，平肝潜阳之法。处方用自拟经验方夏栀泻肝汤加减，药用夏枯草、栀子、黄芩、泽泻清肝泻火；天麻、钩藤、白蒺藜、白芍平肝潜阳息风；龟甲、生牡蛎、生地黄滋阴平肝潜阳；首乌藤、酸枣仁养心安神；桔梗、甘草清利咽喉。二诊头痛减轻，睡眠稍改善，仍口咽干痛为阴虚火旺，继用原方去龟甲，加玄参养阴清热，解毒利咽。三诊头痛缓解，诸症好转，唯睡眠欠安，故续用前法加减以滋阴平肝、养心安神，前方去夏枯草、栀子、黄芩以防苦寒太过，加合欢皮、百合配合茯苓、首乌藤以增强养心安神之效。经前后三诊治疗头痛基本缓解，临床治愈。

——《湖湘当代名医医案精华·张崇泉医案精华》

【按语】综合本患者症状，导致头痛主要责之“肝阳”及“肝火”。肝阳主要为肝肾阴虚，水不涵木则肝阳偏亢。《素问·阴阳应象大论》曰：“年四十，而阴气自半也，起居衰矣。”肝肾之阴不足，肝阳亢逆无制，气血上冲则见头痛；阴虚心失所养，神不得安，则见夜梦多，易惊醒。而此处肝火则为虚火，乃肝肾亏虚，阴虚火旺导致。临床上阴虚火旺其征象往往较集中于机体的某一部位。如阴虚而引起的牙痛、咽痛、口干唇燥、骨蒸潮热、颧红，大便干结，小便短赤等，均为虚火上炎所致。故此案肝阳与肝火均需求之于阴，必用生地黄、龟甲、牡蛎、首乌藤、白芍等药滋阴，配合天麻、钩藤、夏枯草等平肝之药，佐以黄芩、炒山栀子清肝火。后期治疗，亦注重养心安神的运用，心神安则人安。

廖某，女，68岁。2010年7月19日初诊。

患者左侧头痛10个月，加重2个月。西医诊断为偏头痛。现症见左侧头部阵发疼痛，常伴左面部抽动及头晕，睡眠差，疲乏，痰挺多，舌质淡边略紫，苔薄白，脉细弦。血压105/75mmHg。

辨证：风痰上扰。老年患者肝肾不足，肝失条达，外邪诱发肝风扰动。头部两侧为胆经所主，肝与胆两相表里，肝风循经上扰，故见左侧偏头痛外感风邪侵袭，引动风上扰，风性主动，故头痛时常伴头晕及面部抽搐；肝旺则横逆犯脾，脾虚不运，聚湿生痰，故见痰涎增多脾虚中气不足，故疲倦乏力，心神不宁则睡眠差；舌质淡苔薄白，脉细弦是肝旺脾虚之象，而舌边略紫则是病久入络之象。

治法：平肝息风，化痰通络。

方药：天麻10g，川芎15g，白芷10g，钩藤30g（后下），炒白芍20g，全蝎5g，丹参20g，制龟甲20g（先煎），陈皮10g，石菖蒲15g，炒酸枣仁20g，生牡蛎30g（先煎），法半夏10g，首乌藤10g，甘草5g。7剂，每日1剂。

二诊：左头部疼痛明显减轻，头晕及睡眠好转，舌质淡略紫苔薄白，脉细弦。血压120/70mmHg。方药对证，病势消减。继用前方。

方药：天麻10g，川芎15g，白芷10g，钩藤30g（后下），炒白芍20g，全蝎3g，丹参20g，制龟甲20g（先煎），陈皮10g，石菖蒲15g，炒酸枣仁20g，生牡蛎30g（先煎），法半夏10g，首乌藤10g，甘草5g。7剂，每日1剂。

三诊：头痛头晕基本缓解，近期大便稀，每日2～3次，舌质淡紫苔薄白根黄，脉细。血压124/70mmHg。继以前法增健脾祛湿止泻。

方药：天麻10g，川芎15g，白芷10g，钩藤30g（后下），炒白芍20g，全蝎3g，漂白术15g，神曲10g（布包），陈皮10g，石菖蒲15g，炒酸枣仁20g，生牡蛎30g（先煎），法半夏10g，首乌藤20g，甘草5g。7剂，每日1剂。

【原按】本案患者为肝风夹痰浊上扰之证。初诊治以平肝祛风，化痰通络法。处方药用天麻、白芍、钩藤平肝息风；配川芎、白芷、全蝎祛风通络止痛；天麻、钩藤配川芎、白芷，则内风、外风一并祛除，增强祛风通络止痛效果；生牡蛎、龟甲重镇滋阴潜阳；半夏、陈皮、石菖蒲和胃化痰开窍；丹参、酸枣仁、首乌藤活血养心安神；甘草调和诸药。服药后病情明显好转。二诊、三诊继用原方加减，症状基本缓解。

——《湖湘当代名医医案精华·张崇泉医案精华》

【按语】此病根本病机为风痰上扰。《诸病源候论》中论述："风痰相结，上冲与头。"肝为风木之脏，肝风上扰，阻遏清阳，循经上扰清窍而发为头痛。肝旺则横逆犯脾，脾虚则津液不得宣行，积而为痰，随阳明之经上攻头脑作痛。《脾胃论》中论述："此头痛苦甚，非半夏不能疗。眼黑头眩，风虚内作，非天麻不能除，其苗为定风草，独不为风所动也。"故在治疗风痰头痛中，天麻及半夏为十分重要的药物。天麻味甘性平，归肝经气分，祛风止痛擅治外感头痛，调畅气机擅治内伤头痛，补益之功又可用于虚证头痛，激浊生清长于治疗痰厥头痛。天麻治疗头痛，无论寒热虚实之证，男女老少之体，外感内伤之痛，皆可配伍应用。方中天麻一配白芷、全蝎祛风通络止痛，二配白芍、钩藤调肝息风，使内外之风尽除。半夏作为化痰要药，配伍菖蒲、陈皮、神曲以平复中焦，中焦健运，使痰无处化生。因患者眠差，配以丹参、炒酸枣仁、首乌藤等养血安神，再配合可重镇安神的龙骨、牡蛎，疗效显著。

赵金铎

翁某，男，63岁，已婚，干部。

患者罹患偏头痛20余年，呈间断发作，每发于左侧眉棱骨、太阳穴处痛不可忍。伴恶心、头昏，常持续数日不休，致失眠、烦恼，长期靠服用止痛片、头痛粉等镇痛药及地西泮、甲丙氨脂等镇静药缓解。经某医院神经科诊断为血管神经性头痛，服用麦角胺、咖啡因等药无显效。

此次因多发性肛门瘘管术后，偏头痛发作，左侧太阳穴处及眉棱骨痛不可忍，并有恶心、烦躁、不思饮食、夜不能寐，于1981年3月6日请赵老会诊。阅其舌，质红苔黄而腻，诊其脉，弦而数。

辨证：少阳胆郁，痰湿化热。

治法：和解少阳，清化痰热。

方药：陈皮9g，云茯苓9g，半夏9g，枳壳9g，竹茹3g，钩藤9g，桑寄生9g，葛根9g，白芷3g，甘草6g。6剂。每日1剂，水煎服。

二诊：服上药4剂后头痛即减轻，恶心悉除，食欲增加，6剂后头痛消失，精神转佳，唯心烦失眠。药见效机，大法不变，药味略为增损。

方药：茯苓12g，陈皮9g，半夏6g，竹茹12g，枳壳9g，黄芩6g，桑寄生15g，钩藤9g，牡丹皮9g，川芎6g，首乌藤20g，甘草6g。

三诊：服上药7剂后，头痛未再发作，食欲明显好转，夜能入睡，苔由黄腻转为薄白，脉弦。原方加党参9g。再服7剂，至今头痛未再发作。

【原按】赵氏认为，头为诸阳经所会，清阳之气随经上升于头，脉络疏通，血液流畅，则头脑清灵。凡外感内伤，尤其是内伤如少阳胆气郁遏、肝气不疏、肝经血热、肝郁血滞、肝肾不足、肝寒胃逆、痰湿化热诸因素，均可致清阳之气不能循经上升，头失濡养，而引起头痛。本案，赵氏据左侧太阳穴及眉棱骨痛不可忍，恶心纳少、舌红苔黄腻，断为少阳胆郁、痰湿化热之证，用桑钩温胆汤（赵氏经验方）加葛根、白芷，疏解胆郁、清化痰热。因胆禀少阳春升之气，胆气升则万化安，胆气郁则为病。常见的是气郁则生痰，痰湿内蕴又影响胆气之升。故方中用温胆汤清化痰热，痰热化则气郁解而胆气升，痰湿化热易生风，用钩藤以息风。胆气郁则津液不升，用葛根以

升腾津液。患者年逾花甲，肝肾已亏，用桑寄生以滋养肝肾。白芷虽少量，然为善治眉棱骨痛之良药。全方组成严谨，正邪兼顾，标本同治，药证相符，20余年之痼疾仅三诊霍然而愈。

——《中国名老中医药专家学术经验集》

【按语】赵（金铎）老对头痛辨治有丰富的临床经验，认为治头痛以肝为病位中心，以气、血、痰、热、风、寒、虚为病机重点，分别施以疏、清、平、温、化、补诸法。患者头痛以眉棱骨和太阳穴处疼痛为主，结合头痛部位和患者症状，考虑少阳阳明合病。赵老以温胆汤清理少阳胆郁痰热，葛根、白芷为阳明经引经药，疏风止痛，钩藤清肝息风，桑寄生滋补肝肾，初诊即明显见效，后又随症增减药物，彻底治愈。药仅10味，看似平淡无奇，然20余年头痛霍然而愈，反映赵老辨证精准，用药入神。

“理非学不精，机非悟不活，唯博极群书，融会贯通。”（《病机汇论·陆序》）桑钩温胆汤是赵老治疗中风病、中风先兆的常用经验方，本例用以治疗头痛痼疾，圆机活法，不拘泥于一方一法。

裘昌林

患者，女，25岁。

患者反复头痛4年余。诊见头痛时作，多跳痛，或左或右，以前额为主，伴恶心，发作前有目糊，2~3个月发作1次。予尼莫地平片效果不著。近来劳累后发作加频，1周中发作1~2次。舌尖红、苔薄白，脉细弦。

治法：活血通络息风。

方药：生地黄、合欢皮各15g，赤芍、白芍、蔓荆子、白蒺藜、白芷、僵蚕各12g，川芎30g，地龙10g，炙蜈蚣3条，全蝎6g，蝉蜕9g。14剂。

服药期间仅发作1次，上药加减续进数剂而愈。

【原按】本案患者头痛日久，脉络血瘀，气血被阻，不通则痛，故予赤芍、白芍、川芎活血祛瘀、通络止痛；地龙、僵蚕升降配合息风止痉、通络止痛；炙蜈蚣、全蝎、蝉蜕搜逐息风止痛；蔓荆子、白蒺藜疏散风邪；合欢皮活血安神；白芷既能芳香开窍止痛，又可引药入阳明经，直达病所；加用生地黄敛阴防辛散之品损伤阴液。全方共奏活血通络、息风止痛之功。

——《裘昌林治疗头痛用药经验》

【按语】患者为青年女性，头痛病史4年有余，发作前伴目糊，且舌尖红、脉弦细，此为肝火上炎所致。肝为刚脏，郁怒易伤肝气，失其条达之性，气郁化火，上扰清窍则发头痛，甚则热邪久留，痛如火灼，疼痛难忍。劳累耗气则气血瘀滞更甚，故更频繁发作，气火与痰瘀互结，邪更难祛。痛在前额，此属阳明经头痛，阳明经多气多血，邪气滞留阳明经脉易化热生火，因此阳明头痛多属风火头痛。因此辨证为风（肝）火上炎、痰瘀阻络，治疗以柔肝缓急、通络止痛为基础。

在用药方面，《兰室秘藏·头痛门》提到“阳明头痛，自汗发热恶寒，脉浮缓而长实者，升麻、葛根、石膏、白芷为主”。因此，方中应用白芷、川芎止阳明经络之头痛；全蝎、蜈蚣合用长于解毒散结、通络止痛，佐以地龙、僵蚕化痰软坚，四者合用善治痰瘀交阻的顽固性头痛；赤芍、白芍加生地黄滋阴养血不恋邪，柔肝缓急能止痛；合欢皮甘平、入心肝两经，疏肝解郁，安神宁心；另有蔓荆、蝉蜕，非为解在表之邪，此意在取其升发之性，通头面之经络，给邪以出路，即“火郁发之”，且蔓荆子与白蒺藜通用善治在头面之风热邪气，有清利头目之效。考虑患者正值盛年，辨证实多虚少，风、火、痰、瘀俱重，且尚无肾精亏损等证，因此组方用药主要在与祛邪而未选用填补下元之品。

对于此类年轻患者，用药之余更重要的是嘱其调整情绪、规律作息，对于疾病预后起到十分关键的作用。

王庆其

赵某，女，55岁，退休工人。2016年8月15日初诊。

患者因“反复头痛、头晕3周”入院。患者于入院前3周在无明显诱因下出现头顶浅表部位跳痛，发作时头痛剧烈，伴有头晕、视物旋转，恶心呕吐1次，呕吐物为胃内容物，口干口苦，喜冷饮，午后潮热，多汗。

患者于本院急诊就诊，先后对症治疗，自觉症情无明显好转，查颅脑CT平扫示：颅内未见明显异常。心电图示：窦性心律；房性期前收缩；ST-T改变。患者为求进一步治疗，收治入院。入院查：白细胞4.9×109/L，中性粒细胞0.523，淋巴细胞0.382。肝功能：谷丙转氨酶214U/L，谷草转氨酶585U/L，碱性磷酸酶128U/L，谷氨酰转移酶711U/L，总蛋白76.9g/L，白蛋白41.9g/L。血脂：三酰甘油3.4mmol/L，总胆固醇6.0mmol/L，免疫检验：HBsAg（-），抗-HBS（+），抗-HBE（+），抗-HBC（+）；头颅MR：未见明显异常。腹部B超示：肝内脂肪浸润，胆囊壁毛糙。先后对症治疗1周后，复查肝功能：谷丙转氨酶91U/L，谷草转氨酶239U/L，碱性磷酸酶87U/L，谷氨酰转移酶497U/L。

刻诊：患者头痛头晕较前减轻，间断发作，口干明显，喜冷饮，面红，午后潮热，多汗，胃纳可，二便调，夜寐安。舌质红、苔少，脉弦细。患者过去无明显肝病史，但有长期服用保健品史（品种不祥）。查体均为阴性。

中医诊断：头痛；西医诊断：血管性头痛、肝功能异常（原因待查）、更年期综合征。

辨证：肝肾阴虚，肝阳上亢。

治法：滋养肝肾，平肝潜阳，通络定痛。

方药：知母、黄柏、龟甲、生地黄、熟地黄、天麻、甘菊花各12g，北沙参、延胡索、蔓荆子、煅龙骨、煅牡蛎各15g，鸡骨草、垂盆草各30g，全蝎3g。3剂，每日1剂，水煎服。另予羚羊角粉0.6g。早晚各1次，温水送服。

患者服3剂后，头痛消失，汗出潮热略减，上方羚羊角粉改为每日0.6g，续服7剂。

【原按】本方以滋阴降火为法，以“阳常有余，阴常不足，宜常养其阴，阴与阳齐，则水能制火”（《医宗金鉴·删补名医方论》）为依据，方以生地黄、熟地黄滋肾阴，龟甲滋阴潜阳，三药合用补阴固本，壮水制火，即所谓的培其本；黄柏苦寒，泄相火以坚阴；知母苦寒而润，滋阴清热，二药合用，清降阴虚之火，平抑上亢之阳，即所谓清其源；煅龙骨、牡蛎咸寒质重，入肝、肾经，取其平肝潜阳、敛阴止汗之功；北沙参益胃生津；天麻入肝经，平肝潜阳、祛风通络；菊花性寒入肝经，清肝热、平肝阳；羚羊角、全蝎祛风解痉，通络止痛，针对久病入络，改善病情反复难愈状态；延胡索活血通络止痛，以治其标；蔓荆子清利头目，引诸药直达病所；鸡骨草、垂盆草入肝经，疏肝止痛，临床可用于保肝降酶。

——《名中医教学查房实录》

【按语】患者为中年女性，无明显诱因出现巅顶部剧烈疼痛3周余，发作时伴头晕、视物旋转、恶心呕吐。《内经》曰：“是以头痛巅疾，下虚上实，过在足少阴、巨阳，甚则入肾。徇蒙招尤，目冥耳聋，下实上虚，过在足少阳、厥阴，甚则入肝。”其中徇蒙是指突然目眩而视物不清，招尤是指头部掉摇不定，故曰巅顶头痛伴头晕目眩耳聋等症，多为肝阳上亢、肾阴亏虚之征。考虑患者发作时间较短且头痛剧烈，故辨证以实证为主；又因其年龄较大，根据症状分析，患者现处于本虚标实，实证为主的阶段。

患者初起巅顶部疼痛，此为足厥阴肝经循行之处，肝阳亢于上则出现头晕头痛；热灼津液故见口干口苦、渴喜冷饮；木旺则克土，肝气横逆犯胃则见恶心呕吐；肝阳亢于上、肾阴亏于下则见阴虚潮热、热迫汗出。现诊头晕头痛减轻，口干较前明显，喜冷饮，此为肝阳上亢不重，但热象遗留明显；阴虚症状仍在但未伤及心阴胃阴，故纳可寐安。辨证为肝肾阴虚，肝阳上亢，治疗以平肝息风、滋阴降火为宜。

方用知母、黄柏皆入肾经，常相须为用，清热泻火、滋阴润燥；龟甲、生地黄同用平肝潜阳，止晕定眩；又加熟地黄滋补肾阴，因其纳可便调，故无须顾及其滋腻碍胃之性；天麻、菊花合用平肝阳、清肝热；蔓荆子、延胡索，前者善清风热而止头痛，且为厥阴头痛引经之药，后者长于活血行气而止痛；防热灼胃阴，故用长于入胃的北沙参养阴生津；又为防患者汗多伤津，用咸寒之龙骨、牡蛎，固涩敛汗，又可平肝潜阳；全蝎搜风通络而止头痛，羚羊角平肝潜阳且镇静安神，二药同用对于剧烈头痛有明显的疗效；又因患者肝功能不全，根据现代药理加用鸡骨草、垂盆草以保肝降酶，另鸡骨草又可清虚热、解烦渴。

患者肝功能不全，推测与其长期自行服用保健品有关。随着生活、医疗水平的提高，人们对健康的追求也更迫切，但目前市场上保健品种类繁多、品质参差不齐，其中多数保健品代谢途径与药物类似，长期大量服用均有可能对肝肾功能造成严重损伤。因此，在临床过程中，医生有必要对患者进行正确的健康知识教育，指导患者正确用药以及养成健康的生活方式。此外，随着现代医学的发展，药理学对于中药的应用起到了不容忽视的作用，现代药理研究可对处方用药有一定指导作用，但万不可舍本逐末、拘泥于此。

白兆芝

李某，女，30岁，干部。1983年3月15日初诊。

患者头痛2年，反复发作，加重1周来诊。患者素来体弱，于2年前开始出现右侧头痛，逐渐加重，曾就诊于某医院，用中西药物进行治疗，未见好转，于今日来院门诊要求中医治疗。刻下症见头痛，以右半头痛为主，且右侧头部眉棱骨处痛为甚，痛则恶心，且每于沐浴之后头痛加重，伴面色萎黄、神疲乏力，午后倍困、寐多梦、纳一般，咽中痰白而黏，大便3~4天一行，小便正常。舌质淡，舌苔薄白，脉细而迟。

今日本院查心电图示：① 窦性心动过缓；② 不正常心电图；③ 窦性心律失常。

辨证：气血两虚，风邪入络。

治法：益气养血，和胃降逆，兼祛风止痛。

方药：圣愈汤合六君子汤加减。黄芪24g，党参12g，当归15g，白芍12g，川芎12g，白术10g，陈皮10g，半夏10g，茯苓15g，桔梗10g，丹参15g，柴胡10g，全蝎3g，蔓荆子10g，甘草6g，生姜3片。4剂。

二诊：自述服药期间头痛未作，停药后头痛一次，现自觉精神好转。食欲增加，睡眠转佳，已不恶心，大便仍3~4天一行，舌淡红，舌苔薄白，脉细弦。

治法：益气养血，升清降浊。

方药：黄芪24g，党参12g，白术12g，陈皮10g，半夏10g，茯苓10g，当归15g，赤芍、白芍各12g，川芎12g，柴胡10g，升麻6g，桔梗10g，蔓荆子10g，炙甘草6g，生姜3片。6剂。

三诊：药后头痛未再发作，精神纳食睡眠转佳，痰不多，大便尚可，舌淡红苔白、脉细。

患者要求服用丸药，嘱其服补中益气丸、养血归脾丸继续调治。

【原按】本案头痛患者，初诊时表现为气血两虚，所以治疗用圣愈汤益气养血。因其病程较久，头痛程度较甚，又兼有胃失和降的证候，故又合用六君子汤，一方面健脾化痰，一方面和胃降逆，并用川芎加全蝎、蔓荆子以祛风止痛。药后头痛明显好转，之后胃失和降症状消失，即用补中益气汤合

八珍汤，一方面益气养血，一方面升清降浊。经过治疗，使顽固头痛得以痊愈。

——《白兆芝临证经验集萃》

【按语】本案患者为年轻女性，素体虚弱，可以看出其先天禀赋一般，后天水谷失养，脾胃运化不利。此患者为一干部，应平素易思虑，多劳心，耗伤心血、心神较多，自诉2年前头痛发作，每于沐浴后加重，沐浴之时汗液外泄，毛孔尽开，中医学讲“津血同源”，加重血虚，印证此头痛为血虚性头痛。又头痛发作时伴有眉棱骨明显、恶心、神疲乏力、面色萎黄，代表脾胃运化无力，气虚不能化生水谷。《内经》讲：“五脏六腑之精气皆上注于面”，面色萎黄，显示其整体气虚失运，加之咽中痰黏，证实脾肺气虚，不化津液水谷，水湿在体内驻留为痰。体内正气匮乏，必然引邪入里，邪风上犯清窍即引起头痛头晕恶心诸症发作，《内经》言“邪之所凑，其气必虚”，患者所患头痛当是气血亏虚型头痛，治疗当补气养血，补脾运化水湿为要，方用圣愈汤合六君子汤，圣愈汤补气养血，治疗头痛日久，气血失养，黄芪补气，归、芍、芎养血活血，加少量全蝎搜风化痰，《本草正》言“全蝎开风痰”，《玉楸药解》言“全蝎穿筋透骨，逐风除湿”，用量宜小，量大则破血伤气，加蔓荆子上达巅顶，搜风祛湿有良效。合六君子补脾运脾，补养正气。一诊后病情明显好转，头痛缓解，胃气失和的症状亦缓解；二诊继续补养脾胃，改善气血周流为主，方用补中益气合八珍汤，升清降浊，益气养血，服药后诸症缓解，体质改善，面色转白净，胃气充养；故三诊嘱其常服补中益气丸以善其后。整个分析诊断及治疗，思维严谨，切中病机，处方得当，用药精炼，对症治疗，效如桴鼓。

牛兴东

赵某，女，65岁。2009年4月15日初诊。

患者两侧头痛屡治不愈25年。患者自25年前因劳累、上夜班休息不好而开始出现右侧太阳穴疼痛，继而出现两太阳穴交替头痛，近1年疼痛加剧，呈搏动性或痉挛性疼痛。痛牵眼眶，持续3~5小时，严重时整天疼痛不止，伴恶心、呕吐、烦躁不安、自汗、不欲饮水、进食、入睡困难、二便正常。既往有神经衰弱。

症见神疲倦怠、面色发暗，舌苔薄白，舌质暗红，脉象弦细。查心肺、血压、血脂、血糖均正常。

辨证：患者因长期上夜班而得不到正常的睡眠休息，劳累过度，情绪不稳定，冷热不均，正气不足，风寒外袭、气血逆乱、脉络瘀阻，不通则痛，故见单侧或双侧头痛，恶心、呕吐、面色发暗、舌质暗红、脉弦细等。

辨证：风痰上扰，瘀血阻络。

治法：息风化痰，活血通络。

方药：川芎30g，白芷12g，天麻12g，僵蚕10g，全蝎30g，醋柴胡12g，赤芍、白芍各15g，延胡索12g，川牛膝30g，甘草10g，细辛5g。7剂，水煎服，每日1剂，早晚饭后服。

二诊：服上方后患者头痛明显缓解，持续时间缩短为1小时左右。无恶心呕吐。舌苔薄白，微腻，舌质暗红，脉弦。上方加姜半夏12g。7剂水煎每日1剂，早晚饭后服。

三诊：患者自述头痛止，饮食好，二便调，睡眠香。在二诊方中去牛膝，再服7剂，以巩固疗效。随访半年未复发。

【原按】本案患者反复发作头痛，且病程达25年，“旧病在血”“久痛入络”“怪病多痰”“不通则痛”，因此辨证为风痰瘀血痹阻脑络发为本病。故治以祛风化痰，活血通络。方中在重用川芎以行气化瘀的同时，配合应用僵蚕、全蝎等虫类药以搜风通络、逐痰止痉，可收到良好的止痛效果。正如叶天士所云：“病久则邪正混处其间，草木不能见效，当以虫蚁疏逐，以搜剔络中混处之邪。”

——《牛兴东治疗头风病的经验》

【按语】患者老年女性，平素工作劳累过度，易耗伤心脾，气血津液代谢失常则易生痰生瘀；正气不足，卫外不固，风邪易侵，且感邪后无力鼓邪外出，邪气内留，日久与痰、瘀互结，阻塞经脉，不通则痛，故而病久难去。临床头痛多从平肝潜阳、化痰息风、活血化瘀等方面论治，临床取效不佳往往由于邪气夹杂而非单纯致病，或病理因素相互转化所致，因此综合论治尤为重要。

《金匮翼》中提道“偏头痛者，由风邪客于阳经，其经偏虚故也，邪气凑于一边，痛连额角，久而不已，故谓之偏头痛”。患者被诊断为偏头痛，初起为一侧或两侧太阳跳痛，经络辨证当属少阳感邪；后痛及眼眶，邪气由少阳转入阳明，即少阳与阳明合病；气机失调，津液代谢失常则痰饮内留，症见恶心、呕吐、自汗、不欲饮水；邪气与瘀血互结，心神、头面失养，故见神疲乏力、入睡困难、舌面色暗、脉弦细等症。辨证为风痰上扰、瘀血阻络，故治法以化痰通络、活血止痛为主，兼以养血柔肝、填补下元。方中重用头风要药川芎，更加柴胡白芷，以解在少阳阳明两经风寒之邪；另外重用虫类药全蝎，配伍以僵蚕，前者长于搜风通络，解毒散结，还可镇静降压，后者气味俱薄，祛风止痛，并能化痰。考虑患者为老年女性，且常年休息不佳、情绪不稳，肝阳易亢、肾气易亏，故选用平肝息风之天麻，以及引血下行、补益肝肾之牛膝兼顾其本元。考虑三诊头痛症状基本消失，守方7服以巩固疗效。

王松龄

患者，女，36岁。2014年5月26日初诊。

患者发作性两颞部、巅顶疼痛伴畏光、畏声15年，加重半个月。患者遭受情绪刺激时可引起发作，多发于月经前，持续2天以上，须卧床休息，平素易烦躁。

现症见两颞部、巅顶疼痛，伴畏光、畏声，反酸、胃灼热，入睡困难，月经量多、先期，面色不荣，饮食可，二便可，舌质红、体胖大，苔少，脉弦细。

西医诊断：偏头痛；中医诊断：头风。

辨证：肝郁脾虚兼阴虚证。

治法：疏肝健脾，滋阴养血。

方药：逍遥散合归脾汤加减。柴胡6g，白芍10g，当归12g，熟地黄12g，黄芪15g，龟甲胶12g，茯神20g，酸枣仁30g，川芎6g，蔓荆子12g，全蝎6g，土茯苓15g，海螵蛸30g，浙贝母15g，生白术30g，地榆炭15g。每日1剂，水煎，分早、晚温服。

服药4周，患者头痛明显减轻，偶觉隐隐头痛，反酸、胃灼热缓解，偶有腹胀。上方去土茯苓，加陈皮12g。

继服4周，患者头痛未再发作，情绪及睡眠较前好转。再取14剂，制为浓缩水丸，每次6g，每日3次，口服，以巩固疗效。

后于2016年5月随访，停药已1年余，头痛未再发作。

——《王松龄教授从肝论治头风病经验》

【按语】患者为青年女性，因不明原因于15年前出现阵发性头痛症状，发于两颞部和巅顶，多于行经前发作且受情绪影响明显。根据头痛部位辨证，两颞部和巅顶部分属足少阳胆经和足厥阴肝经循行部位，即少阳头痛合并厥阴头痛。患者头痛发作与行经关系密切，肝主疏泄发挥着重要的作用。此外，患者平素易烦躁，百病不离乎郁，诸郁皆属于肝，因此，恢复肝气的生理条达对该患者显得尤为重要。肝气郁滞，经络阻塞，故见头痛；肝气横逆犯胃，肝木克脾土，则见呕吐反酸；脾气虚弱，故上不荣于头面、面色少华，下不摄血固血、月经量多；肾阴亏耗，热迫血行，则见月经先期，扰乱心神则见入睡困难。故辨证为肝气郁滞，脾虚阴亏，治疗宜疏肝健脾、滋阴养血并行，佐以祛风止痛。

方用逍遥散合归脾汤化裁。逍遥散为疏肝健脾、理气活血之要方，方中茯神代茯苓以增强其宁心安神的功效，缓解入睡困难症状；又因其邪非在表、热象不重，故去其“火郁发之”的薄荷和生姜。归脾汤心脾同治，补气生血，原方去人参而留黄芪，意在补益脾气的同时防止人参温热之性助热邪发挥；又去远志而存酸枣仁，此因远志善于祛痰开窍而宁心，但酸枣仁可养肝心之血以安神。更用熟地黄、龟甲胶，滋肾阴、养精血以助经血化生；川芎、蔓荆、全蝎，入肝经，通络祛风以止头痛；海螵蛸收敛止血，地榆炭凉血止血；又防止“血不利则为水”、瘀而化热，故用土茯苓、浙贝母清热利湿以防其病传变。

女性的月经与主藏精之肾和主藏血之肝关系最为密切。然而前者不仅作用于经水的形成，后者肝主疏泄的特性也不局限于行经。胞宫得肾阴濡养则不燥，制约肾阳使胞宫藏泄有节，若肾阴亏虚、热伏动血则易出现月经先期和经量过多等症。在这篇医案中调肝治血则头痛自除。因此，我们在临床中应注意整体观念，切不可头痛医头、脚痛医脚。此外，在治疗月经不调时除疏肝调肝外，也要注意肾精和肾气的调护。

柯新桥

黄某，女，52岁。1978年12月21日初诊。

患者左侧头部胀痛反复发作4年，加重半年。约从1974年秋开始，感左太阳穴处胀痛，多因劳累或思虑过度诱发。痛甚时连及巅顶、前额，恶心，呕吐清水（4年中有3次发生在右侧，症同上）。在外院拍片及脑电图等检查，排除器质性疾病，诊断为偏头痛（血管神经性头痛）。曾长期服用中药平肝息风止痛剂，西药维生素B_1、谷维素等，效果不显。近半年明显加重，常1周发作2～3次，每次2～4小时。

就诊：上午又发，症如上述，现已平息。但感头昏乏力，心慌短气，纳谷不香，形瘦无华，痛苦面容，舌质淡，薄白苔，根微白腻，六脉沉细稍数。血压130/72mmHg。

辨证：久病气血亏虚，风阳上扰清空。

治法：益气养血，疏风止痛。

方药：全当归24g，炙黄芪30g，羌活15g（后下），熟地黄24g，川芎24g，法半夏5g。3剂。每日1剂，微火浓煎，分3次服。

上方6剂后，减法夏，加香砂六君子丸，随汤药吞服6g，每日3次。

先后服药24剂，除偶尔感心慌短气外，余无不适。因久病体弱，改用人参养荣丸补气健脾养血以善后。

1979年4月15日与7月30日因劳累后各发作1次，每次服上方（当归、黄芪、羌活、川芎等）10~15剂，即不再复发。

——《柯新桥中医医学论文集》

【按语】《灵枢·调经论》云："五脏之道，皆出于经遂，以行血气，血气不和，百病乃变化而生。"由经旨可知，气血调和与否，至关重要。气血行于经遂，如若逆乱失和，则百病变化而生。观此脉案，主症为阵发性左侧头部胀痛，多由劳累或思虑过度诱发，伴见"头昏乏力，心慌短气，纳谷不香，形瘦无华，舌质淡，六脉沉细稍数"，由此伴随症状及诱发因素可知，患者平素气血亏虚，经脉失于濡养。患者未头痛时，正气虽弱，然整体之阴阳尚处于平衡状态，气血于经络中运行尚调和通达，故未见有头痛症状。劳则气耗，思则气结，且思虑耗伤心血，劳、思之后，气血进一步损耗，经络中处于微弱平衡状态的气血，愈加无力畅行，经脉失养，故而头痛出现，此即不荣则痛也，因而该患者头痛的诱发因素是“劳累及思虑”。柯新桥先生认为该患者的主要症状是气血亏虚，治疗上亦以养血益气为主。处方中仅六味药，然补益之品用量偏大，此暗合仲景用药思想，针对主要病机，用药味少量大力专，直中病机。全当归、熟地黄补血为主，兼以调和血脉；炙黄芪功主补气，气血互为根本，脾气足则血自易于化生；川芎一味，通行十二经脉，即可活血，又兼有理气之功。《本草汇言》：“芎䓖，上行头目，下调经水，中开郁结，血中气药……常为当归所使，非第治血有功，而治气亦神验也……味辛性阳，气善走窜而无阴凝黏滞之态，虽入血分，又能去一切风，调一切气。”羌活后下，取其辛散温通，以开经络之闭阻，且羌活性主向上，可引气血上达头面，荣养血脉；法半夏和胃止呕，治疗兼症。后又以香砂六君子丸、人参养荣丸益气养血，固护根本，诸法并用，顽疾得愈。

刘某，女，24岁，未婚，护士。1979年6月24日初诊。

患者左侧头部发作性刺痛4年余。从1975年春开始，因心情不愉快，渐致头痛。后每于经前1~2天发作，先自左太阳穴处痛楚，后遍及眼眶及前额部，痛呈针刺样，甚则恶心欲吐，每次持续3~5小时，痛止后头昏乏力，1~2天恢复如常人。月经尚能按期来潮，经期觉少腹刺痛，伴少量暗红色血块，经量时多时少。外院考虑为经前期紧张综合征、血管神经性头痛。反复用中药疏肝祛风止痛药，西药谷维素、阿尼利定等，仍时好时发。

初诊时，自述发作前心情紧张，胸胁胀闷，失眠，纳食欠佳。望面色稍萎黄，舌质暗红，边有粟米样大小瘀斑数个，舌下静脉明显迂曲，薄白苔，脉细涩。

辨证：肝气郁滞，瘀阻清窍。

治法：询知约1周后月经来潮，当即拟行气解郁、消瘀通窍之法。

方药：仿《医林改错》通窍活血汤意。桃仁10g，红花10g，当归15g，丹参15g，川芎30g，延胡索20g，郁金12g，麝香0.16g（另包冲服），川牛膝15g。3剂。每日1剂，分3次服。

共服上方6剂，月经按期来潮，经前虽感左太阳穴处胀闷，头昏，欲吐，但心情平静，未发剧烈头痛，少腹亦不痛，月经夹有大量乌色血块。

治法：因是经期，改用益气活血养血法。

方药：方选八珍汤加味。党参12g，茯苓15g，炙甘草6g，当归15g，川芎10g，赤芍12g，生地黄12g，丹参15g，益母草15g，桑寄生15g。服至经停，后改用当归丸常服以活血养血。

按此法先后共服药4个月经周期（最后一次因缺麝香，改田七粉3g代之），未再发病。1980年春结婚，已生一女孩。

【原按】中医学认为，头为“诸阳之会”“精明之腑”，且是“脑髓之海”，五脏六腑之气血皆上聚于此。若血虚血瘀或痰浊风火，或阴虚阳亢，或暴感外邪，均可影响气血上行由发生头痛。

——《柯新桥中医医学论文集》

【按语】观此脉案，患者刘某发病是因为4年前情志失畅，肝气郁滞，气为血之帅，气行则血行，气行不畅则血亦随之瘀滞不行。瘀血留滞经脉，脉络闭阻，不通则痛，故而渐渐出现头痛。后每于经水来临之前即出现左侧头痛，观该患者经水下行之状，可见“经期少腹刺痛，伴少量暗红色血块，经量时多时少”。临诊时，该患者“舌质暗红，边有粟米样大小瘀斑数个，舌下静脉明显迂曲，脉细涩”，舌脉结合，病理因素为瘀血无有异议。故而先生认为该患者头痛的病机为“肝气郁滞，瘀阻清窍”。恰逢月水将至，故先生以《医林改错》之通窍活血汤为主方，活血化瘀，畅通经脉，且凭川牛膝引血下行之力，促瘀血随经水由下而出。此方服6剂后，月信按期来潮，经水中夹有大量乌色血块。平素经前头痛发作，此次则“虽感左太阳穴处胀闷，头昏”，然未见头痛，且经前“心情平静”，经中“少腹亦不痛”。后又根据脉症，以养血活血益气等法调理数个周期而愈。观初诊之方，先生重用川芎至一两，实乃一大亮点！《神农本草经》：“芎䓖，主中风入脑头痛、寒痹，筋脉缓急，金创，妇人血闭无子。”《本草汇言》：“芎䓖，上行头目，下调经水，中开郁结，血中气药……常为当归所使，非第治血有功，而治气亦神验也……味辛性阳，气善走窜而无阴凝黏滞之态，虽入血分，又能去一切风，调一切气。”本品辛温升散，能“上行头目”，祛风止痛，为治头痛要药，无论风寒、风热、风湿、血虚、血瘀头痛均可随证配伍用之，故东垣老人言“头痛需用川芎”。先生于方中重用之，真如虎添翼，力增数倍矣！

何天有

患者，女，36岁，教师。1986年7月28日初诊。

患者发作性左侧头痛6年。患者自1980年人工流产后发病，每次发作数小时，可持续2~3天，左侧颞部呈搏动性刺痛，伴恶心呕吐，头晕失眠，记忆力衰退，每因劳累紧张，月经经期前后发作。曾在天津、北京等地医院检查诊断为血管性头痛，治疗多次，效果不佳。体检：血压110/70mmHg，全身及神经系统检查无阳性体征，双侧眼底无异常改变。脑电图示广泛轻度异常，左颞前θ波较多，舌质紫暗。苔白，脉沉滑。

予速效救心丸治疗，投药10分钟后，头痛减轻，半小时后痛止。

治疗7次后头痛及伴随症状消失，复查脑电图基本正常。

随访至1987年12月未见复发。

——《速效救心丸治疗血管神经性头痛15例》

【按语】患者为青年女性，6年前人工流产后出现左侧颞部疼痛，后间歇性发作，每次发作数小时，可持续2~3天。妇人以血为用，小产损耗妇人气血并不亚于生产，而患者流产后处于精、气、血俱虚的状态，邪之所凑，其气必虚，彼时风邪侵入，循经上扰，兼杂经脉之瘀血，阻滞经络，不通则痛，故见头痛、舌质紫暗等症。然而血虚上不荣于头面，也可见头痛，但血虚头痛症见喜按之空虚痛，此为跳痛、刺痛，故知非不荣则痛，实为瘀血作祟也。又因其多发于月经前后，经前气血充盈于冲任二脉，而经后气虚亏虚更甚，上不荣于头面，血行不畅，瘀血留于少阳胆经，故见经行前后发作。患者气血亏虚、心神失养，故见头晕失眠，记忆力衰退；患者气血亏虚甚，根据其沉滑之脉象推测可能还有肾虚精亏等症。辨证为气滞血瘀型头痛，因此用快速活血化瘀的速效救心丸有奇效。

速效救心丸主要成分为川芎和冰片，其中川芎为血中之气药，活血化瘀、气血同治，此外川芎更是头痛要药，对于内外风邪所致的头痛均有良好的疗效；冰片苦寒，开窍醒神，善治惊痫痰迷。二药提取的有效成分，临床上主要用于增加冠状动脉血流量、缓解心绞痛症状，而医者认为此种药效同样可以针对脑血管循环做出改善，从而达到缓解头部疼痛的效果。此法为成药新用、异病同治，不乏为一个独特的临床思维角度。然而总体来看，该患者为本虚标实之证，因此，在治疗上除了活血化瘀、通络止痛外，还应在头痛缓解后补养气血，改善自身体质、阴平阳秘才可提高机体的抗病能力。

王净净

张某，男，30岁，长沙人。 2011年3月16日初诊。

患者反复头痛10年余，加重1周。每年春季3～4月左侧头痛即发，痛时甚剧，不能起床，痛处固定不移，发时大便秘结。现发作数天，同时伴眩晕、夜寐不安、肌肉抖动。苔薄黄，脉弦数有力。

辨证：风郁少阳，气滞血瘀。

治法：祛风行血，和解少阳。

方药：自拟经验方“川蝎防痛汤”加减。川芎15g，防风10g，柴胡、香附、郁李仁、黄芩各10g，白芷10g，羌活10g，藁本15g，葛根20g，蔓荆子20g，延胡索15g，甘草3g，冰片0.1g冲服。5剂，水煎服，每日1剂。

二诊：服药3剂后，左侧头痛已减轻，睡眠亦佳，大便通和。苔薄黄，舌质稍红，脉弦。前方减黄芩，加首乌藤10g，酸枣仁15g，郁金10g。5剂，水煎服，每日1剂。

三诊：服5剂后，左侧头痛已除，失眠眩晕好转。苔黄舌质红，脉弦细数。乃少阳邪部已达，肝阳上亢之象。拟养肝降火，上方加栀子10g，龙胆5g，生龙骨、生牡蛎各15g。5剂，水煎服，每日1剂。

四诊：服上方药3剂后，失眠、眩晕均除，无头痛发作。再服2剂后即痊愈。随访半年未见发作。

【原按】中医学认为头为诸阳之会，五脏精华皆聚于头，脏腑上逆之气，可阻塞经络，蔽复清阳，引起头痛。治疗宜使脏腑器官的气血流畅，通则不痛。故方中重用川芎，此药乃血中之气药，走而不守，性善疏通，其行气活血以止痛，为治头痛之要药，配以柴胡、香附理气解郁；白芍、丹参养血活血；白芥子利气祛痰以止痛，兼顾气、血、痰三个方面，配白芷、蔓荆子，取其善治头风之功，辛散祛风止痛；郁李仁柔润通利；生甘草配白芍既可缓急止痛又可调和诸药。全方配伍独具特点，共奏行气活血、和络止痛之功。临床上运用此方加减治疗偏头痛收效基佳。本例患者自诉患头痛已数年，每年3～4月即发作，剧痛卧床不起，影响工作，是风邪客于少阳之经，气血运行受阻气滞血脉所致，当祛风行血、和解少阳，故使数年顽疾得到治愈之效。

——《湖湘当代名医医案精华·王净净医案精华》

【按语】患者头痛10余年，每年春季3～4月即发作，痛时甚剧，不能起床。此次加重伴眩晕、夜寐不安、肌肉抖动，初诊时，王师结合脉症，认为患者证属风郁少阳，气滞血瘀。治疗上从祛风行血、和解少阳立法，以王师自拟经验方“川蝎防痛汤”加减。方以川芎、防风、白芷、羌活、藁本、葛根、蔓荆子祛风止痛，解外袭于头部脉络的风邪；以柴胡、香附、黄芩和解少阳，疏理肝木，行气解郁；川芎、延胡索合用，功专活血行血，通经活络，且二药皆可疗头痛，配以冰片辛散透达，畅通脉络，且可散脉络郁火；郁李仁润燥滑肠，疗大便之秘结。诸药合用，服药3剂后，左偏头痛减轻，睡眠亦佳，大便通和。二诊时减黄芩，加首乌藤、酸枣仁、郁金，增加养心安神之力，故二诊方服5剂后，失眠眩晕好转。三诊、四诊，随病机加减变化，终至顽疾痊愈。

胡志强

刘某，女，52岁。1992年7月5日初诊。

患者3年前开始出现左侧头痛，颞部呈搏动性疼痛，时轻时重，每因劳累失眠、情志刺激导致发作，曾服中西药治疗，疗效不显，脑血流图提示：血管紧张度增高。

近半年来症状加重，发作频繁，2~3天发作1次，左颞部胀痛，可牵连左额部、眉棱骨疼痛，伴有头晕、恶心、呕吐、口苦心烦、胸胁满闷、失眠多梦，大便干，每日1次，小便黄。

检查：眼底动脉反光强，视盘边缘清，颅神经无异常，四肢检查正常。舌质红，苔薄黄，脉弦而有力，血压150/90mmHg。

辨证：肝阳上亢，肝火夹痰浊上扰。

治法：平肝潜阳，化痰降浊。

方药：芷钩汤加天麻25g，半夏9g，远志10g，炒酸枣仁30g，全蝎9g。

连服12剂后头痛明显减轻，睡眠佳。

上方稍增减，继服20剂而愈。1年后随访，未复发。

芷钩汤（白芷15g，钩藤30g，川牛膝30g，桑寄生15g，川芎9g，菊花12g，石决明30g，当归15g，细辛3g，甘草6g）。

——《芷钩汤治疗血管性头痛42例观察》

【按语】患者中年女性，阵发性左侧头痛3年余，多劳累、情绪激动时诱发。疼痛部位位于左侧颞部，可牵连左额部及眉棱骨，根据部位辨证为少阳和阳明头痛。《医学启源》中提道："头为诸阳之会，清阳不升，则邪气乘之，致令头痛。然有内伤、外感之异。……热气上攻者，宜清之。"根据其症状推测其为内伤头痛，又因《医宗金鉴》有云"内伤之头痛有时而痛，有时不痛，不似外感之头痛，常常而痛不休也"。辨其脏腑，脏腑气机以枢为常，有降有升，而肝气之气化有升无降，自心注脑之血为上升之气化所迫，遂至充塞于脑中血管而作痛作晕。肝阳亢于上，则头晕头痛；肾阴亏于下，则大便干，小便黄；肝脏亦因阴分亏损水不涵木，致所寄之相火妄动，恒助气火上冲，必肝气郁滞，故见胸胁满闷；肝火旺盛，热扰心神，则失眠多梦；气机升降失常，津液不能正常布散则聚而为痰湿，故发作时伴见恶心呕吐。辨病为头痛，辨证为肝阳上亢、肝火夹痰浊上扰。治疗以平肝潜阳、化痰降浊为主，佐以通络祛风止痛。

方用芷钩汤加减，此方治疗肝阳上亢型血管性头痛有较满意的疗效。白芷芳香上达，散阳明风寒，治眉额痛，为阳明经的引经药，与血中之气药川芎配伍善治阳明头痛；天麻、钩藤皆能平肝潜阳，息风止痉，对于高血压患者有明显的降压作用；菊花、石决明，清肝热，平肝风，止眩晕；川牛膝入肝肾血分，《名医别录》和《千金翼方》中皆言其能除脑中痛，盖其能引气血下行；全蝎、细辛，前者辛平，长于搜风化痰、散结止痛，后者辛温，善祛风通络止痛；远志化痰开心窍，酸枣仁养肝血助安眠，二药皆入心肝两经，宁心安神，有助于症状缓解；半夏化痰、降逆止呕，当归活血补血，助远志、酸枣仁宁心之效。

桑希生

赵某，女，53岁。

患者右侧头痛30余年，时轻时重，反复发作，最近一次持续1个月，剧烈难忍，发作时手足厥冷，甚时恶心，经某大医院检查头部CT未见异常，血脂偏高，曾用西药治疗效果不明显，舌淡苔白，脉细。

辨证：厥阴寒痛。

治法：祛风通经，散寒止痛。

方药：川芎40g，荜茇30g，白芷15g，细辛3g，吴茱萸15g，葛根20g，泽泻15g，白术30g，柴胡10g，白芍30g。3剂。水煎服。

二诊：服方3剂，恶心止，手足转温，头痛好转，头顶重而热，得热加重，易怒，舌淡红苔白。

方药：上方减细辛、白芷，加菊花20g，薄荷20g，天冬20g。10剂，水煎服。服方10剂，头痛未再发作。

【原按】本案偏于厥阴寒痛，《素问·奇病论》云："帝曰：人有病头痛以数岁不已，此安得之？名为何病？岐伯曰：当有所犯大寒，内生骨髓，髓者以脑为主，脑逆故令头痛。"《素问·举痛论》曰："寒气入经而稽迟，泣而不行，客于脉外则血少，容于脉中则气不通，故卒然而痛。"本案即为厥阴肝经虚寒，寒由内生，循经上逆，故发作时手足厥冷，时恶心。治宜温经散寒，方中细辛辛温走窜，善入阴经，祛风温经散寒。吴茱萸温经散寒下气，适用于肝经虚寒伴气逆者。柴胡、白芍配伍疏理厥阴气机，葛根、泽泻、白术相配共同起到升清降浊的作用。后又因辛温助热，佐以疏风清热，加菊花、薄荷、天冬。

——《带教医案实录》

【按语】本案头痛发作时伴有手足厥冷、恶心，为厥阴肝经虚寒，寒由内生，循经上逆所致。故本案偏于厥阴寒痛，治宜温经散寒，方中重用川芎为君，走而不守，能上达巅顶，下至血海，行血中之气，长于止痛，为治头痛之要药。白芷善于治阳明经头痛，细辛善于治少阴经头痛，吴茱萸善于治厥阴经头痛，能温经散寒下气，适用于肝经虚寒伴气逆者，葛根既能发散阳明经邪气，又能疏通经络，善于治阳明经头痛，又能生津以濡润经脉。柴胡、白芍配伍疏理厥阴气机，调达肝经气血，葛根、泽泻、白术相配共同起到升清降浊的作用。二诊患者头痛症状好转，但头重而热加重，且易怒，应是因辛温助热，故处方佐以疏风清热，加菊花、薄荷、天冬清利头目官窍，滋阴润燥以养肝体。

宋某，女，50岁。

患者左侧头痛30余年，时轻时重，反复发作，多因事急而发，平素血压偏低。头部左侧跳痛，目痛，头晕，恶心，舌淡红苔薄白，脉弦。

辨证：血虚头痛。

治法：养血活血，疏风清热。

方药：熟地黄50g，当归15g，川芎20g，白芍30g，桃仁10g，红花5g，菊花20g，木贼25g，荜茇30g，葛根20g。7剂。水煎服。

二诊：服方7剂，头痛大减，嘱患者按原方继续服7剂以症状改善。

【原按】本案偏于肝经郁热上扰头目，故用菊花、木贼入肝，经清经中郁火、清利头目，葛根升清阳，荜茇祛风通经止痛。

——《带教医案实录》

【按语】从文中描述可以推断本案患者个性着急上火，引动肝火上炎，导致头痛时时发作，情绪波动时头痛加重，情绪平稳时症状减轻，故头痛时轻时重，反复不止。久病体虚，气机升降出入无力，肝体失养，阴亏血虚为根本，阴不敛阳，故更易阳亢上扰清窍。治疗当应养血疏肝清热。因此方中以四物汤为基础，重用熟地黄养血柔肝。患者头痛30余年，考虑其病久入络，恐有瘀血阻络之嫌，故用桃仁、红花活血化瘀，肝经郁热上扰头目，故用菊花、木贼入肝经，清经中郁火，清利头目，葛根升清阳，荜茇祛风通经止痛。

侯某，女，46岁。

患者右侧头痛数年，伴恶心，心烦，平素带下多，月经前后头痛加重，甚则不能起床，影响正常工作，睡眠较差，舌暗红苔白根厚，脉弦细。

辨证：肝火头痛。

治法：清热解毒，活血散结。

方药：土茯苓50g，蒲公英50g，莪术25g，牡丹皮15g，赤芍15g，生牡蛎

50g，川芎10g，半夏15g，柏子仁30g。7剂，水煎服。

二诊：服方7剂，头已不痛，带下减少，胃脘时灼热感。处方上方加佛手15g，连翘30g，谷芽30g。连服14剂，病告痊愈。

——《带教医案实录》

【按语】少阳胆经行于头之侧，阳明胃经行于面。本案患者右侧头痛数年，又见心烦、胃脘灼热，此为肝胆火热循经上攻。头痛于月经前后加重，带下量多，此乃肝胆经气血瘀滞、经气不畅、湿热下注二阴及盆腔之象，舌暗红、脉弦细是为肝胆经气血瘀滞之佐证。治疗应该清泻肝胆火热与疏解肝胆瘀滞并举。方中重用土茯苓、蒲公英清热泻火，莪术、牡丹皮、赤芍、川芎活血化瘀，生牡蛎、柏子仁养心安神。《神农本草经》谓牡蛎除“女子带下赤白”，昔张锡纯治疗带下常将生龙骨、生牡蛎并用以固脱，此案患者兼有心中烦乱、眠差者，既能镇静安神，又可止带。《脾胃论》云“足太阴痰厥头痛，非半夏不能疗”，用半夏通降阳明，同时又能燥化痰湿。二诊胃脘灼热为胆胃火热，加佛手、谷芽、连翘疏肝清热。

薄敬华

1972年春，余同里一老妪赴石就医。因早年丧偶，儿媳忤逆，郁郁寡欢。遂患左侧头痛，已历八载，久治不愈。其病发作无常，时作时止。每发左侧头痛且胀，如割如刺，如裂如破，以头撞墙痛不欲生。

曾赴省、地、县数家医院就诊，有诊为“三叉神经痛”者，有诊为“血管神经性头痛”者。用封闭或口服麦角胺咖啡因、索米痛片、镇静药及辛凉宣散、滋阴潜镇之中药汤剂，其痛虽可暂缓，然每遇情志不畅必犯，终不能根除。

诊其脉，弦紧小数，舌质红，苔薄黄。

遂用柴胡疏肝散加味治疗。柴胡6g，白芍15g，枳壳10g，川芎10g，香附6g，川牛膝10g，酒黄芩10g，全蝎6g，红花10g，麝香0.02g。茶叶一小撮同煎。

连服5剂疼痛大减。再于上方去麝香、全蝎加当归15g，又服20余剂，8年沉疴竟愈。向后余每遇烦劳郁怒所致之偏头痛，常用“柴胡疏肝散”加减治疗，治愈颇多。

——《北方医话》

【按语】患者起病因郁郁寡欢，导致肝气郁滞，阻滞清窍。如《素问·举痛论》云：“百病生于气”“足厥阴肝经，循少腹挟胃，布胸胁与督脉会合于巅顶。”《丹溪心法·六郁》中提出：“气血冲和，万病不生，一有怫郁，诸病生焉，故人身诸病，多生于郁。”元代王安道《医经溯洄集·五郁论》说：“凡病之起也，多由乎郁，郁者，滞而不通之义。”故肝郁气滞，气郁化火，易出现头胀痛、心烦、失眠、嗳气、善叹息。方中选用柴胡、香附、枳壳共达疏肝行气解郁之效；陈皮理气和中，川芎、芍药、甘草活血化瘀止痛。全方配伍，使气血通调，肝郁得解，头痛自止矣。

张晓阳

陈某，女，50岁。

患者反复发作性头痛20余年，近10年伴发高血压病，长期服用西药控制血压，病情尚平稳。诊见左侧头痛、头晕，伴周身走窜性疼痛，四肢麻木，口干，大便不调，舌暗淡、苔薄白，脉弦细，血压150/97.5mmHg。

方药：予宣郁通脉汤加石决明、桃仁。

服药1个疗程后，头痛消失，身痛亦明显减轻；继服2个疗程，诸症状均消失，血压135/90mmHg。随访3个月未见复发。

【原按】宣郁通脉汤中防风、羌活、独活、藁本等风药为君药，自取其既能发散风邪，又可宣散郁滞、疏通经脉，更能力达高巅，引药上行；川芎、郁金助诸风药散郁通经、行血中之气，为臣药；佐以黄芩、知母、白芍、龙骨、牡蛎清内郁之热，于上旋之风，且可制风药辛温升散之性，使无太过之弊；再以川牛膝为使药引上部之血下行，以归复平和；甘草调和诸药，使全方共达宣散郁滞、疏通经脉之功。

——《头痛眩晕名医秘验绝技》

【按语】本方以防风、羌独活、藁本等风药为君，风药为君既可发散风邪，又可宣散郁滞、疏通经脉，更可引药上行，助活血药到达病所，一药三效；川芎、郁金，行血中之气为臣药；佐以黄芩、知母、白芍、生龙骨、生牡蛎清内郁之热，热息则风灭，且可制风药辛温升散之性，使无太过之弊；川牛膝为使，引火下行；生甘草调和诸药，使全方共达宣散郁滞、疏通经脉之功。

此外，临床常见一些高血压患者，在血压得到良好控制后，仍时作头痛，一般治疗时，多拘于其高血压病史，而对风药的运用多有顾忌。以笔者的临床体会，只要能根据证情合理组方，不仅能收到良好的散郁通脉止痛的功效，且亦未见有升高血压之弊端。

钟 洪

患者，女，44岁。2005年4月19日初诊。

患者头痛已历2年余，常因月经期、劳累及生气后发作。发作时以左侧头部刺痛跳痛为主。曾行脑电图、颅脑CT等检查，未见明显异常，诊断为血管性头痛。经常服用罗痛定、布洛芬、B族维生素等药物，服药后头痛能减轻。本次因工作劳累后，头痛复作，服用上述药物效果欠佳，故转中医科治疗。

症见左侧头痛，以针刺感为主，受风吹后加重，伴头晕，面色无华，夜寐梦扰，四肢不温，神疲乏力，月经量少色暗、有血块，舌质暗、舌苔薄白，脉细。

辨证：气血不足，瘀血内阻，清窍失养。

治法：益气养血，活血通络。

方药：生黄芪20g，党参20g，当归10g，灵芝20g，白芍20g，熟地黄15g，制何首乌20g，丹参20g，川芎10g，桂枝6g，细辛6g，防风10g，白芷10g，柴胡10g，生甘草10g。14剂。每日1剂，水煎2次，饭后服。

二诊：药后头痛缓减，夜寐转安，精神清爽；苔薄脉细，续守上方，14剂，煎服。

三诊：头痛已解，诸症消失。按前方，续服药7剂后，以巩固疗效。

半年后随访头痛未作，诸证悉除。

【原按】患者人过四十，因气血活动衰减，加之劳累、气血不足、清窍失养、髓海空虚，故诱发旧疾而发病。临证以黄芪、党参、当归、灵芝、白芍、熟地黄、制何首乌等补养气血以益清窍。头为清阳之府、诸阳之会，五脏六腑的气血都上会于头部，如脏腑经络发生病变，均可直接或间接地影响头部而发生头痛。风为百病之长，其性上浮，诸邪必借风邪方可到达头部，所以头痛没有不挟风者。高巅之上，唯风可到，所以治头痛总离不开上达巅顶辛开之药，故选用防风、桂枝、白芷、细辛等；偏头痛为少阳经头痛，故选用柴胡、川芎以引药入经；瘀血头痛，其头痛特点为头痛如针刺，痛有定处，佐以川芎、丹参以活血止痛，更佐防风、桂枝、白芷、细辛以增加祛风止痛之力。采用补养气血、活血化瘀、祛风通络治疗后，改善了瘀血状况，脑髓渐充，故症状消失。

——《钟洪医案医论》

【按语】头为诸阳之首，其位最高；脑为元神之府，其用最灵。五脏之精华，六腑之清阳，皆注于头。患者年过四十，气血衰减，风邪外犯，正气不足以御外，故发为头痛，遇风加重。气血亏虚，不足以温养四末，故四肢不温，神疲乏力。气为血之帅，气虚无力推动血运，故发为瘀血内阻，证见痛为针刺感，月经血块。肾水亏竭，不能上制心火，心神不宁，故夜寐梦扰。辨证总为气血亏虚，兼有瘀血内阻。

钟老选方取四物汤和当归补血汤之意，配以风药。四物汤补血而活血，生血而不凝血，合以当归补血汤，补气以生血。高巅之上，唯风可到，风药多为清轻之品，祛风兼以止痛，往往在治疗头痛时加入风药，故选用防风、桂枝、白芷、细辛等；白芍、柴胡疏肝；川芎、丹参以活血止痛，佐桂枝、白芷、细辛以增加祛风止痛之力。全方补养气血、活血化瘀，祛风通络。患者服14剂后，脑髓渐充，清窍得养，故头痛减缓，精神清爽，续服14剂而愈。

张华甫

李某，女，32岁。

患者左侧头痛，痛及脑后、前额及眉棱骨处疼痛，失眠多梦，苔黄，脉浮弦。

辨证：阳明经及厥阴经火旺，煎灼心阴所致。

治法：滋养心阴，降火止痛。

方药：生磁石12g，威灵仙9g，白芷9g，薄荷6g，炒苍耳子9g，生石膏9g，菊花9g，川芎9g，决明子6g，赤芍6g，炒酸枣仁9g，陈皮9g，茯苓9g，蔓荆子9g，炒枳壳9g。3剂。水煎服。每日1剂，连服6剂痛止。

二诊：服药3剂后，诸症减轻，效不更方，照原方继服3剂以作巩固。

【原按】患者阳明经及厥阴经火旺，表现为左侧头痛，痛及脑后、前额及眉棱骨处疼痛。火邪煎灼心阴，则失眠多梦，苔黄。诊以阳明经及厥阴经火旺，煎灼心阴。治以滋养心阴，降火止痛。

方中生磁石味辛，性寒，具有重镇安神、纳气平喘、益肾潜阳的功效；威灵仙性味辛、咸，温，归膀胱经，具有祛风湿、通经络、止痹痛的功效；白芷性味辛，温，归肺、胃经，具有散寒解表、祛风燥湿、消肿排脓、止痛的功效；炒苍耳子味辛、苦，性温，有毒，归肺经，具有散风除湿、通窍止痛的功能；炒酸枣仁性味甘，平，归经入心、脾、肝、胆经，具有养心、安神、敛汗等功效；蔓荆子味辛、苦，性微寒，归膀胱、肝、胃经，具有疏散风热、清利头目的功效；生石膏味辛、甘，性寒，具有清热降温、生津止渴等功效。全方共奏滋养心阴、降火止痛之功。

——《张华甫临证经验与学术传承》

【按语】患者为青年女性，头痛累及后枕部、前额和眉棱骨，伴有失眠多梦、苔黄、脉浮弦，辨证为阳明经及厥阴经火旺，煎灼心阴。案中虽未言明头痛性质和舌质情况，推测应表现为局部灼痛或跳痛，舌质红。舌苔黄而不是苔少，说明阴伤较轻，以火旺为主。故治疗以生石膏清阳明热邪，薄荷、菊花、蔓荆子清厥阴热邪，磁石、决明子、枳壳平肝下气，白芷、炒苍耳子、川芎温经止痛，陈皮、茯苓疏肝健脾，炒酸枣仁养心安神，赤芍凉血安神。威灵仙较少应用于治疗头痛疾病，然威灵仙“善逐诸风，行气血，走经络，宣通五脏”（《景岳全书》），治疗“一切风寒湿热，而见头风顽痹”（《本草求真》）。而磁石、生石膏又有除烦安神之效，全方共奏清热安神、祛风止痛、平肝息风之效。二诊时效不更方，未做加减继服药物而收全功，体现了老专家在取得疗效时对治疗措施是否更改的精准把握。

徐某，男，56岁。

患者左侧头痛3年余，疲劳则痛重，时有失眠，多梦心悸，苔微黄，脉弦数。

辨证：肝阳上亢，经脉瘀阻。

治法：平肝潜阳，疏通经脉。

方药：生石决明15g，生磁石9g，生石膏6g，威灵仙6g，菊花15g，赤芍6g，白芷9g，薄荷6g，细辛3g，炒苍耳子9g，川芎5g，柏子仁12g，小麦20g，炒枳壳5g。麦冬5g，天麻5g。3剂。水煎服。

二诊：服药2剂后好转，继服3剂疼痛减轻，仍按上方加钩藤9g。又继服10剂症状基本消失。

【原按】患者肝阳上亢，可见左侧头痛3年余，脉弦，气阴亏虚，心失所养。疲劳则痛重，时有失眠，多梦心悸。诊以肝阳上亢，气阴亏虚。治以平肝潜阳息风，滋阴益气。方中石决明性味咸，微寒，入肝经，具有平肝潜阳、清热明目等功效；生磁石味辛，性寒，具有重镇安神、纳气平喘、益肾潜阳等功效；生石膏味辛、甘，性寒，具有清热降温、生津止渴的作用；菊花性味辛、甘、苦，微黄，归肺、肝经，具有疏散风热、清肝明目等功效；薄荷性味辛，凉，归肺、肝经，具有疏散风热、清利头目、利咽透疹、疏肝行气等功效；小麦性味甘微寒，入心、脾、肾三经，具有益肾、养心安神、调肠胃、除热止渴等功效；麦冬性味甘、微苦，微寒，归心、肺、胃经，具有养阴生津、润肺清心等功效。全方共奏平肝潜阳息风，滋阴益气之功。

——《张华甫临证经验与学术传承》

【按语】患者为中老年男性，本案的辨证要点为头痛因疲劳而加重，“阳气者，烦劳则张”（《素问·生气通天论》），“人之阳气，宜清静不宜烦劳，烦劳则扰其卫阳，泄而不敛，阳根失秘，君相升炎，是以有张而无弛也”（《素问悬解》），“阳根于阴，深藏肾水之中。唯烦劳无度，则阳张于外，精绝于内”（《医门法律》）。因此，患者以肝阳上亢为主。伴有时有失眠、多梦心悸、苔微黄，脉弦数，故心肝火旺，扰乱心神。目前症状描述无明显瘀血征象，考虑到病史长达3年，《临证指南医案》反复强调“初病在经，久病入络，以经主气，络主血……”“初为气结在经，久则血伤入络”“病久痛久则入血络”，推测舌下瘀斑明显。故治疗以薄荷、菊花、天麻清厥阴热邪，平肝息风；生石膏清热除烦；磁石、石决明、枳壳平肝下气；白芷、炒苍耳子、川芎、细辛、威灵仙温经止痛；柏子仁、小麦补心安神；麦冬养阴安神；赤芍凉血安神。全方共奏“平肝潜阳，疏通经脉，凉血安神”的功效。二诊时已有效果，加用钩藤平肝潜阳，效不更方，稍做加减，以冀为头痛最终取得全效奠定基础。

梁建波

黄某，女，49岁。1991年7月16日初诊。

患者于2年前开始自觉右侧头痛如炸，痛连目系，甚则上攻巅顶乃至弥漫整个头部，短则15分钟骤消，长则数天不解，曾在某医院检查，诊断为血管神经性头痛。应用中西医治疗，症仍反复未愈，遂请梁师治疗。

就诊时见患者形体消瘦，神疲气短，失眠心悸，舌红，少苔，脉沉细数。

辨证：证属阴虚，阴不制阳，阳气升腾，扰动清窍，脑络失荣所致。

治法：治以养心、养血、安神、镇潜止痛为主。

方药：方用天王补心丹加减。玄参、丹参、党参、茯苓、柏子仁、炒酸枣仁、生熟地黄、石决明、天冬、麦冬、白芍各5g，延胡索、钩藤、桔梗各12g，五味子、远志各5g。清水煎服，每日1剂。

共服12剂，头痛、失眠、心悸大减，药已对症，宗前方再服6剂，诸症消失，随访至今未见复发。

【原按】此患者为血管神经性头痛，中医可诊断为偏头风。梁师辨之为证属阴血亏虚，阴不制阳，阳气升腾，扰动清窍，脑络失荣所致。治以养心安神、镇潜止痛。方药以天王补心丹加钩藤、白芍、延胡索等重镇息风药物治疗，连服3周，使2年多的头痛痼疾，迎刃而解。梁师认为，治疗血管神经性头痛，应以养心养血、安神镇潜八字为原则。这一原则是以天王补心丹为主要方剂，在此基础上灵活加减，应用于临床，每获显著效果。另外，关于天王补心丹原方的当归，梁师主张宜减去，认为其易于动血，与镇潜原则有所出入，可代之以何首乌、黄精等药物。当然，若病属血虚为主所致者，亦可酌情少量应用，以此为原则，特此加以说明。

——《名老中医梁建波临证辨治拾萃》

【按语】肝开窍于目，足少阳胆经分布于头侧部，足厥阴肝经连接目系，出于额，上行与督脉会于头顶部。该患者头痛部位以右侧为主，连及目系和巅顶，故责之于肝胆。《素问·上古天真论》：“女子七七，任脉虚，太冲脉衰少，天癸竭，地道不通……女子不过尽七七，而天地之精气皆竭矣。”患者年届四十有九，形体消瘦，神疲气短，失眠心悸，舌红，少苔，脉沉细数，考虑为肾阴亏虚，水不涵木，阴不制阳，肝阳亢盛于上，清窍不利，故头痛反复发作。梁老以天王补心丹去当归、朱砂，补心安神药和滋阴清热药相配伍，主治阴亏内热、心神不安，滋补肾阴和平肝息风之力不足，故再加熟地黄增强滋阴补肾之力，石决明、白芍、钩藤镇肝潜阳，延胡索行气止痛。方证对应，2年痼疾得以痊愈。方中延胡索、钩藤、桔梗用量远大于养心安神药，方义以潜镇为主。根据患者临床表现，应用镇肝熄风汤或天麻钩藤饮，酌加清热安神止痛之药，亦有取效之理。

王育群

孙某，女，48岁，工人。1982年5月21日初诊。

患者旧有头痛之疾，经治已愈，旬前跌倒，左侧着地，头面脉络受伤，血溢脉外，故左侧头面青紫肿痛，血不循经，气血阻滞，脉络失养，痛如针刺。脉细，苔薄白，质暗红。

辨证：细谛其因，乃瘀血为病耳，当以活血为治，然患者面色少华，乃气血不足之象也，故于活血祛瘀法中加入养血祛风之味，翼其新血渐生，瘀血得祛。

方药：当归30g，川芎30g，细辛5g，地龙9g，川牛膝15g，自然铜15g，白芍9g，酸枣仁15g，莪术9g，僵蚕9g，生甘草5g，山楂15g。

【原按】患者旧有头痛之疾，经医治头痛虽除，然血虚之根未杜，外伤后，头面脉络受伤，血液外溢，阻于肌表，瘀血停滞，脑海失养头痛又作，痛如针刺。故取川芎活血之功，当归养血之效，辅以地龙、川牛膝、自然铜、莪术、僵蚕、山楂活血化瘀之品，白芍、酸枣仁柔肝养血以安神，服之面部青紫退，头痛除，寐转佳，纳食增。

——《王育群学术经验撷英》

【按语】《素问·阴阳应象大论》说："年四十而阴气自半也，起居衰矣。"患者年近五十，正气渐亏，且久病多虚，面色少华为气虚血少之象。正气既虚，又跌仆损伤，致头面部瘀血。唐容川《血证论》指出"凡系离经之血，与荣养周身之血，已睽绝而不合""既是离经之血，虽是清血鲜血，亦是瘀血""此血在身不能加于好血，而反阻新血生化之机，故凡血证总以去瘀为要"。因此，患者虽血虚为本，仍要予活血化瘀治疗，以达到祛瘀生新的目的。故以四物汤之芍、归、芎养血活血，酸枣仁养血安神，地龙、川牛膝、莪术、山楂行气活血止痛，僵蚕"温行血脉"（《本草求真》），细辛止痛，自然铜"入血行血，续筋接骨之药也。凡折伤则血瘀而作痛，辛能散瘀滞之血，破积聚之气，则痛止而伤自和"（《本草经疏》），生甘草健脾益气。诸药合用，祛瘀而不伤血，养血而不滞瘀，诸症悉除。

杜某，女，32岁，工人。1982年4月3日初诊。

患者头痛2年余，或左或右，每月发作3~4次，痛如针刺，如破如裂。周身皮肤发痒已断续10年余。近来发作频繁，以夜晚为甚，搔之则起丘疹，色红成块，晨起则愈，咽痛时作。舌苔薄，脉细。

辨证：细审其因，瘙痒起于未病之先，继则发为偏头痛也。血虚生风，风性走窜善变，或走于肌表，或上于巅顶。

治法：养血祛风，以治其本。

方药：当归30g，川芎30g，云茯苓15g，生甘草5g，钩藤15g，白芷9g，蔓荆子9g，细辛5g，蝉蜕9g，白术9g，木香9g，防风9g，牡丹皮9g，白蒺藜15g。服药3剂后，头痛未作，瘙痒症十去其八，丘疹已除，续服10余剂诸症悉除。

【原按】皮肤瘙痒、头痛者，表现虽异，其因则一。瘙痒一症，或因于风，或因于热，或因于湿。因于风者，非外来之风，乃血虚所生，病程缠绵；因于热者，热极生风，扰于肌肤所致；因于湿者，必以外风合邪困于肌肤而致。三者之中，因于风者居多。头痛亦多由风扰于上所致。而治风则以养血为先。除用养血祛风之药外，另佐蝉蜕、防风、牡丹皮凉血祛风；茯苓、白术、木香健脾利湿。诸药相配，标本兼顾，共奏其效。服之10余剂，头痛愈，丘疹除，瘙痒去。

——《王育群学术经验撷英》

【按语】患者有10余年皮肤瘙痒病史，夜间为甚、晨起则愈是其特点。《素问·生气通天论》说：“阳气者，一日而主外，平旦人气生，日中阳气隆，日西而阳气已虚，气门乃闭。”《素问·金匮真言论》也说：“平旦至日中，天之阳，阳中之阳也；日中至黄昏，天之阳，阳中之阴也；合夜至鸡鸣，天之阴，阴中之阴也；鸡鸣至平旦，天之阴，阴中之阳也。故人亦应之。”因此，阴血不足、血虚生风者，夜剧昼轻。“治风先治血，血行风自灭”，故治疗以养血祛风为主，当归、川芎养血，茯苓、生甘草、白术健脾益气，木香理气，白芷、细辛、防风、白蒺藜、蔓荆子祛风止痛，蝉蜕疏风利咽，牡丹皮活血，钩藤平肝息风。一以养血，一以活血，外风内风悉除，故头痛愈，瘙痒祛。该患者虽然头痛如针刺，如破如裂，极似瘀血头痛，然而治疗效果说明，痛如针刺未必都是血瘀，血虚头痛未必都是隐痛，临床宜细审之，综合辨证。

李某，女，42岁。

患者10余年来头痛时发，或左或右，目胀似脱，甚则抱头大哭，以头击墙。月经前后疼痛发作加剧。平时则每感头昏乏力，心悸失寐，10余年来，多方求治，曾服用过中药600余剂，几无疗效。舌苔薄白，体胖，质淡，脉细。

辨证：血虚生风。

治法：养血祛风。

方药：当归30g，川芎30g，白芷10g，辛夷花10g，细辛5g，蔓荆子10g，钩藤15g，炒酸枣仁20g，熟地黄10g，沙苑子15g。

服用本方20余剂得以痊愈。

——《王育群学术经验撷英》

【按语】患者为中年女性，头痛发作时间较久，且疼痛发作部位不定，或左或右，且伴有目胀之感，说明此病当与“气”不畅有关。病发之时，疼痛剧烈，抱头痛哭甚则撞墙，伴有经前后规律性疼痛加重，初步判断此“气机”逆乱乃是肝气上犯清窍，下客胞宫。患者多年情志不畅，气不得泄，郁而不达所致。患者平素未发作头痛时即感头昏乏力，心悸失眠，乃是长期气郁致气虚，耗伤心神，心血不足，不能濡养君主之官——心，故有头昏乏力、心悸失眠之症。若仅疏肝理气，不治病求本，巩固其气血根源，如隔靴搔痒，观其既往治疗频服中药达数百剂不效当知药不对症或药证不合，最后参合舌脉，体格进行综合判断。当知患者因长期情志不畅，或压抑，或思虑，或烦闷，或生气不畅，导致肝气郁滞，未及时调整疏达气机，导致气血亏虚，耗伤心神，形成气血两亏、神耗气滞格局，加之体质胖，痰湿较盛，治疗首当固护气血，养血安神，培补肝肾之源。故选用大剂当归、川芎、熟地黄、酸枣仁、沙苑子等补养肝肾，荣养气血；川芎能行十二经脉之血，上达巅顶，下至足踝，能使气血补而不滞；方中辅以疏肝理气，清利头目之品，以白芷、辛夷花、细辛、蔓荆子、钩藤等走窜行气之药清利头目、疏通经络，以治其标。全方主次分明，各司其职，通补兼用，达到标本同治目的，可谓思维清晰，用药精当。

张志均

李某，女，46岁。

患者2年前左侧颜面及头部疼痛反复发作。近几天又感左侧颜面及头部疼痛，呈抽掣胀感，心烦易怒，口干口苦，纳食尚可，二便自调，夜眠不宁，舌偏红，苔薄黄，脉细弦。

辨证：肝阳上亢，扰乱心神。

治法：平肝潜阳，宁心安神。

方药：钩藤10g（后下），天麻10g，菊花10g，栀子10g，川牛膝10g，川芎6g，茯苓、茯神各12g，蔓荆子10g，龙胆6g，醋柴胡6g，石决明15g（先煎），全蝎3g。14剂，每日1剂，水煎分2次温服。

二诊：诸症大减，但仍偶有头部隐痛，无抽掣感，夜寐安宁，舌脉如前。再予前法巩固疗效。原方加减15剂。

三诊：服药后诸症皆除，嘱间断服用中药，适当休息，忌食辛辣、炸烤等厚味食品以防助热生火，慎用烟、酒。保持良好的心情，防情绪波动。

【原按】《内经》曰“诸风掉眩，皆属于肝”，由于肝失条达，肝阳上亢，循经上扰清窍，故头痛呈抽掣感。肝火偏亢，扰乱心神则心烦易怒，口干口苦，夜寐不宁。张师采用平肝潜阳、宁心安神之法，用钩藤、天麻、菊花、石决明、白芍平肝潜阳；栀子、龙胆、夏枯草清肝泻火；川牛膝、川芎活血引火下行；全蝎、蔓荆子、柴胡息风疏肝止痛；茯苓、茯神、白术健脾安神。获效满意。张师认为头痛的治疗药物是主要方面，但饮食、情志、生活等方面是不可忽视的内容，同时应注重心理疏导。

——《验案精选》

【按语】患者为中年女性，头痛反复发作2年余，头痛发作时伴有面部疼痛，且有抽掣胀感，初判应是肝阳上亢，上扰清窍所致；又心烦易怒，口干口苦，夜眠不宁，舌偏红，苔薄黄，脉细弦，可知有肝热肝火之象。王肯堂在其著作《证治准绳·头痛》云“郁而成热则满，满则痛”，肝气郁久化火化热，而头为“诸阳之会”“精明之府”，若肝阳偏亢，循经上扰清窍，则出现头痛；横逆犯胃，则易口干口苦，热扰心神，则多心烦易怒，夜寐不宁等，张老根据患者脉证特点，综合分析判为肝阳上亢，扰乱心神证。治疗当平肝潜阳，宁心安神。本案用白芍滋养肝之阴，以治其本；钩藤、天麻、石决明平肝潜阳，茯神、茯苓、白术健脾安神以治其标；菊花、蔓荆子辛凉清泄肝阳上亢之余热，使之从上而散，具有“在上者因而越之”之意，是为“从治”之法；栀子、龙胆、夏枯草清肝泻火，清其气火使之从下而泄，是为“逆治”之法；川牛膝、川芎活血引火下行；全蝎、蔓荆子、柴胡息风疏肝止痛。综观全方，滋阴与安神药、滋阴药与平肝药相配为主，活血药行气药为佐，稍加引经药为使，既可以济阳而交通心肾，又可以涵肝而潜其浮阳，乃标本同治之配合法。服药之后，或则头目清醒，痛胀减轻；或则烦热消失，烦躁悉平。可见标本、主次之兼顾与配合，确有妙用。张师认为药物治疗是主要方面，同时应注重心理疏导，符合中医“大病十去七八”之理，注重药后饮食起居调理，方能根除病愈。

梁俊贻

高某，男，49岁。1992年12月11日初诊。

患者反复发作头痛30余年。曾经脑电图、头颅MRI、颈动脉多普勒检查均神未见异常，颈椎片示C_5、C_6椎体边缘骨质增生，椎间隙无明显狭窄，前纵韧带及项韧带钙化。

在本院神经内科诊断为神经性头痛，曾用多种药物治疗不能控制病情，每日需服索米痛片3片，严重时服至9片。每日夜间2~3时头痛发作，以颞顶部为主，跳痛，痛常剧烈影响睡眠，怕冷，面色苍白，饮食及二便尚正常。舌体大，边有齿痕，苔白腻，脉沉弦细，其母亲及妹妹均有头痛病史。

辨证：证系血虚、风邪上扰巅顶。

治法：养血，疏散风邪。

方药：白芍50g，甘草10g，当归10g，熟地黄20g，川芎10g，荆芥15g，防风10g，细辛3g，白芷15g，牛膝20g，薄荷15g，赤芍30g，僵蚕15g。

患者服上药7剂后头痛大减，无须再服镇痛药，夜间亦可安睡，继服上方15剂以巩固治疗，头痛痊愈，未再发作。

【原按】患者头痛反复发作30余年，已成痼疾难愈，多种治疗无效，只能用阿咖片短时间止痛对症治疗，但过时即复作。分析其病情具以下特点：① 病程长，久治不愈，面色苍白，脉象沉细，且多在夜间发作，为血虚所致；② 头痛发有定时，痛时剧烈，以颞顶部为主，颈椎有增生、韧带有钙化，使通往精明之府脉络受阻，使清阳失养；③ 久病不愈，血脉阻滞不通，络脉空虚，风邪袭人，使病愈发难治。根据以上3个特点，治以养血、疏风、活血，选用四物汤养血和血，其中重用白芍配合甘草，取芍药甘草汤之意缓急止痛；又以川芎茶调散加减选用荆芥、防风、细辛、白芷、薄荷等辛味药疏散风邪；以僵蚕、赤芍活血化瘀，消散络脉间瘀滞，疏风止痛。全方具有养血活血、疏风之功效，头痛30余年之顽疾得以治愈。

——《梁俊贻临床医案优选》

【按语】患者青少年时期发病，现已近知天命之年，可知久病入里，久病入络。期间结构查体均无异样，唯有颈椎骨质增生伴有韧带钙化，发作之时，多在夜间2~3时，部位以颞部、顶部为主，程度较剧烈，甚至无法入眠，应为肝血不足、肝经不通所致。以夜间1~3时为肝经循行所过，肝不藏血，肝血亏虚，血虚无以荣养经脉脏腑，故头痛缠绵难愈，脉象沉细可以佐证其肝血不足；患者怕冷、面色苍白、舌体大、边有齿痕，为脾胃阳气亏虚兼有血不荣面。脾胃为人后天之本，气血生化之源，脾气不足，阳气不能升发，血不得储藏，则有寒湿壅滞体内，络脉空虚无以濡养经脉、脏腑，风邪趁机而入，风之所过，流动不拘，上达巅顶，四散肌肤。且患者颈椎骨质增生伴有韧带钙化，加重经脉瘀塞之道，上不能濡养脑窍，内不能濡养脏腑，外不能濡养经脉肌肉，则身体日益亏虚，遂处方用药注重养血柔筋，兼以祛风活血为治疗法则。处以四物汤合川芎茶调散为底方加减，重用白芍柔筋养肝、赤芍活血行血，二芍并用且量大取效说明梁老善于抓主证特色，并以四物养血荣血，川芎茶调散行血、祛风，全方具有养血活血、祛风活络之功效。故服药7剂效如神速，无须再服镇痛药，可谓仲景先师所言“一剂知二剂已”之境界。

尚品洁

谢某，女，37岁，已婚，农民。2012年9月29日初诊。

患者头痛18年余，发作无明显规律。近年来头痛发作频率逐渐加密，每月头痛时间在15天以上，以右侧头痛为主，伴颈部、前额、眼眶胀痛，无明显寒热，夜卧久安，饮食二便正常，舌质淡，苔薄白，脉沉细。

辨证：外感风邪，稽留不解证。

治法：疏风止痛。

方药：黄芪30g，葛根20g，丹参20g，荆芥12g，防风12g，川芎10g，白芷10g，细辛6g，黄芩6g，羌活10g，薄荷6g（后下），僵蚕10g，蜈蚣3g（研末吞服），牡蛎30g（先煎），炙甘草6g。10剂。每日1剂，分3次服。

二诊：服药期间头痛未发作，但有头晕，头部转动时明显，饮食尚可，二便调，舌质淡，苔薄白，脉沉细，病机未变，头痛缓解，头晕加天麻以祛风止痉。

方药：羌活10g，防风15g，细辛5g，苍术10g，川芎10g，白芷10g，黄芩10g，白芍20g，当归10g，葛根20g，天麻12g（另煎），黄芪30g，甘草5g。10剂后头痛基本控制。

——《湖湘当代名医医案精华·尚品洁医案精华》

【按语】本案病程虽长，头痛时伴颈部前额，眉棱骨胀痛，多为三阳经部位，休作无时，多因外感风邪稽留不解所致。《医方论》载："川芎茶调散，轻扬解表，三阳并治，兼用细辛，并能散寒。"故用川茶调散疏风止痛，患者病程长，久病入络，加僵蚕、蜈蚣，以搜风活血止痛。

郑荪谋

王某，女，52岁，干部。1976年10月4日初诊。

患者偏头痛甚（抽痛），头晕目眩，腰膝酸痛，心烦不寐，纳食少进，微寒身楚，二便正常，脉弦细，鸡心舌，舌红，苔微黄。

辨证：肝肾阴虚。

治法：补益肝肾。

方药：拟辛芷六味汤加减。北细辛2g，白芷5g，生地黄15g，牡丹皮6g，结云苓9g，光泽泻9g，山茱萸6g，怀山药12g，秋蝉蜕10尾。

药后未再复诊。

半个月后患者以周身关节疼痛求诊，追述自服上方5剂后头痛消失，眩晕亦瘥，夜寐已安。停药后未见复发。

——《当代名医临证精华·头痛眩晕专辑》

【按语】患者年逾五旬，症见腰膝酸软、心烦不寐、头晕目眩、脉弦细、鸡心舌、舌红，可知患者肝肾阴虚，肾水不足，水不涵木。肝阴不足则肝阳偏亢，肝阳偏亢则化风上扰清窍，故而出现头晕目眩；腰为肾之府，肾水不足，腰膝失却濡养，故而出现腰膝酸软；肾水亏虚，则心火失制，心火亢盛则扰乱心神，故而症见心烦不寐。患者主症为偏头痛甚，为头部脉络失和所致，结合头晕目眩、腰膝酸痛等兼症，可知患者属于肝肾阴虚头痛，故而郑老拟用辛芷六味汤加减治疗。方取六味地黄汤意滋水涵木，滋补肝肾，以细辛、白芷畅通头部失和之脉络，以秋蝉蜕平肝潜阳，诸药合用，肾水得补，肝木得以涵养，头部脉络得以调和，俾阴阳平和，气血周流，诸症消失，疾病痊愈。

柯新桥

郑某，男，58岁，干部。1978年10月14日初诊。

患者右侧头部持续性胀痛3天，伴头晕，右上下肢麻木，颈部活动不利，恶心、呕吐清水2次，纳呆，烦闷不舒，口干苦而黏，欲饮而量不多，小便色黄，舌质红，苔黄厚腻，脉弦滑有力。

血压152/95mmHg。病后第二天做脑血流图检查提示：脑动脉硬化症；脑血管痉挛。颈椎正侧位平片未发现异常。因服多种西药不适，要求用中药治疗。既往于2年前发现血压稍偏高，130～140/90～100mmHg，除偶尔头昏，无其他不适。

辨证：风痰挟郁热走窜经络，清阳不升，浊气上逆。

治法：祛风豁痰，清热通络。

方药：方拟涤痰汤化裁。法半夏10g，竹茹1团，茯苓15g，枳实12g，钩藤20g（后下），地龙10g，胆南星10g，石菖蒲10g，黄芩10g，川芎24g，酒炒大黄3g。3剂。每日1剂，口服3次。

上方随症加减，共服药18剂，诸症消失，后随访3次，身体健康，精神也好。

——《柯新桥中医医学论文集》

【按语】患者右侧头部持续性胀痛3天，伴头晕、右上下肢麻木、颈部活动不利、恶心、呕吐清水、纳呆、烦闷不舒、口干苦而黏、质红、舌苔黄厚腻、脉弦滑有力。以头痛新得，且伴随症状皆为实性症状，可知患者病机当属实证。柯老脉症合参，认为患者头痛病机当属风痰挟郁热走窜经络，清阳不升，浊气上逆。治疗上以祛风豁痰、清热通络立法，方以涤痰汤加减。以法半夏、胆南星、竹茹、石菖蒲、茯苓、枳实燥湿化痰，消导痰浊；黄芩、钩藤清肝泻火，清内里郁热；地龙、川芎通经活络，畅达经脉；少用酒大黄，推陈致新，荡涤谷道，使浊邪自谷道而出。柯老以本方加减，患者服药18剂，疾病脱然而失，恢复健康。

孟维礼

张某，女，54岁。1990年10月5日初诊。

患者左侧头痛2个月余。2个月前，患者在学校教室刷墙时，因长时间在吊扇下吹风，后即出现左侧头痛，下午较轻，经用西药治疗无效。症见左侧头痛，痛处胀闷，伴见头晕，舌淡脉细。

辨证：少阳风寒证。

治法：祛风散寒，和解少阳。

方药：川芎15g，苍术10g，防风10g，荆芥穗10g，白芷15g，羌活10g，柴胡10g，黄芩15g，钩藤15g，僵蚕10g，菊花10g，生甘草3g。2剂。

二诊：疼痛减轻，头部沉闷，活动后明显，休息后则可减轻，当为风寒已散，局部气血不和。上方减防风、荆芥穗、羌活，加丹参15g，地龙10g。3剂。

三诊：头部沉闷，按压局部亦痛。上方再服6剂，配丹参注射液6支，穴位注射。以下三组穴位交替隔日注射。阿是穴，率谷（左），空骨（左）；阿是穴，率谷（左），风池（左）；阿是穴，率谷（左），外关（左）。经治疗后症状消失而痊愈。

【原按】《景岳全书·头痛》曰："凡诊头痛者，当先审久暂，次辨表里，盖暂痛者，必因邪气……以暂痛言之，则有表邪者，此风寒外袭于经也，治宜疏散，最忌清降。"此经文正合本例张某病机。风寒之邪袭于少阳经，少阳行两侧，故左侧偏头少阳经受邪，治宜疏散。故本例用祛风散寒和解少阳。寒邪袭经，必引起气血瘀滞、经脉阻塞不通，故散邪之后，给以行气活血之丹参注射液，一次根除，且防止发展为慢性偏头痛。每步治法，围绕少阳经脉循环路线进行治疗，才是本例的特色所在。

——《当代中医世家系列丛书·孟维礼中医世家经验辑要》

【按语】患者头痛得之于长时间在吊扇下吹风，由斯可知，证属风邪外袭。孟师结合脉症，认为患者属少阳风寒证，治疗以祛风散寒、和解少阳立法。方以川芎、苍术、防风、荆芥穗、白芷、羌活、祛风散寒，以柴胡、黄芩和解少阳，钩藤、菊花清肝平肝。服药后，头痛减轻，然头部沉闷，活动后明显，休息后减轻。孟师认为风寒已散，局部气血不和，遂减防风、荆芥穗、羌活，加丹参、地龙活血通络，调和气血。三诊时未见头痛，然头部沉闷仍见，继续二诊方，配合丹参注射液穴位注射，增强调和血络之功。二法结合，诸症消失。由孟师之法可知，针药结合，疗效较单一疗法更佳，可减短治疗时间，及时减轻患者痛苦，临诊之时，可效法应用。

徐嵩年

乌某，女。1977年9月26日初诊。

患者左侧头痛多年，历用疏风清热，活血诸法均少效。今则痛势剧烈，筋脉拘急，眼睛牵引，张口不便，常易动怒，烦躁口干，舌边瘀紫，脉象弦细。

治法：滋阴养血，散风清热。

方药：柴胡、当归、川芎、炙甲片各9g，苦丁茶、赤芍、生地黄各15g，细辛3g（后下），土鳖虫、白芷各12g，牡蛎、炙鳖甲各30g。服上药10余剂后，头痛消失。

——《上海老中医经验选编》

【按语】患者女性，左侧头痛发病多年，疼痛剧烈，牵及眼睛，甚则影响张口。《万病回春》中提到："偏头痛者，手少阳、阳明经受症"，其偏侧属少阳胆经循行，影响面部、口唇活动为足阳明经受累。患者常易动怒，烦躁口干，肝火亢于上则易灼伤津液故见口干，上扰心阴则有烦躁；又见舌边瘀紫，舌体两边属肝属胆，其火上炎热灼津液，血行不畅故见边有瘀紫。患者症状易辨证为肝火上炎、瘀血阻络，但多年的疏风活血药治疗未起到良好疗效则证明该辨证存在一定问题。《万病回春》中还说道："（偏头痛）左半边属火、属风、属血虚"，在这一点上与方药测证相符。因其医案中未提及患者年龄，根据症状辨证尚无肾阴亏虚之象，总体来讲为标实之证，治疗上以祛邪为主。因此辨证为肝风上扰、阴亏血耗，治宜滋阴养血，散风清热。

方中含有补血基础方——四物汤全方，其中白芍换赤芍、生地黄易熟地黄，赤芍药活血力胜，达到补而不滞的效果，熟地黄滋腻，故换为清热而不恋邪的生地黄；柴胡主少阳枢机，为少阳头痛的引经药，苦丁茶苦凉平，入少阳治风热头痛；细辛芳香走窜，善治在表的顽固性头痛，白芷善止阳明头痛，《石室秘录》有云："头痛至终年累月，其邪深入于脑可知，一二钱之散药，安能上至巅顶，而深入于脑中，必多用细辛、川芎、白芷以大散之也"；穿山甲通络泄风，又可化痰破癥，土鳖虫利经络，又可破瘀血，二者合用通络止痛疗效更佳；鳖甲、牡蛎滋阴潜阳、软坚散结，二者者合用既可平息肝阳，又可散结止痛。

贾建华

姜某，男，48岁。2013年6月5日初诊。

患者头痛反复发作已20余年，又作7天。几乎每月均有发作，发前先有两侧耳部不适，自耳心开始，后出现自右侧太阳穴至枕部的阵发性抽掣样疼痛，阵发性发作，间歇期头部闷重，恶心欲呕。7天前头痛又作，服用芬必得等未见缓解。脉弦细，舌淡红，苔白稍厚。

患者20年来曾数次到杭州、上海等多家三级甲等医院住院治疗，曾检查头颅CT、MR、头颅多普勒等均无明显异常发现。检视其所服中药处方，祛风、潜阳、重镇诸药均曾使用，但无明显效果。疼痛发作之时即服用阿司匹林、头痛粉等可得暂安一时。

方药：贾老师诊视患者后，处以吴茱萸汤加减。吴茱萸4g，太子参、红枣、生姜、川芎、香白芷、葛根、炒柴胡各10g。7剂，每日1剂，水煎分服。

二诊：患者诉头痛较前已有明显缓解，仅有隐隐微痛，恶心未作，稍觉口干。效不更方，原药继进，再取 7 剂。

三诊：诉已无明显不适，遂书原方，嘱隔日一服。

电话随访，诉三诊服药之后，头痛仅偶有发作，无恶心呕吐等不适，能自行缓解，时间都较短暂。欲再来服药以绝病根云云。

【原按】头痛之病，临床多见，历代皆有论述。本患者在发作时伴有明显的恶心和呕吐，实是该例头痛的辨证眼目。吴茱萸汤治疗头痛有大量的报道，分析其作用的机制，认为该方并非仅可治疗“肝胃虚寒，浊阴上逆”之呕吐证，而是可以用于具有该病机的多种临床病症。在中医临床的实践中，方证相应的辨证方法，一直以来就被大量地应用。仲景书中，并无肝胃虚寒等辨证的名词和称谓，而是用类似于“干呕、吐涎沫、头痛者，吴茱萸汤主之”这样简短的表述，以此来界定这样一首方剂的临床运用。实践证明，这种辨证方法直到现在仍在指导着我们的中医临床。

——《贾建华杂病治验二则》

【按语】患者为中年男性，阵发性头痛20余年，初起仅双侧耳心不适，后自右侧太阳穴至枕部出现抽掣样疼痛。《灵枢·经脉》所言“三焦手少阳之脉……其支者，从耳后入耳中，出走耳前……至目锐眦”“胆足少阳之脉，起于目锐眦，上抵头角，下耳后，循颈……交出手少阳之后”，两者循行与该患者疼痛部位一致，因此经络辨证以少阳为主。头痛缓解期出现头部闷重，恶心欲呕，此为寒湿浊邪循经上犯，严重时壅阻经络，不通则痛，轻时则上蒙清窍、头重如裹，湿困脾阳则恶心欲呕，舌淡红、脉弦细，病性辨证属寒属湿。《伤寒论》第378条“干呕、吐涎沫、头痛者，吴茱萸汤主之”，且考虑前治之法祛风、潜阳、重镇均无获效，故辨证为寒浊之邪阻遏少阳经脉之厥阴头痛，治疗选用善治肝胃虚寒的吴茱萸汤方。

吴茱萸为方中君药，味苦辛，性热，《金镜内台方议》言其能下三阴之逆气，上可温胃散寒，下可温暖肝肾，又能降逆止呕。辛温之生姜为臣药，与吴茱萸相须为用，温降并行，可降阴寒上逆之气机。人参、大枣合用，补中益气、调和诸药，寓升于降，换为太子参补气生津，以防止温热药过于燥烈。方中加川芎、白芷，此二药为头痛要药，可祛风止痛，与吴茱萸汤合用起到标本兼治的作用；又加升清解肌之葛根、枢转气机之柴胡，分别为阳明、少阳之引经药，使药力直达病所，在方中为使药。患者服用7剂后头痛较前有明显缓解，恶心未作，稍觉口干，判断辨证准确，寒湿之邪已祛，药物稍有温燥但未伤及津液，故再服3剂将邪气彻底祛除。

严炜侯

浦某，男，46岁，住诸巷。1957年7月27日初诊。

患者自右侧天牖穴起环绕右侧头痛昏眩，影响视力，项右牵强板痛，尿热且赤，大便燥结，迁延2个月，难于正常工作，口苦苔薄黄腻，脉搏左部小，右关较大，唇口腐烂，体温、血压正常。

辨证：据情分析，定有风火内伏。

治法：清热泻火，平肝潜阳。

方药：拟外台三物黄芩汤以降火。生地黄10g，黄芩10g，苦参10g，胆南星5g，黑山栀子10g，龙胆3g，川芎3g，白蒺藜10g，桑叶6g，茯苓10g，天麻5g。2剂。

二诊：右侧颈项牵板已舒，右额之痛楚亦缓，大便不实，口唇仍腐，苔腻口苦，脉搏细小，右关较大。

方药：龙胆3g，苦参10g，黄芩10g，胆南星5g，天竺黄5g，黄芪10g，生白术10g，天麻5g，茯苓10g，黑山栀子10g，戊己丸5g，制僵蚕10g。2剂。

三诊：头痛已渐缓和，上午头脑清爽，若不午睡则略觉昏眩，口角仍腐，大便干，苔腻口苦。

方药：黄芪10g，白术10g，黄芩10g，龙胆2g，苦参5g，胆南星5g，天竺黄5g，六一散10g（包煎），玄参10g，金银花5g，大腹皮5g，佩兰5g，鲜荷叶1角。

效果：前后共进6剂，病即霍然。

——《严炜侯治疗偏头痛医案三则》

【按语】患者为中年男性，右侧头痛发作2个月有余，发作时伴头昏目眩，影响视力，甚至牵连右侧项背部僵硬疼痛。《灵枢·经脉》言："胆足少阳之脉，起于目锐眦，上抵头角，下耳后，循颈，行手少阳之前，至肩上……"根据部位辨证，其病位于少阳经脉。大便燥结，尿热且赤，口苦苔薄黄腻，左脉小，右关较大，此皆为风热之邪客于少阳之征。少阳胆火循经上扰，伤及脾阴，故见唇口腐烂。因此治疗以清热泻火、平肝潜阳为主。

方为三物黄芩汤加减，《金匮要略》有云："治妇人在草蓐，自发露得风。四肢苦烦热，头痛者，与小柴胡汤，头不痛，但烦者，此汤主之。”此方原本用于产褥感染等疾病，但后世医家对此方的应用范围进行扩大，发现其治疗头痛烦热却有奇效。黄芩、苦参均为苦寒之药，清热燥湿、泻火解毒力强，其中苦参又可利水，引湿热之邪从水道而祛；生地黄甘苦，清热凉血、养阴生津，防止苦燥药物伤及津液；黑山栀子与龙胆合用，二药分别入心、肝二经清泻实火；白蒺藜、桑叶、天麻，三药均属肝经，合用平肝潜阳、清肝明目；“久病多因痰作祟”，加苦平之胆南星清热豁痰开窍，茯苓健脾渗湿，防止热邪炼液为痰、痹阻脑络；川芎辛温，祛风止痛，为治头痛要药。

二诊头痛减轻，大便不实，但热象仍在，遂加主治脾胃热泻之戊己丸：其中吴茱萸能疏亢盛之肝气，黄连可厚肠胃而益土，芍药能泻土中之木；见肝之病，知肝传脾，当先实脾，故加黄芪、白术以防肝气横犯；更用天竺黄清热化痰，清心定惊。

三诊热象减轻，头痛缓和，但至午后头昏目眩、苔腻，此为湿热交阻，故加用清热化湿之药。六一散（滑石、甘草）、荷叶清暑利湿，佩兰芳香化湿；金银花清解表热，大腹皮化湿利水，引邪下去。

顾某，男，63岁，住无锡市。1978年6月10日初诊。

患者头痛偏于左后，甚则发痉发厥，心烦心悸，胸闷口苦，咽干目眩，大便燥结，小溲热赤，神情烦扰，诊脉寸口浮大，舌苔黄腻。

辨证：肝胆风火有狂澜之势。

治法：拟泄肝阳以保心阴，滋肾水以涵肝木。

方药：白芍10g，当归10g，黄芩10g，焦远志5g，龙胆3g，柴胡3g，黑山栀子10g，川楝子10g，川芎5g，柏子仁10g，石决明12g（先煎）。3剂。

二诊：胸闷烦悸皆除，头痛虽减仍时有时止，痛起多汗，咽喉干燥，胃纳差而大便难，脉缓大右部较强，心血亏而肾水不足，肝火旺而脾气失运。拟滋水以涵木，水旺则肝火自平，肝和则脾不受制。

方药：川楝子10g，枸杞子10g，女贞子10g，玄参10g，细生地黄10g，白芍10g，当归10g，柏子仁10g，钩藤10g，泽兰10g，蔓荆子10g，石菖蒲5g。3剂。

【原按】肝为刚脏，体阴用阳，肝阴亏则肝阳盛，风火上逆故头痛烦闷，甚则痉厥，初诊以泄肝清火为主，盖急则治标，待病势见缓，缓则治本。故二诊遂转滋肾水以息肝火，养肝阴以保心营。或问：肝火既旺，脉当弦数，今反缓迟，何也？此系脉络中必有痰瘀留阻，故取通瘀化痰之品，脉象自能正常。

【按语】患者为老年男性，左侧头痛发作，每伴胸闷，此为肝经气机郁滞，化而为火，灼伤津液，故有大便燥结，肝火上冲，则见口苦、咽干、目眩；肝火扰伤心阴，心火亢盛，故见神情烦扰、心烦心悸、小溲热赤；严重时伴发痉发厥，《内经》有言“血之与气并走于上，则为大厥”“血菀于上，使人薄厥”，即气血运行失常，挟火上冲，则发为厥证；寸口脉浮大，舌苔黄腻，辨证为少阳头痛之肝火旺盛，扰伤心阴。治疗宜清肝泻火、清心养神为宜。

用药以龙胆泻肝汤为基础化裁。龙胆苦寒，善入肝经泻其实火；黄芩清热燥湿、善清肺胃实火，山栀子清热凉血、善清心火，二药合用共同清泻上焦火热。柴胡主枢气机，入肝经，与清热药同用起到“火郁发之”的作用，肝脏体阴而用阳，用柴胡升提气机以调其用；当归性温补血又能活血，白芍酸甘，柔肝养阴又可制约苦燥药物伤津；川芎行血中之气，活血又止头痛；石决明平肝潜阳、清肝明目，川楝子疏肝泄热、行气止痛；焦远志、柏子仁均入心经，二者同用宁心安神，柏子仁又可润肠通便。

二诊头痛、胸闷症状均有所减轻，但头痛发作时伴有多汗，此为热迫津液外泄；津液所伤，故见咽喉干燥、大便难；肝火亢盛，木旺乘土，是故纳差且脉缓大右部较强，治宜滋水以涵木。玄参、生地黄清热凉血，又养阴津；枸杞子、女贞子均入肝肾二经，滋补肝肾、清肝明目；钩藤平肝潜阳，蔓荆子疏散风热、清利头目；泽兰活血祛瘀、利水消肿，导热邪从水道祛；石菖蒲开窍宁神，又能和胃。

沈某，女，40岁。1957年9月15日初诊。

患者左项筋脉牵板，头部偏左作痛，目眩头晕，左侧面颊麻痹不适，十指麻木，有时恶心齿痛，脉弦，舌红苔少。

辨证：证属血虚生风，风阳上扰，血行失常，所谓营气虚则不仁也。

治法：养血息风，和通经脉。

方药：天麻5g，川芎5g，当归10g，藁本10g，沙苑子10g，菊花5g，枸杞子6g，钩藤10g，白芷5g，羌活5g，制何首乌10g，白芍10g，女贞子15g，葛根10g。

服2剂后诸恙皆平。

二诊：病愈3个月，因啖酒酿，宿疾复起，头痛偏于左侧，夜寐盗汗，脉象濡数，经水色淡且少，仍属血虚生风，再拟养血息风。

方药：天麻5g，生地黄10g，当归10g，白芍10g，川芎5g，钩藤10g，山茱萸5g，黄柏10g，沙苑子10g，制何首乌10g。服1剂后盗汗更多，谅由内热所致，遂去山茱萸易穞豆衣10克，2剂。

三诊：因盗汗自购黄芪煎服以止汗，谁料汗未止而头痛反增，痛于左侧而连齿颊，脉搏80次/分钟，右脉比较搏指，舌上无厚苔，月事方停，以血虚生风，风阳上亢也。再拟平肝息风。

方药：川芎5g，天麻5g，当归身10g，女贞子15g，墨旱莲10g，沙苑子10g，枸杞子10g，菊花5g，干地龙5g，夏枯草10g，藁本10g，龙胆3g。3剂。

四诊：头痛已止，颊麻亦和，但感头顶如压，早晨恶心，盗汗减而未敛，脉搏68次/分钟，苔腻，再与清肝息风。

方药：藁本10g，川芎5g，天麻5g，当归10g，川黄连2g，龙胆3g，滁菊5g，夏枯草10g，枸杞子10g，女贞子10g，沙苑子10g，穞豆衣10g。2剂。

五诊：诸恙均平，胃能安谷，唯早晨恶心，舌上觉腻，眼睑跳动，风虽平而未静，浊滞留胃则胆阳上逆，拟温胆法即所以和胃也，止恶心在是，定眼瞤亦在是。

方药：川黄连2g，酸枣仁10g，半夏10g，陈皮5g，茯神10g，枳壳10g，竹二青6g，沙苑子10g，夏枯草10g，穞豆衣10g，当归5g，枸杞子5g，桑叶5g，滁菊5g。3剂。

服后即恢复健康。

【按语】患者为青年女性，左侧头痛，发作时伴有左侧颈部僵硬不舒，《灵枢·经脉》言“胆足少阳之脉，起于目锐眦，上抵头角，下耳后……其支者……别锐眦，下大迎，合于手少阳，抵于颇，下加颊车，下颈”，此为少阳头痛。气虚亏虚，血不荣筋，故见颈部僵硬、面部及十指麻木；气血上不能容于头面，不容则痛，故见一侧头痛伴目眩头晕；舌红苔少，脉弦，辨证为血虚生风，风阳上扰，治疗以养血息风、和通经脉为主。

天麻、钩藤、菊花合用，平肝阳、清肝热、息肝风；当归性温补血又能活血，白芍酸甘，柔肝养阴，与川芎合用为四物汤去熟地黄，用之补血活血又不恋邪；川芎活血行气，白芷解表祛风，二药均为治头痛要药；枸杞子、女贞子均入肝肾二经，滋补肝肾、清肝明目；沙苑子补肾养肝明目，制何首乌补益精血、治虚劳；羌活、藁本能祛在表之寒湿，治疗风寒湿痹痛，加葛根发表解肌，缓解肌肉僵硬。

二诊因饮酒复发左侧头痛。患者夜寐盗汗，脉象濡数，经水色淡且少，此为阴虚血少；血虚生风，是故宿疾复起，治疗仍以养血息风为主。原方加生地黄清热凉血，更养阴津；山茱萸入肝肾二经，补益肝肾，又可固涩敛汗，因其性温助热迫津，故易为甘平之穞豆衣养血平肝、滋阴清热。

三诊患者因自行服用黄芪，盗汗加重，左侧头痛连及齿颊，舌无厚苔，此为血虚生风、风阳上亢，黄芪补气助上亢之肝气，是故盗汗不轻反重。加用夏枯草平肝息风，龙胆清泻肝火，地龙通络止痛，墨旱莲滋阴益肾、清热凉血。

四诊、五诊头痛、麻木消失，但有清晨恶心、苔腻、眼睑跳动等症，此为胃有湿浊、胆阳上逆，治以温胆法。黄连、半夏、陈皮、竹茹、枳壳共组黄连温胆汤，理气化痰、清胆和胃，治其胆胃不和之呕恶，及惊悸（眼睑跳动），加用酸枣仁、茯神宁心安神。

张邦福

谢某，女，28岁，工人。1982年3月17日初诊。

患者头痛年余，间歇发作，发时颈部抽掣，甚则颞部血管显露，需注射“哌替啶”方能止痛，不发作时如常人，此次因伤风而诱发。

某医院血液图报告：脑血管高度扩张；头颅摄片检查：构成头颅诸骨无异常变化。诊断为血管性头痛，住院治疗7天，头痛未减。转授中医求诊。

症见右侧头痛剧烈，如锥如刺，形寒肢冷，面色㿠白，卧床呻吟，脉沉弦而细，舌淡苔白。

辨证：阳虚阴盛，脑络瘀阻。

治法：温经散寒，化滞通络。

方药：当归四逆汤加味。当归10g，桂枝12g，酒白芍12g，细辛3g，木通10g，川芎10g，藁本10g，炙甘草6g，大枣15g，生姜10g。

煎服4剂，痛势大减，继用本方出入调理获愈，随访1年未复发。

【原按】清代医学家高世栻《医学真传·头痛》云：“若阳气虚而阴寒盛，则痛剧。”此患者头痛逾年，剧烈如刺，伴形寒肢冷，应系阳气虚而阴寒盛之头痛，故用当归四逆汤温经散寒，养血通脉，加用川芎、藁本以增强化滞、疏通脑络而止头痛的药力，故迅速取效。

——本案原载《湖南中医学院学报》1986年4期8页

【按语】此案患者为素体阳虚，阴寒极盛，瘀阻脑络之头痛。患者面色㿠白，乃阳虚之象，形寒肢冷为阴盛之象，头痛剧烈，如锥如刺乃寒凝血瘀疼痛之表现，脉沉弦而细，舌淡苔白均为阳虚阴盛的舌象。《伤寒论》92条曰：“病发热，头痛，脉反沉，若不差，身体疼痛，当救其里，四逆汤方。”此例患者虽无发热，但此次因伤风遇寒导致，故与少阴伤寒病机相似，可参其治疗。伤寒病入少阴，少阴阳虚生寒，寒凝经脉，不通则痛，临床上常表现为头痛剧烈，遇寒加重，四肢逆冷，舌淡苔薄白或白滑，脉沉细无力。患者卧床呻吟，精神倦怠，亦为少阴阳光不振，阴寒用事的反映。《素问·生气通天论》说“阳气者，精则养神”，今阳虚神失所养，是以嗜睡而精神不振，手足发凉，脉不浮而反沉。故用四逆汤以急温少阴之阳气，亦“脉沉者，急温之，宜四逆汤”之义。故医家选用当归四逆汤来温经散寒止痛。本方以桂枝汤去生姜，倍大枣，加当归、通草、细辛组成。方中当归甘温，养血和血；桂枝辛温，温经散寒，温通血脉，为君药。细辛温经散寒，助桂枝温通血脉；白芍养血和营，助当归补益营血，共为臣药。通草通经脉，以畅血行；川芎、藁本既可行气活血，又是止头痛佳药，大枣、甘草，益气健脾养血，共为佐药。重用大枣，既合归、芍以补营血，又防桂枝、细辛燥烈大过，伤及阴血。炙甘草兼调药性而为使药，诸药合用切合病机，疗效满意。

漆济元

邢某，男，38岁，锻工。1987年6月20日初诊。

患者左侧头痛已4个月余，反复发作，中西医治疗无效。痛时甚剧，剧时头痛如劈，汗出呕吐，昼夜不能入睡，口干舌粗偏红，脉弦数。

西医诊断神经性头痛，多次治疗无效，索米痛片一次服4片也无济于事，求治于余。

辨证：风热型。

治法：清热降逆，平肝息风。

方药：钩藤20g，天麻10g，竹茹10g，黄芩10g，僵蚕15g，蜈蚣3条，赭石29g，白芍15g，麦冬15g，石斛15g，龙胆10g，生甘草5g。3剂。

二诊：头痛略有减轻，无如劈感，汗止呕吐止，能入睡3小时左右，口不干，舌红，脉仍弦数。

方药：钩藤20g，石斛15g，天麻10g，黄芩10g，竹叶10g，白芍15g，麦冬15g，蜈蚣5条，石决明30g，蔓荆子10g，白蒺藜15g，龙胆6g。3剂。

三诊：头痛基本消失，能入睡6小时左右，小便清长，精神清爽，仍守前方蜈蚣减为2条。4剂。痊愈。

【原按】头痛一证，临床颇为常见，许多急慢性疾病均可发生。头为“清阳之府”“诸阳之会”。五脏六腑的气血皆上会于头，外感内伤都可导致头痛。唯以风、寒、湿、火之邪多见。本案青壮年锻工，长期近火烘烤，风火之邪循络袭于少阳经，少阳经脉循耳上侧，哪侧经气较虚哪侧容易受病。方用龙胆、黄芩以清热，竹茹清胆以止呕，僵蚕、蜈蚣、钩藤、天麻、蔓荆子祛风，赭石、石决明以镇肝，白芍、麦冬、石斛敛阴补液。方中蜈蚣用5条，常用量是1～2条。查蜈蚣含多种氨酸，止痉止痛作用强。《医学衷中参西录》云“蜈蚣，走窜之力最速，内而脏腑，外而经络，凡气血凝聚之处皆能开之。性有微毒，而转善解毒，凡一切疮疡诸毒皆能消之。其性尤善搜风，内治肝风萌动，癫痫眩晕，抽掣瘛疭，小儿脐风；外治经络中风，口眼㖞斜，手足麻木。为其性能制蛇，故又治蛇症及蛇咬中毒。外敷治疮甲（俗名鸡眼），为末敷之，以生南星末醋调敷四周。用时宜带头足，去之则力减，

且其性原无大毒，故不妨全用也。”果然奏效。

——《名老中医漆济元医案珍藏录》

【按语】本案患者左侧头痛，病位在少阳；头痛剧烈，伴有汗出、呕吐、眠差，口干，舌红，脉弦数，热象明显。故考虑为风热头痛，治以清热降逆平肝息风。服药后头痛减轻，呕吐止、汗出停、入睡3小时，故二诊去竹茹、赭石，口不干说明阴液渐复。加竹叶清心除烦，石决明、蔓荆子、白蒺藜平肝散风，清利头目。同时，将蜈蚣加至5条，蜈蚣辛温有毒，一般不超过3条，故短期应用3剂后改为2条。钩藤常与蜈蚣配伍，一长于平肝，一长于息风，相辅相助，具有较强的平肝息风、祛风活络、解痉止痛之功，常用于肝阳、肝风所引起的顽固性头痛。《中华人民共和国药典》2005年版共收载有毒中药 73种，其中大毒中药 11种， 有毒中药 38种，小毒中药 24种。蜈蚣属于有毒中药的一种，药物毒性除了与药物本身有关，还与配伍、用药途径、用法用量、用药人群等诸多因素相关。虽然古人认为“有故无殒”，但是除了有确切临床经验，实际应用中应注意将剂量控制在药典允许的范围内，不宜盲目加大剂量。

李 炜

刘某，45岁，女，已婚。1979年11月18日初诊。

患者于半年前始感左侧头痛，呈胀痛和（或）牵扯样痛，每次持续1小时至数小时不等，口服索米痛片或头痛粉可以缓解。此次因事与家人争吵后发作，伴有烦躁易怒、头晕目眩、恶心欲呕，口干口苦，喜进冷饮，食纳一般。

查体：一般可，血压130/82mmHg，头颅无畸形，心率70次/分钟，无杂音。脑血流图：双侧颈动脉及左侧椎基底动脉弹性减退、血流速度增快。尿常规黄色清亮，蛋白（－），糖（－），白细胞（－），红细胞（－）。血常规：血红蛋白125g/L，红细胞4.78×10^{12}/L，白细胞5.2×10^{9}/L，中性粒细胞0.7，淋巴细胞0.26，大单核细胞0.04。大便常规：原虫（－）。潜血试验：阴性。西医诊断为血管性头痛。

就诊时，患者左侧头痛，呈胀痛和（或）牵扯样痛，每次持续1小时至数小时不等，头晕目眩，恶心欲呕，烦躁易怒，口干口苦，喜进冷饮，小便短赤，大便干结，面红目赤，舌苔薄黄，舌边尖红，脉弦而数。

辨证：肝阳亢盛，上扰清窍。

治法：平肝潜阳，通络止痛。

方药：龙胆泻肝汤加减。龙胆10g，黄芩10g，栀子10g，柴胡6g，生地黄15g，当归10g，木通6g，蔓荆子10g，石决明15g（布包），车前子10g，甘草5g。5剂，水煎服。

按摩：百会、风池、太阳、阳陵泉、悬颅、行间、侠溪等穴。

二诊：服药后患者症状明显减轻，但仍感口干口苦，舌苔薄黄，脉弦而数。肝气始平经络渐通。前方7剂，水煎服。

三诊：患者头痛缓解，他症大部已消除，舌苔薄白，舌边尖稍红，脉弦而细。肝气渐平，经络渐通。

方药：龙胆10g，黄芩10g，栀子10g，柴胡6g，生地黄15g，当归10g，土茯苓20g，蔓荆子10g，石决明15g（布包），车前子10g，甘草5g。10剂，水煎服。

四诊：患者诸症状消除，舌苔薄白，舌质淡红，脉弦而缓。已获临床痊愈，嘱继续按摩，随访3年未复发。

【原按】头痛系患者的一种自觉症状，在临床上极为常见，可以出现于多种急慢性疾病中。本证中医分为外感头痛、内伤头痛及外伤头痛等。《医宗金鉴》曰："胁痛口苦，耳聋耳肿，乃胆经之为病也；筋痿阴湿，热痒阴肿，白浊溲血，乃肝经之为病也。"故用龙胆泻肝胆之火，以柴胡为肝使，以甘草缓肝急，佐以芩、栀、通、泽、车前辈大利前阴，使诸湿热有所出也。然，诸药皆泻肝之品，若使病尽祛，恐肝亦伤矣，故又加当归、生地黄补血以养肝。本案患者于半年前始发左侧头痛，头部呈胀痛和（或）牵扯样痛。李教授认为此属肝气不疏，上逆而犯头目，故左侧头痛、头晕目眩；郁久化火，故症见烦躁易怒，口干口苦，喜进冷饮，小便短赤，大便干结，面红目赤，舌苔黄，舌红，脉弦而数；由于肝气横逆犯胃，致胃气上逆，故恶心欲呕。治当平肝潜阳，通络止痛。方用龙胆泻肝汤加减而获效。

——《李炜医案精华》

【按语】肝为风木之脏，内寄胆府相火，凡肝气有余，发生胆火者，症多口苦胁痛、耳聋耳肿、阴湿阴痒、溺血赤淋，甚则筋痿阴痛。故以龙胆、木通、栀子、黄芩纯苦泻肝为君；然火旺者阴必虚，故又臣以生地黄、当归、甘草凉润燥，救肝阴以缓肝急；妙在佐以柴胡轻清疏气，归须辛润舒络；使以车前子咸润达下，引肝胆实火从小便而祛。此为凉肝泻火，导赤救阴之良方。然唯肝胆实火炽盛，阴液未涸，脉弦数，舌紫赤，苔黄腻者，始为恰合。本案患者烦躁易怒，口干口苦，喜进冷饮，小便短赤，大便干结，面红目赤，舌苔薄黄，舌边尖红，脉弦而数。非常符合龙胆泻肝汤之证。患者左侧头痛，呈胀痛和牵扯样痛，头晕目眩，恶心欲呕，辨证为肝阳上亢证。故加用蔓荆子疏散风热、清利头目，石决明平肝潜阳、清肝明目。王一仁《饮片新参》："蔓荆子形色：粒如小豌豆，色苍黑。性味：辛平。功能：散风，治头顶痛。"三诊李老加用土茯苓，与蔓荆子相伍巩固治疗头痛效果。《本草经解》："蔓荆子同甘菊、荆芥、黄芩、乌梅、芽茶、白蒺藜、川芎、黑豆、土茯苓，治偏正头风，目将损者。"此案抓住患者证型，重点以龙胆泻肝汤加减通肝经，平肝阳，疗头痛。此外，应控制患者服用止痛药，以防形成药物依赖性头痛。

张　杰

朱某，女，34岁。2004年8月4日初诊。

患者发作性头痛4年。几乎每日皆作，发作以右侧头痛为甚，伴呕吐，饮食生活受到影响，甚为痛苦。西医诊断为血管性头痛，予麦角胺、卡马西平、阿司匹林、盖天力等药物治疗，无明显疗效。

刻诊：面色无华，舌边尖红、少苔，脉弦细。

辨证：木郁风动。

治法：养阴清热，通络止痛。

方药：方选自拟芍药牡丹汤加味。生白芍30g，牡丹皮、桃仁、甘草、菊花各10g，当归、生地黄、钩藤各12g，川芎、红花各6g。每日1剂，水煎服。

服药7剂，头痛诸症明显减轻。加茯苓12g，继续服药30剂，头痛消失。随访3年余，未见复发。

——《芍药牡丹汤治疗血管性头痛》

【按语】患者为青年女性，头痛发作4年，以右侧头痛为重，根据部位辨证，头侧为足少阳胆经循行部位，《石室秘录·完治法》载："脑痛之病，乃风入胆经也。胆应于脑，故脑痛。"患者头痛发作剧烈时伴呕吐，此为邪郁少阳，枢机不利，肝气上逆犯胃，脾胃升清降浊功能失常，胃气不降而逆行，失其传送之职所致。患者又因呕吐导致饮食失常，气血生化乏源，不能上荣于面，故见面色无华。诊其舌脉见舌边尖红少苔，脉弦细，此为阴津亏少、虚火上乘之相。又因少阳经脉气血虚少，非阳明多气多血之经，而《诸病源候论·风头眩候》中提到"风头眩者，由血气虚，风邪入脑"，是故少阳头痛治应以枢转气机、调和气血为宜。因此，诊断为阴血亏虚头痛，辨证以育阴清热、息风止痛治其标，更加以补血活血以固其本。方用桃红四物汤补血兼以活血，补而不滞，熟地黄换用生地黄防其滋腻，且清热力强，重用生白芍柔肝养阴，更缓解筋脉挛缩之头痛；钩藤、菊花皆入肝经，钩藤长于息风止痉，菊花善清肝经风热；另用牡丹皮清虚热，并能凉血活血，甘草调和诸药，更补益中焦脾胃。二诊加用茯苓健脾益气、宁心安神。

周 慎

邓某，女，46岁，双峰县人。2008年3月29日初诊。

患者近10年来反复出现头痛，在多家医院神经内科就诊。诊断为偏头痛，经用氟桂利嗪、头痛粉等药物治疗，当时症状缓解，但仍每个月发作1～3次。

2天前因吹风后头痛又发作，以右侧颞部及前顶疼痛为主，呈跳痛、胀痛，痛处固定，不伴恶心，纳食可，大小便正常，睡眠亦可，舌质暗，苔白厚，脉细，左寸兼浮。血压120/70mmHg。脑循环检测示右侧平均血流速度减慢，最小血流量减少。

辨证：风寒上扰。

治法：疏风散寒，通络止痛。

方药：川芎茶调散加减。川芎15g，细辛3g，白芷15g，羌活6g，白芍30g，葛根30g，蔓荆子10g，藁本10g，蝉蜕10g，蜂房10g，法半夏10g，甘草5g。7剂。

二诊：服上方1剂即头痛减轻，3剂后头痛一直未发，但平时稍有头晕感，劳累后加重，不恶心，纳食及大小便可，舌质淡红，苔薄，脉细滑。

辨证：考虑风寒之邪已祛，目前以气虚眩晕为主。

治法：改用益气散邪之法。

方药：用益气聪明汤加味。黄芪30g，党参10g，升麻6g，白芍15g，黄柏5g，葛根30g，蔓荆子10g，羌活6g，蝉蜕10g，蜂房10g，藁本10g，生龙骨30g（布包先煎），法半夏10g，炙甘草6g。7剂。

三诊：头痛一直未发，但3天前因吹风淋雨后头痛发作，以巅顶为主，呈跳痛，心烦口苦，舌质红，苔薄黄，脉浮弦。血压130/85mmHg。

辨证：肝经风热。

治法：改用疏肝散热，柔肝止痛之法。

方药：用芎芷头痛汤加味。川芎15g，白芷15g，羌活6g，蔓荆子10g，藁本10g，葛根30g，蝉蜕10g，蜂房10g，白芍30g，薏苡仁30g，法半夏10g，当归10g，大青根30g，苦丁茶10g，甘草10g。7剂。

四诊：头痛一直未发，但7天前因过度劳累而诱发头痛，痛在巅顶，以隐痛为主，颈胀僵硬，疲乏，心不烦，口不苦，舌质淡，苔薄，脉细弱。血压110/80mmHg。

辨证：气虚不荣。

治法：改用健脾益气，升阳通络之法。

方药：用顺气和中汤合舒筋汤加减。黄芪30g，党参10g，白术10g，当归10g，升麻6g，柴胡6g，陈皮10g，白芍30g，细辛3g，蔓荆子10g，川芎15g，葛根30g，姜黄10g，威灵仙30g，鹿衔草30g，蝉蜕10g，炙甘草6g。7剂。

五诊：头痛减轻，颈胀僵硬已缓解，脉细弱。

方药：效不更方，仍用顺气和中汤加减。黄芪30g，党参10g，白术10g，当归10g，升麻6g，柴胡6g，陈皮10g，白芍30g，细辛3g，蔓荆子10g，川芎15g，姜黄10g，威灵仙30g，全蝎3g（研粉），甘草6g。7剂。

六诊：头痛本已缓解，但因情绪受到刺激又发作，心烦易怒，纳食减少，大小便可，舌质淡白，苔腻，脉细弦。

辨证：拟诊为气郁痰滞。

治法：改用理气化痰之法。

方药：用加味散偏汤加味。川芎15g，白芷15g，制香附10g，白芥子10g，白芍30g，柴胡6g，郁李仁10g，蝉蜕10g，蜂房10g，蔓荆子10g，藁本10g，细辛3g，甘草5g。7剂。

七诊：头痛已缓解，但头部有不清醒感，舌质淡白，苔薄，脉细弦。

方药：仍用加味散偏汤加味。川芎15g，白芷15g，制香附10g，白芥子10g，白芍30g，柴胡6g，郁李仁10g，蝉蜕10g，蜂房10g，蔓荆子10g，藁本10g，石菖蒲10g，甘草5g。7剂。

八诊：头痛又发作1周，痛在两侧太阳穴，呈胀痛，心烦，舌质淡白，苔薄腻，脉细弦。

方药：仍用加味散偏汤加味。川芎15g，白芷15g，制香附10g，白芥子10g，白芍30g，柴胡6g，郁李仁10g，蝉蜕10g，蜂房10g，蔓荆子10g，藁本10g，羌活6g，法半夏10g，甘草5g。7剂。

九诊：头痛本已缓解，但昨天又发作，痛在两侧太阳穴及头顶，呈胀痛，持续数小时，服头痛粉才缓解，心烦易怒，口干苦，舌质淡白，苔薄黄微腻，脉细弦。

方药：用加味散偏汤加味。川芎15g，白芷15g，制香附10g，白芥子10g，白芍30g，柴胡6g，郁李仁10g，蝉蜕10g，蜂房10g，蔓荆子10g，藁本10g，大青根30g，甘草5g。7剂。

十诊：头痛基本缓解，但有时腹胀，仍心烦口苦，舌质淡白，苔薄腻，脉细弦。

方药：用加味散偏汤加味以巩固疗效。川芎15g，白芷15g，制香附10g，白芥子10g，白芍30g，柴胡6g，郁李仁10g，蝉蜕10g，蜂房10g，蔓荆子10g，当归10g，大青根30g，大腹皮15g，甘草5g。7剂。

【原按】此案治疗断断续续将近3年，辨证四变。二诊为风寒头痛，乃风寒外袭，引动内风，动扰于上所致。其依据有二：其一为头痛因吹风后诱发，即《素问·太阴阳明论》“伤于风者，上先受之”《素问·阴阳应象大论》“风气通于肝”《素问·生气通天论》“风客淫气……邪伤肝也”之意；其二为脉象左寸兼浮，浮脉主表证。治疗应当疏散外感之风寒，方用川芎茶调散。羌活、细辛、葛根、蔓荆子、藁本、蝉蜕疏散外风；白芍、蜂房平息内风；川芎和血诸治，以疏散外风为主，正与药情相符，故很快见效。二诊转变为气虚眩晕，其依据为头晕而劳累后加重，脉象细滑，改用益气聪明汤治疗。三诊，在1年之后，亦因吹风诱发，但有心烦口苦、舌红苔黄等热象，考虑为外感风热，引动内风所致，这是病机的第二次转变。其治疗既用白芷、羌活、蔓荆子、藁本、葛根、蝉蜕、大青根疏散外风，清热透邪又用白芍、当归、川芎、蜂房、苦丁茶养血柔肝，平息内风；甘草调和诸药；同时配合用半夏和胃降逆，监制羌活上逆之性；薏苡仁淡渗利湿，兼制甘草壅滞之性。四诊又在1年之后，已转变为气虚头痛，其依据有二：其一为起病于过度劳累之后，乃因“劳则气耗”（《素问·举痛论》）之故；其二为头部隐痛，且伴疲乏其下为舌质淡，脉细弱，故改用顺气和中汤合舒筋汤加减，以健脾益气，升阳通络。六诊辨证为气郁痰滞，这是患者证候的第四次转变，其依据有三：其一为头痛因情绪刺激而诱发，即《灵枢·寿夭刚柔》所谓“忧恐忿怒伤气”之意；其二为心烦易怒，乃因肝“在志为怒”（《素问·阴阳应象大论》）之故；其三苔腻，脉细弦。其治疗用加味散偏汤以理气化痰，解郁止痛。

——《湖湘当代名医医案精华·周慎医案精华》

【按语】本案患者为中年女性，从其症状推断此人多火易怒、着急，肝体不足，阴虚不能制约肝阳，内风潜伏不发，遇感外寒侵袭，引动内风，肝风上扰清空导致头痛诸症发作。具体而言，先贤在“伤于风者，上先受之”“风气通于肝”“风客淫气……邪伤肝也”。诸类词句中强调风邪引动肝气的例子。另外，本案患者初诊以风寒外感为主因，参合脉象，其脉左寸兼浮，浮脉主表证。治疗应当疏散外感之风寒，方用川芎茶调散。羌活、细辛、葛根、蔓荆子、藁本、蝉蜕疏散外风；白芍、蜂房平息内风；川芎入血分，可上达巅顶祛散风邪，药症相符，故很快见效。但患者病情迁延日久，头痛胶着难愈多年，与身体体质、体力透支、外邪侵袭等因素相关，其治疗断断续续先后将近3年，辨证思路也因病因不同而数次更迭，纵观全局，发生四次变化。二诊时，转变为气虚眩晕，患者劳累后头痛及头晕加重为气虚之佐证，脉象细滑，改用益气聪明汤治疗。三诊亦因感受风邪而诱发，伴随心烦口苦、舌红苔黄等热象，综合判断为外感风热，引动内风所致，这是头痛病机的第二次转变，其治疗以白芷、羌活、蔓荆子、藁本、葛根、蝉蜕、大青根等疏散外风为用；兼以白芍、当归、川芎、蜂房、苦丁茶等滋腻厚重之品养血柔肝，平息内风，清热透邪；全方以甘草调和诸药，配合半夏和胃降逆，牵制羌活上逆之性；薏苡仁淡渗利湿，牵制甘草壅滞之性。全方灵动不滞，外可达肌肤体表，内可攻坚清热，肝体得养，肝风内息，外风得止。四诊时，治疗已是1年之后，此次来诊已转变为气虚头痛，其依据有二：其一为起病于过度劳累之后，《素问·举痛论》早言“劳则气耗”，病患身体疲劳，体力精力透支，气虚失养；其二为头部隐痛，且伴疲乏，参考舌脉，为舌质淡，脉细弱。故改用顺气和中汤合舒筋汤加减，以健脾益气，升阳通络为主要理念。六诊来诊，病机转变为气郁痰滞，是患者病机的第四次转变，其依据有三：其一为头痛因情绪刺激而诱发，即《灵枢·寿夭刚柔》所谓“忧恐忿怒伤气”之意；其二为心烦易怒，乃因肝“在志为怒”（《素问·阴阳应象大论》）之故；其三苔腻，脉细弦。其治疗用加味散偏汤以理气化痰，解郁止痛。方中川芎辛温燥烈，为血中之气药，上行头顶，善治风寒入络所引起的瘀血头痛；白芷、蔓荆子辛散上行，祛风散寒，加强川芎疏散之；香附、郁李仁直入血分，以助川芎行气活血通络。郁李仁又可治其大便干燥，是为臣药。柴胡引药入于少阳，且可载药升浮直达头面；白芥子引药深入，通经络，直达病所；白芍敛阴而防辛散太过，又有缓急止痛之长，皆为佐药。使以甘草，缓解急迫，调和诸药。方中诸药相合，疏散风寒之中兼有通络祛瘀之长，疏达气血之内寓有祛痰通窍之力，且发中有收，通中有敛，相互为用，各展其长。后七诊、八诊、九诊、十诊均与气郁痰滞相关，故效不更方，续用加味散偏汤治疗，并以其扫除经络之瘀堵，调整患者之体质以善后。纵观全程治疗，可谓匠心独用，随证选方用药，根据患者病机变化合理治疗其主要病因，并及时调理其体质，避免再次复发。其思路严谨、辨证明确、用方精当、治病求本，当为我辈学习典范。

刘某，女性，60岁，长沙人。2008年4月15日初诊。

患者于38岁开始反复出现头痛，在多家医院就诊，诊断为偏头痛，经用多种药物（不详）治疗，当时症状缓解，但仍每次月经前发作1次，绝经后每隔1～2个月发作。

5天前因劳累并吹风后头痛又发作，以左侧太阳穴及前额疼痛为主，呈跳痛、刺痛，痛处固定，口苦，时作胸前区痛，历时1分钟后自然缓解，纳食可，大小便正常，睡眠差，有时鼻出血，恶寒，舌质淡红，苔薄白，脉细滑。有冠心病史。血压130/85mmHg。鼻咽镜检查示未见出血灶。

辨证：风寒化热证。

治法：疏风散寒，通络止痛。

方药：芎芷头痛汤加味。川芎15g，白芷15g，羌活6g，蔓荆子10g，藁本10g，葛根30g，蝉蜕10g，蜂房10g，白芍30g，薏苡仁30g，法半夏10g，丹参30g，降香10g，瓜蒌皮10g，白茅根30g，甘草10g。7剂。

二诊：服上方后头不痛，胸不闷痛，但近来双下肢酸胀，影响睡眠，舌质红，苔薄，脉细。

辨证：考虑风寒已祛，目前以血虚络堵为主。

治法：改用养血通络之法。

方药：用芍甘通络汤加减。白芍30g，甘草10g，丹参30g，续断10g，薏苡仁30g，木瓜10g，蝉蜕10g，威灵仙30g，橘络10g，姜黄10g，葛根30g，瓜蒌皮10g，法半夏10g，降香10g，生牡蛎30g（布包先煎）。7剂。

三诊：本来头痛一直未发，但1个月前因劳累而诱发头痛，以左颞及枕部为主，呈跳痛，有针刺感，颈胀，左手麻木，舌质淡红，苔薄白，脉细。

方药：用芎芷头痛汤加味。川芎15g，白芷15g，羌活6g，蔓荆子10g，藁本10g，葛根30g，蝉蜕 10g，蜂房10g，白芍30g，薏苡仁30g，法半夏10g，鹿衔草30g，姜黄10g，威灵仙30g，甘草10g。7剂。

结果：患者于2010年3月17日因左膝关节疼痛来诊，近1年多来头痛一直未再发作。

【原按】此案起病于劳累并吹风之后，且就诊时仍有恶寒，显然乃外感风寒，引动内风，风寒上扰所致，即《景岳全书·头痛》所谓“有表邪者，此风寒外袭于经也，治宜疏散”之意。但此案有三点要引起重视，一是病逾

20年，且一直在月经前发作，并且头部刺痛、痛处固定，是明显久病入络的表现；二是口苦，有时鼻出血，乃因病邪郁久化热、灼伤阳络所致；三是时作胸前区痛，要重视所合并的胸痹心痛。其治疗用白芷、羌活、葛根、蔓荆子、藁本、蝉蜕疏散外风白芍、蜂房平息内风；川芎、丹参、降香理气和血，化瘀通络；甘草配白芍缓急止痛；白茅根凉血止衄；薏苡仁淡渗利湿；瓜蒌皮、半夏蠲痹化痰。全方以疏散外风为主，外风祛则内风自息。

——《湖湘当代名医医案精华·周慎医案精华》

【按语】头痛发作多见于女性患者，且发作年龄大多在中青年，迁延日久，虚实兼有，每于情绪波动或受风受寒等诱因诱发，且时轻时重。本案即是外风侵袭诱发内风，肝风内动，上扰清空之典型。患者为中老年女性，病史久远，有20余年病史，与经期相关，且发作时伴有头部刺痛、痛有定处，可以推断患者年轻时应当是经前或经期受风寒或涉凉所致，未及时治疗，久病入络，瘀血堵塞脑府络脉；久病入络后，邪气不得宣泄，郁而化火，火燔清窍，患者时有鼻部出血即是因病邪郁久化热、灼伤阳络所致；患者内有络脉损伤不通，外感风寒侵袭，引动内风，头部经络感应内外之气，应时而痛，张景岳在其代表作《景岳全书·头痛》所说“有表邪者，此风寒外袭于经也，治宜疏散”解释风寒袭经，治疗注重疏散为主。故治疗本案首选芎芷头痛汤加味，用白芷、羌活、葛根、蔓荆子、藁本、蝉蜕疏散外风；白芍、蜂房平息内风；川芎、丹参、降香理气和血，化瘀通络；甘草配白芍缓急止痛；白茅根凉血止衄；薏苡仁淡渗利湿；瓜蒌皮、半夏蠲痹化痰。全方以疏散外风为主，外风祛则内风自息。风寒已祛，二诊当调整方案，考虑目前以血虚络堵为主，改用养血通络之法。用芍甘通络汤加减。三诊发现诸症减轻，头部经络通畅，未再发作，但1个月前因劳累诱发头痛，以左颞及枕部为主，呈跳痛，有针刺感，颈胀，左手麻木，舌质淡红，苔薄白，脉细。显示身体经络亏虚，伴有络脉堵塞之象，遂仍选用芎芷头痛汤加味，外风止而内风息，嘱其劳逸结合，避免过度疲劳、透支身体，以收全功。

贺某，女性，72岁，衡阳人。2011年6月15日初诊。

患者近5年来经常出现左侧颞部疼痛，多次在当地某大学医院神经内科就诊，经经颅多普勒（TCD）及CT等诊断为偏头痛，曾用氟桂利嗪等药治疗后头痛仍每月发作1~2次。

2天前因情绪愤怒而症状复作，较甚，则来就诊。现左侧颈部疼痛，呈持续性跳痛，伴恶心欲呕，心烦，口苦，纳食减少，大便溏，小便正常，舌质淡红，苔白厚，脉右细左弦滑。血压115/70mmHg。脑循环检测双侧脑血管平均血流量、最小血流量均明显下降。

辨证：肝郁痰阻兼气血两虚证。

治法：疏肝理气，化痰通络，兼益气养血。

方药：加味散偏汤合当归补血汤加减。川芎15g，白芷15g，香附10g，白芥子10g，白芍30g，麸炒柴胡6g，郁李仁10g，蝉蜕10g，当归10g，黄芪30g，蜂房10g，羌活6g，法半夏10g，甘草5g。7剂。

二诊：服上方1剂后头痛即缓解，并且一直未再发作，纳食可，大便正常，舌质淡红，苔白，脉细滑。血压120/75mmHg。待来长沙要求巩固治疗。

方药：仍用加味散偏汤合当归补血汤加减。川芎15g，白芷15g，香附10g，白芥子10g，白芍30g，麸炒柴胡6g，郁李仁10g，蝉蜕10g，当归10g，黄芪30g，大青根30g，法半夏10g，甘草5g。14剂。

结果：患者女儿于2011年8月15日来长沙出差，专程来医院，讲其母亲头痛一直未再发作。

【原按】此案起病于愤怒之后，“怒伤肝”“怒则气上”，乃郁怒伤肝，肝气冲逆于上，遂致头痛，亦即《辨证录·头痛门》所谓“人有患半边头风者，或痛在右，或痛在左，大约痛于左者为多，百药治之罔效，人不知其故。此症得之郁气不宣，又加风邪袭之于少阳之经，遂至半边头痛也。其痛有时重、有时轻，大约遇顺境则痛轻，遇逆境则痛重，遇怫抑之事，而更加之风寒之天，则大痛而不能出户”。其伴恶心欲呕、苔白厚者，乃痰阻之征；心烦口苦，其脉兼细者，乃血虚之象；纳少、便溏者，是气虚之证。其治疗用柴胡、香附疏肝理气；四物汤去地黄，加黄芪，益气养血；白芥子、法半夏化痰通络；蝉蜕、蜂房息风通络；郁李仁润肠降逆；羌活祛风胜湿；甘草调和诸药。全方以解郁化痰为主，郁解痰祛则头痛自止。

——《湖湘当代名医医案精华·周慎医案精华》

【按语】头痛多是虚实夹杂，患者体质与个性不相称，个性素易着急，若给予恰当诱因引发，偏头痛往往一发不可收拾，且时时复发，疼痛发作时伴有其他脏腑症状。本案即是典型的因“愤怒”诱因点燃内在肝火的病案，《内经》早有断言“怒伤肝”“百病皆生于气”之训。本案患者为一老年女性，素体质平稳，血压正常，脑血管硬化不明显，素易着急、上火，加之生气后引动肝气冲逆于上，左侧颞部疼痛发作，符合肝气左升之理，升举太过，左路气血逆上，经络闭塞不通，形成此症。古代名医陈士铎在其《辨证录·头痛门》言："人有患半边头风者，或痛在右，或痛在左，大约痛于左者为多，百药治之罔效，人不知其故。此症得之郁气不宣，又加风邪袭之于少阳之经，遂至半边头痛也。其痛有时重、有时轻，大约遇顺境则痛轻，遇逆境则痛重，遇怫抑之事，而更加之风寒之天，则大痛而不能出户。"头痛发作无定，大都与肝气不疏关系密切。若肝气不循常道正常升发，一是上犯清空，二是横逆乘脾胃；若患者素体脾虚，加之肝气乘脾，脾气受制，气血生化乏源，中气不得斡旋中焦，则气机上不得下降，不得上升，易形成心肝火旺、脾气不足之证；患者心烦、口苦、恶心欲呕、大便溏泄均是心肝火旺、脾气受困之象。综合判断，本案当属肝火上炎伴脾胃气血亏虚之证，舌淡红苔白厚、脉左弦滑右细为佐证。治疗当疏肝健脾和胃，兼以化痰通络解郁为治疗原则，方用散偏汤合当归补血汤攻补兼施，且贯彻治疗始终，具体用药，用柴胡、香附疏肝理气，四物汤去地黄，加黄芪益气养血；白芥子、法半夏化痰通络；蝉蜕、蜂房息风通络；郁李仁润肠降逆；羌活祛风胜湿；甘草调和诸药。全方以解郁化痰为主，郁解痰祛则头痛自止。

易某，女，74岁，长沙人。2010年4月8日初诊。

患者近20年经常出现头痛，以左侧颈部为多，在省城多家医院神经内科就诊，皆诊断为偏头痛，经用氟桂利嗪、正天丸等药治疗后症状仍每月发作1～2次，昨晚无明显诱因头痛复作。

现左侧颞部疼痛，呈跳痛，难以忍受，连及左眼作胀，伴恶心欲呕，头胀、颈胀，手不麻，心烦口苦，纳食可，大便偏干，便后内痔脱出，因痛而难以入睡，舌质淡红，苔薄白，脉细弦。血压140/80mmHg。眼压正常。经经颅多普勒（TCD）检测脑动脉硬化，部分血管血流速度增高，提示血管痉挛。

辨证：肝阳上亢证。

治法：平肝潜阳，息风通络。

方药：息风通络汤加减。天麻10g（蒸兑），钩藤20g，刺蒺藜10g，丹参30g，葛根30g，地龙10g，苦丁茶10g，豨莶草15g，杜仲25g，桑寄生30g，槐角30只，羌活6g，鹿衔草30g，威灵仙30g，蝉蜕10g，山楂15g。7剂。

结果：患者2012年8月2日因冠心病心绞痛来就诊，告知头痛一直未再发作。

【原按】此案乃因肝阳上亢所致头痛，其证据有三：其一为左侧颞部跳痛，难以忍受，连及左目，即《医醇賸义·头痛》所谓“肝阳上升，头痛如劈，筋脉掣起，痛连目珠”之意；其二颈胀，乃因“东风生于春，病在肝，俞在颈项”（《素问·金匮真言论》），即肝阳亢奋于上，经输不利所致；其三心烦口苦，即因肝阳化热之故。此案除阳亢化风之外，还有两点要予重视，一是病逾20年，且痛处固定，有久病入络之证据；二是便后内痔脱出，表面上是兼痔病，但《灵枢·邪气藏府病形》有“肾脉……沉痔”之训，要警惕其肝病及肾之兆。其治用天麻、钩藤、蒺藜、苦丁茶、地龙平肝潜阳，息风清热；丹参、葛根活血化瘀；豨莶草、鹿衔草、威灵仙、蝉蜕祛风通络；杜仲、桑寄生补肾强筋；山楂和胃助运；槐角清利湿热，为疗痔之要药；羌活祛风胜湿，为诸药上行之引经药，正如《医碥·头痛》所言“内邪不一，皆统于风，以高巅之上唯风可到也。故不论内外邪，汤剂中必加风药以上引之。”全方针对阳亢化风而设，内风息则头痛止。

——《湖湘当代名医医案精华·周慎医案精华》

【按语】患者为老年男性，血管硬化相对严重，据其症状推断此人素性急、上火明显，气机上逆，肃降不及，引动气血上犯清窍，脑府失养，阴阳失衡，诸症乃作。究其根源，当是性急易怒，宣泄不及，形成肝阳上亢之证。具体分析缘由：①患者所患头痛为左侧头痛，伴有左眼胀满、颈胀、手麻，符合肝气左升之理，升举太过，左路气血逆上，经络闭塞不通，形成此症，《素问·金匮真言论》所言“东风生于春，病在肝，俞在颈项”及《医醇賸义·头痛》所谓“肝阳上升，头痛如劈，筋脉掣起，痛连目珠”所言部位在头部、眼珠、颈项均可佐证；②患者因年老体衰，气血不及，加之肝气逆乱，上犯清空，下迫大肠及二阴，易有痔为患，本病有内痔脱出伴有大便干之症，显示肝脉失养，气机不畅，下迫二阴。故综合判断，此年老之人患肝阳上亢之证，乃虚实夹杂之证，治疗当补虚泻实并举，方能补而不滞，泻而不虚。治疗用息风通络汤加减，方用天麻、钩藤、刺蒺藜、苦丁茶、地龙平肝潜阳，息风清热；丹参、葛根活血化瘀通络；豨莶草、鹿衔草、威灵仙、蝉蜕祛风通络；杜仲、桑寄生补肾强筋；山楂和胃助运；槐角清利湿热，为疗痔之要药；羌活祛风胜湿，为诸药上行之引经药，正如《医碥·头痛》所言“高巅之上唯风可到也。故不论内外邪，汤剂中必加风药以上引之”。全方灵动不拘泥，师古而有新意，主要针对肝阳上亢这一主要矛盾，兼顾活血通络，佐以清热祛湿疗痔并举，药方精当，必当内风息则头痛止。

曹某，男，55岁，长沙人。2008年1月2日初诊。

患者近2年反复出现右侧头痛，多次在某医院神经内科就诊，诊断为偏头痛，经用西药氟桂利嗪治疗，当时症状缓解，但仍每个月发作1～2次。

2天前因工作紧张头痛又发作，乃右侧颞部疼痛，以跳痛、胀痛为多，痛处固定，伴恶心，头中热感，心烦，纳食可，大小便正常，睡眠亦可，舌质红，苔黄厚，脉弦滑。

辨证：肝风痰浊证。

治法：平肝息风，化痰活血。

方药：桑钩二陈汤加减。桑枝15g，钩藤20g，法半夏10g，陈皮10g，茯苓15g，丹参30g，葛根30g，地龙10g，蔓荆子10g，枸杞子30g，佩兰10g，墨旱莲30g，生龙骨30g（布包先煎），山楂15g。7剂。

二诊：服上方后头同痛一直未再发作，但前天劳累并淋雨后头痛发作，仍在右侧颞部，呈闷痛、胀痛、跳痛，部位不固定，舌质红，苔黄，脉右弦左浮滑。

辨证：拟诊为外感风寒湿邪，内兼郁热。

方药：用芎芷头痛汤加味。川芎15g，白芷15g，羌活6g，蔓荆子10g，藁本10g，葛根30g，蝉蜕10g，蜂房10g，白芍30g，薏苡仁30g，法半夏10g，当归10g，大青根30g，甘草10g。7剂。

结果：未再来就诊。

【原按】此案是阳亢化风、脉络阻滞，兼痰浊中阻，以其恶心、苔黄厚、脉弦滑之故。其治疗用桑枝、钩藤、地龙、龙骨平肝潜阳，息风通络；丹参、葛根活血通络，枸杞子、墨旱莲养阴清热；佩兰芳香化湿，祛在上之痰湿；法半夏苦温，燥在中之痰湿；茯苓淡渗，利在下之痰湿；陈皮理气和胃；山楂和胃助运。全方针对肝风、痰浊而设，与病情相符，见效捷。二诊在半年之后，乃新感风寒湿邪，引动内风而发病。淋雨后头部闷痛、胀痛、脉兼浮滑，乃寒湿上蒙、阻遏清阳所致，即《病机汇论·头痛门》所谓“因湿而痛者，则头重而痛，遇天阴尤甚”之意；舌红、苔黄，乃内兼郁热之征。其治疗用白芷、羌活、蔓荆子、藁本、葛根疏风散寒，祛湿止痛；白芍平肝息风，蝉蜕、蜂房息风通络；川芎、当归活血通络；薏苡仁、法半夏利湿化痰；大青根清解郁热；甘草调和诸药。

——《湖湘当代名医医案精华·周慎医案精华》

【按语】气机升降有序，则气血流畅，一气周流。肝体阴而用阳，体阴不足，则肝阳失控，气机易逆乱，上则攻头面部、颈肩部、心脏等，引起头面经络滞塞，心中气机逆乱不平；中横窜脾胃，使脾胃升降失序，胃气不降，痰浊内生，下则气陷肝胆、膀胱、下肢等，易下肢不适。本案患者为中年男性，右侧头痛反复发作2年余，以跳痛、胀痛明显，伴有恶心、心烦，头部热感明显，显示其肝体不足，津亏液燥，肝风内动，肝火燔灼，上扰清空，引起头跳痛、胀痛发作，伴有心烦、头热，舌质红、苔黄厚，脉弦滑为典型表现。治疗启用桑钩汤，桑枝、钩藤疏达肝之经脉，地龙、龙骨平肝潜阳，佐以丹参、葛根活血通络养心，墨旱莲滋阴，半夏、茯苓、陈皮清利湿气，全方靶点明确，主调肝，兼顾心、胃，处处兼顾养阴滋阴。整体布局使得肝阳下潜，肝风内平，痰浊外出，切中病情，效果显著。复诊之时因外感风寒湿气，引动内在肝风，头痛发作，脉象浮，为寒湿上泛清阳之象，孙一奎在其《赤水玄珠·头痛门》提出“风湿头痛亦作痰患”，治疗多以疏风散寒、祛湿止痛药为主。方中用白芷、羌活、蔓荆子、藁本、葛根疏风散寒，祛湿止痛；白芍平肝息风，蝉蜕、蜂房息风通络；川芎、当归活血通络；薏苡仁、法半夏利湿化痰，切合古人所讲“怪病多痰”“顽症多因痰作祟”理念，多角度、多经络进行调理肝风痰浊兼外感风寒湿之邪，达病除气平之态。

陈某，女，45岁，长沙人。2008年5月6日初诊。

患者于17岁开始经常出现左侧头痛，多次在某医院神经内科就诊，诊断为偏头痛，经用氟桂利嗪等药后，头痛仍在月经周期时发作。昨晚打字久后头痛复作，现左侧颈部疼痛，呈跳痛，伴眼胀、颈胀，僵硬感，口苦，恶心，纳食可，大便成形，舌质淡，苔白，脉浮细数。血压120/75mmHg。眼科检查眼压正常。

辨证：血虚风热证。

治法：祛风散热，养血通络。

方药：芎芷头痛汤加减。川芎15g，白芷15g，羌活6g，蔓荆子10g，藁本10g，葛根30g，蝉蜕10g，露蜂房10g，白芍30g，薏苡仁30g，法半夏10g，当归10g，大青根30g，鹿衔草30g，姜黄10g，威灵仙30g，甘草10g。7剂。

二诊：服上方后头痛缓解，并且一直未再发作。现咳嗽1周，痰白泡沫样，口不苦，咽痒，伴鼻塞，便溏，舌质淡红，苔薄白，脉细。血压115/70mmHg。

辨证：乃脾肺气虚兼风寒袭肺证。

方药：用宁肺杏苏汤加减。紫苏叶6g，杏仁10g，薄荷10g，蝉蜕10g，紫菀10g，桔梗10g，法半夏10g，黄芪30g，党参10g，白术10g，前胡10g，鱼腥草30g，马勃5g（布包），矮地茶15g，辛夷15g，甘草6g。7剂。

结果：未再因头痛来诊。

【原按】《临证指南医案·调经》曰："女子以肝为先天。"乃言肝主疏泄而藏血，为全身气血调节之枢，为妇女经血之本。肝血充足，藏血功能正常，则能下注血海，月事以时下。此案头痛起病于17岁，且每值经期则发作，乃因天癸初至、肝血下注于血海，行经耗血，肝血不足以上濡于脑络所致。此次打字后发作，亦因劳神耗血之故；眼胀、颈胀，乃因肝血亏虚，失荣于窍、输所致。《症因脉治·头痛论》曰："头痛虽有气血虚者，然到底痛无补法，以但虚无邪，必不作痛。……血虚头痛，必是血虚有火，然后攻冲而痛。"此案伴见口苦，脉象兼浮，即乃风热内郁于肝经所致。其治用四物汤去地黄，养血柔肝；加白芷、羌活疏解风寒；蔓荆子、藁本、葛根、大青根、蝉蜕疏散风热；露蜂房息风通络；鹿衔草、姜黄、威灵仙祛风通络；甘草配白芍缓急止痛；法半夏和胃降逆，监制羌活燥逆之性；薏苡仁淡渗利湿，监制甘草壅滞之弊。二诊乃1年半之后，是体虚感寒之咳嗽，用扶正散寒之法以善后。

——《湖湘当代名医医案精华·周慎医案精华》

【按语】《内经》常云"女子以肝为先天""女子以血为本"，肝血充足，经脉通畅，任督冲三脉升降循常，人即安和，月经按时来潮。本例患者女性为中年女性，头痛史28年之久，自小月经初潮不久即有头痛，伴随月经周期发作，当是月经初至，禀赋不足，肝血不藏，储血功能薄弱，不能灌注经脉及奇经八脉，上不能濡养脑窍，下不足灌注胞宫以充血海，中不能健脾和胃，外不能濡润肌肤、毛发、官窍、筋骨，加之工作劳累耗神、耗血，加速肝血耗伤之证，故有眼胀、颈胀、头痛发作诸症。又伴有口苦、恶心、脉浮细数，当知应有外感风热之象，综合诸症判断，内有血虚不足，外有风热外袭，应是血虚风热型头痛发作，治疗应标本兼治。方用芎芷头痛汤加减调理，祛风祛热，养血通络，归、芍、芎养血柔肝以养肝体，滋生肝木之本，以激发其疏达条畅功能；白芷、羌活疏风散寒通络；蔓荆子、葛根、大青根、蝉蜕上可清巅顶风热、达肝经之脉，外可散体表肌腠之风热；再加鹿衔草、姜黄、威灵仙疏通经络；薏苡仁渗利祛湿；健脾和胃，诸药合参，风热血虚并调，数剂汤药已效显。二诊伴有外感风寒犯肺，调方为宁肺杏苏汤疏散风寒，扶正祛邪以收全功。

孙某，女，44岁，汨罗人。2011年4月11日初诊。

患者与2003年开始出现左侧颞部疼痛，多在月经前2天发作，多次在某医院神经内科就诊，诊断为偏头痛，经用多种药物（不详）治疗后头痛不能完全缓解。

近1个月头痛发作频繁，仍以左侧颞部为主，呈隐痛、跳痛，每次持续2～3天，缓解后隔3～4天又突然发作，局部按压后减轻，视物昏花，恶心欲呕，心烦，口不苦，纳食可，大便不成形，易疲乏，舌质淡红，苔薄白，脉浮细滑。血压115/70mmHg。脑循环功能检测：双侧脑动脉血流量、血流速度均明显下降。颈动脉彩：超颈总动脉分叉段内膜中层稍增厚，考虑脑动脉硬化。

辨证：气血两虚兼风热证。

治法：益气养血，祛风清热，通络止痛。

方药：当归补血汤合芎芷头痛汤加减。黄芪30g，当归10g，川芎15g，白芍30g，白芷15g，羌活6g，蔓荆子l0g，藁本10g，葛根30g，蝉蜕10g，露蜂房10g，薏苡仁30g，法半夏10g，大青根30g，甘草10g。7剂。

二诊：服上方后头痛缓解，一直未发作。3天前因劳累并吹风后诱发头痛，仍以左颞部为主，不恶心，稍心烦，口干不苦，伴颈痛、手麻，纳食正常，大便成形，舌质淡红，苔薄白，脉细弱。血压115/70mmHg。

方药：用当归补血汤合芎芷头痛汤加减。黄芪30g，当归10g，川芎15g，白芍30g，白芷15g，羌活6g，蔓荆子l0g，藁本10g，葛根30g，蝉蜕10g，法半夏10g，大青根30g，党参10g，鹿衔草30g，威灵仙30g，甘草10g。7剂。

结果：后未再来诊。

【原按】此案是血虚风热头痛，且血虚与气虚同时存在，以其兼大便溏、易疲乏之故。其治疗则在祛风散热、养血通络的基础上，合用当归补血汤以气血双补。

——《湖湘当代名医医案精华·周慎医案精华》

【按语】此案为中年女性头痛患者，平素大便溏薄，身体疲乏，为中气不足，脾气亏虚之证。头痛发作有规律，局部按压症状减轻，为虚性头痛；双侧脑血流量和脑血流速度均减少，为中气不足，血虚不能上承脑髓，引起供血不足、视物昏花等症；舌淡红苔薄白，脉浮细滑为气血不足兼有外证，稍有痰湿之象。综合判断，诊断当为气血两虚兼风热外感之偏头痛，治疗首当补气养血以固其本，祛风清热、通络止痛以治其标，方用当归补血汤合芎芷头痛汤加减化裁。当归补血汤为李东垣所创补气血之圣方，以多量黄芪配少量当归，补气养血，符合中医所讲“有形之血不能速生，无形之气所当急固”宗旨，重在升提阳气，引血上行，上充脑髓，以资根本；川芎、白芷、蔓荆子、藁本、葛根等上走巅顶、面部、头后部、前额、两侧，通络止痛，面面俱到，各司其职，又相互协作，有章有法；同时配合蝉蜕、大青根、半夏等散风热、化郁痰。诸药合用，标本兼调，内外上下贯通有法，数剂汤药即刻效应明显，体现出中医中药之博大精深。

钱某，女，55岁，长沙人。2011年6月14日初诊。

患者从2005年开始经常出现两侧太阳穴疼痛，多次在某大学医院就诊，诊断为偏头痛，曾用多种药物（不详）治疗，症状能缓解，但头痛仍每月发作1次。2个月前因情绪不好和睡眠差而头痛复作，每次持续2～3天，每隔7～10天发作1次，遂来就诊。

现左侧太阳穴疼痛，牵及左侧眉棱骨，呈跳痛、钝痛，较剧，痛时恶心欲呕、眼花、阵作黑蒙，心烦，恶寒，纳食可，大便、小便正常，舌质淡，苔薄白，脉细弱。血压95/60mmHg。

辨证：脾虚气陷兼风寒化热证。

治法：健脾益气，升阳举陷，疏风散寒，化痰清热。

方药：顺气和中汤合选奇汤加减。黄芪30g，党参10g，白术10g，当归10g，升麻6g，麸炒柴胡6g，陈皮10g，白芍30g，细辛3g，蔓荆子10g，川芎15g，防风6g，黄芩10g，法半夏10g，炙甘草6g。7剂。

二诊：服上方后头痛当即缓解，但停药以来头痛又发1次，但较轻微，不伴恶心、黑蒙，纳食可，大便正常，舌质淡红，苔薄白，脉细弱。血压100/65mmHg，效不更方、仍用原法治疗。

方药：用顺气和中汤合选奇汤加减。黄芪30g，党参10g，白术10g，当归10g，升麻6g，麸炒柴胡6g，陈皮10g，白芍30g，细辛3g，蔓剂子10g，川芎15g，羌活6g，防风6g，黄芩10g，法半夏10g，甘草6g。14剂。

三诊：前面一直未出现头痛，但昨天开始又痛，疼痛部位在左太阳穴和左眉棱骨，呈阵痛，无明显恶心、黑蒙，口不苦，纳食可，大便正常，舌质淡红，苔薄，脉细弱。血压95/65mmHg。

方药：仍用原法治疗，用顺气和中汤合选奇汤加减。黄芪30g，党参10g，白术10g，当归10g，升麻6g，麸炒柴胡6g，陈皮10g，白芍30g，细辛3g，蔓荆子10g，川芎15g，羌活6g，防风6g，黄芩10g，法半夏10g，炙甘草6g。14剂。

结果：未再因头痛来就诊。

【原按】此案起病于情绪不好和睡眠差之后，即《张氏医通·头痛》"烦劳则头痛，此阳虚不能上升"所致。清阳之气不能上升，九窍失聪，故眼花，阵作黑蒙，亦即《灵枢·口问》"上气不足，脑为之不满，耳为之苦鸣，头为之苦倾，目为之眩"之意。《症因脉治·头痛》告诫曰："头痛虽有气血虚者，然到底痛无补法，以但虚无邪，必不作痛。即气虚头痛，必是虚而冒寒，然后作痛。"此案头痛而兼恶寒，即感受风寒之明证其伴心烦者，乃邪郁化热之兆。其治疗用补中益气汤健脾益气，升阳举陷；加白芍、川芎柔肝和血；细辛、羌活、防风疏风散寒；蔓荆子清利头目；黄芩清解郁热；法半夏和胃降逆。全方以益气升阳为主，辅以散寒，佐以清热，符合此案病情。

——《湖湘当代名医医案精华·周慎医案精华》

【按语】此案为典型的中气下陷型头痛，同时伴有风寒风热兼证。患者为中年女性，素情绪不稳，易波动、耗神、耗血，影响心神，导致夜寐不佳，进而引起偏头痛发作频繁。疼痛时以左侧为主，钝痛、跳痛，伴有恶心、阵发黑蒙，血压偏低，显示中气不足。上窍失和，清阳不升，浊阴不降，清阳不升，则头晕头痛、失眠多梦、一过性黑蒙，浊阴不降，则易出现心烦不寐、情绪失常。朱丹溪在其《症因脉治》提出："气虚头痛，必是虚而冒寒，然后作痛。"此案偏头痛为左侧典型，兼有恶寒、心烦，乃是头痛并受寒，时日已久，邪郁化热入里，扰及心神。治疗选用补中益气之法，升提阳气，升阳举陷，健脾益气，同时方中加入柔肝之白芍以养肝体，疏肝之川芎以运肝脉；并入细辛、羌活、防风疏风散寒，兼以疏肝；蔓荆子上达巅顶之肝脉，搜风祛热；合半夏、黄芩以和胃养胃。诸药合用，共奏益气升提，兼以散寒、清热为辅的治疗特色，切中病机，效如桴鼓。